MANUEL

AF495737

DE

THÉRAPEUTIQUE DENTAIRE APPLIQUÉE

PAR

A. BARDEN

PROFESSEUR A L'ÉCOLE ODONTOTECHNIQUE DE PARIS

Avec 98 figures dans le texte

PRÉFACE

DE M. LE PROFESSEUR **POUCHET**

MEMBRE DE L'ACADÉMIE DE MÉDECINE

PARIS

SOCIÉTÉ FRANÇAISE DE FOURNITURES DENTAIRES

HENRI WEBER ET Cie

58 *bis*, Rue de la Chaussée-d'Antin

1912

Tous droits réservés

MANUEL

DE

THÉRAPEUTIQUE DENTAIRE APPLIQUÉE

BIBLIOTHÈQUE NATIONALE
R.F.
IMPRIMÉS.

8 Te 85
412

DU MÊME AUTEUR

Syncope respiratoire au cours d'une anesthésie avec le mélange chlorure d'éthyle et chlorure de méthyle. — *Revue de Chirurgie Dentaire*, juillet 1905, page 66.

Douleurs articulaires unilatérales des membres déterminées par l'éruption de la dent de sagesse. — *Revue de Chirurgie dentaire*, novembre 1905, page 179.

Névralgie trifaciale gauche avec ébauche de tic douloureux en relation avec la carie pénétrante de la dent de sagesse inférieure, en collaboration avec H. Em. Cramer. — *Revue de Chirurgie Dentaire*, janvier 1906, page 234.

Un cas de cloisonnement pulpaire. — *Revue générale de l'Art Dentaire*, mars 1906, page 16.

Prétendue innocuité des dérivés éthylés-méthylés. — *Revue générale de l'Art Dentaire*, août 1906, page 73.

Traitement des infections canaliculaires par l'acide sulfurique. — *Revue générale de l'Art Dentaire*, juin 1906, p. 175.

L'arthrite alvéolo-dentaire, symptôme prodromique de la grippe, en collaboration avec MM. Chevalier et Valette. — *Revue générale de l'Art Dentaire*, juillet 1906, page 186.

La pulpectomie coronaire. — *Revue générale de l'Art Dentaire*, août 1906, page 236.

Un précurseur : Bunon. — *Revue générale de l'Art Dentaire*, numéros de septembre, octobre et novembre 1906.

La pulpectomie totale et immédiate. — *Revue générale de l'Art Dentaire*, 1er juillet 1907, page 191.

Hémiplégie et lésions gingivales unilatérales. — *Revue générale de l'Art Dentaire*, novembre 1907, page 335.

Importance de la cure dentaire dans le traitement du lupus tuberculeux de la face. — *Revue générale de l'Art Dentaire*, mai 1908, page 108.

La pâte « tanin-traumaticine » comme pansement permanent dans la pulpectomie coronaire. — *Revue générale de l'Art Dentaire*, novembre 1908, page 317.

L'angine d'origine dentaire. — *Revue générale de l'Art Dentaire*, février 1909, page 39.

Physionomie particulière et pathogénie de quelques complications de la carie pénétrante de l'incisive latérale supérieure. — *Revue générale de l'Art Dentaire*, juillet 1909, page 208.

La répercussion des irritations gingivo-dentaires. — Congrès dentaire international de Berlin, août 1909.

La pulpectomie coronaire : indications et technique. — *Revue générale de l'Art Dentaire*, 1er juillet 1910, page 244.

L'éléphantiasis des gencives. — 1er Congrès dentaire national belge, Bruxelles, août 1910.

Phlegmon de la langue d'origine dentaire. — *Revue générale de l'Art Dentaire*, 1911.

Nomenclature anglo-américaine ou nomenclature rationnelle en Art Dentaire ? — *Revue générale de l'Art Dentaire*, mars 1911.

Sur le sens anatomique du mot buccal. — *Revue générale de l'Art Dentaire*, juin 1911.

MANUEL

BIBLIOTHÈQUE NATIONALE · R F · IMPRIMÉS

DE

THÉRAPEUTIQUE DENTAIRE

APPLIQUÉE

PAR

A. BARDEN

PROFESSEUR A L'ÉCOLE ODONTOTECHNIQUE DE PARIS

Avec 98 figures dans le texte

PRÉFACE

DE M. LE PROFESSEUR **POUCHET**

MEMBRE DE L'ACADÉMIE DE MÉDECINE

PARIS

SOCIÉTÉ FRANÇAISE DE FOURNITURES DENTAIRES

HENRI WEBER ET Cie

58 *bis*, Rue de la Chaussée-d'Antin

1912

Tous droits réservés

PRÉFACE

Le Manuel de Thérapeutique dentaire de M. Barden vient combler très heureusement et utilement une lacune. Il résume aussi succinctement que possible les connaissances nécessaires et les présente sous une forme à la fois attrayante et facile.

Parmi les très nombreux procédés utilisés pour arriver à un but déterminé, l'auteur fait un choix judicieux basé principalement sur les résultats de la pratique et indique de façon aussi claire que résumée les meilleurs moyens de réaliser la thérapeutique des affections dentaires les plus communes. Les divers procédés d'anesthésie sont passés en revue, de façon à familiariser le lecteur avec les méthodes les plus éprouvées et les plus récentes.

La thérapeutique de la carie dentaire et de ses applications immédiates tient la plus grande place, c'est aussi la plus répandue et la plus fréquente des affections dentaires ; puis l'auteur envisage la thérapeutique des affections gingivo-dentaires communes ; et dans une troisième partie, le traitement des infections et des répercussions d'origine dentaire, en même temps que la prophylaxie de la carie.

Sans considérations hypothétiques, sans discussions théoriques affaiblissant l'intérêt et fatiguant l'attention, les moyens et les procédés ayant fait leurs preuves, au point de vue thérapeutique, sont clairement et nettement exposés.

Tout en rendant hommage à la préoccupation de l'auteur relativement à l'emploi de médicaments capables de diminuer ou de supprimer la douleur, les étudiants auxquels s'adresse surtout ce livre devront se montrer très réservés dans l'emploi des analgésiques utilisés par la voie interne et se souvenir que cet emploi nécessite une connaissance aussi parfaite que possible des propriétés pharmaco dynamiques de ces substances médicamenteuses puissantes, mais aussi dangereuses.

Enfin, il n'est pas sans intérêt de noter que les progrès réalisés dans ces dernières années sont envisagés et mis à profit de façon que le livre de M. Barden constitue une mise au point et devient indispensable pour qui veut connaître l'état actuel de la thérapeutique des affections dentaires.

G. POUCHET.

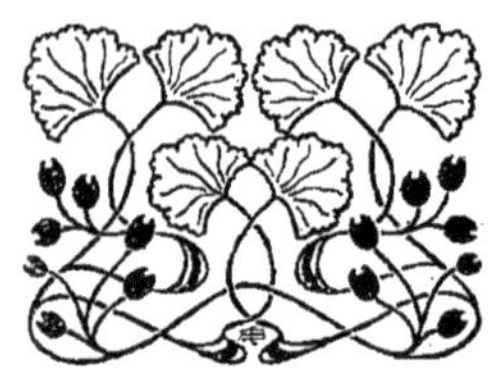

AVERTISSEMENT

Ce livre s'adresse à l'étudiant en chirurgie dentaire. C'est dire qu'il est élémentaire. Il est destiné simplement à servir de guide à l'élève de nos écoles qui, son éducation manuelle achevée sur le fantôme et au laboratoire, aborde la clinique. Aussi ne contient-il que la thérapeutique courante, banale, mais qui est pour le praticien celle de tous les jours, la plus constante et aussi la plus importante. Point d'inutiles dissertations sur ces thérapeutiques d'exception comme l'implantation, la réimplantation ou la transplantation des dents par exemple. En revanche de longs développements sur le traitement de la carie dentaire à ses différents stades et de ses complications immédiates, la première partie du livre et la partie capitale. La seconde partie, qui traite des affections gingivo-dentaires communes, a été réduite à dessein au traitement des affections les plus fréquentes. Parmi les chapitres qui composent cette seconde partie, certains mêmes, — le chapitre sur les accidents de dentition, par exemple, — sont volontairement incomplets, l'auteur ayant jugé inutile de décrire le traitement d'accidents tels que les phlegmons étendus, l'ostéomyélite, les nécroses des mâchoires que le dentiste n'aura jamais à combattre, du moins seul. Cependant pour que l'étudiant ne perde pas de vue que cette thérapeutique, même réduite à sa plus simple expression, au traitement de la carie dentaire, a une importance et une portée aussi grandes et peut-être *plus grande que n'importe quelle autre, l'auteur a dressé, dans une troisième partie, le tableau des résultats généraux de la thérapeutique dentaire. Comme nous le disons en terminant un des chapitres de ce livre, le dentiste, par sa thérapeutique locale, est susceptible de faire rétrocéder une série d'accidents locaux ou généraux. Par là il contribue, pour une part relativement considérable, à maintenir la santé générale de l'individu. Par là, surtout, il apprend à envisager toute l'importance et toute l'étendue de son art et comprend la nécessité d'étudier, dans leurs plus infimes détails, ces manœuvres thérapeutiques et ces procédés délicats qui demandent beaucoup d'adresse et de patience et constituent le fond obligé d'une bonne thérapeutique dentaire.*

Le professeur Roger *l'a dit d'ailleurs excellemment :* « *Le but de la médecine étant de soulager et de guérir, c'est vers la thérapeutique que doivent tendre tous nos efforts. Les études préalables que nous avons faites, les examens que nous imposons aux malades, la recherche des symptômes, des processus pathogéniques ou physiologiques, des conditions étiologiques, seraient absolument stériles et illusoires, si nous ne devions y trouver le moyen de modifier d'une façon favorable l'évolution morbide* ».

Tel qu'il est, ce livre nous paraît appelé à rendre des services à l'étudiant. Jusqu'ici, en effet, il n'y avait pas dans les pays de langue française de Manuel de Thérapeutique dentaire appliquée. *Les notions de thérapeutique dont l'élève avait besoin étaient éparses un peu partout, si éparses qu'il manquait parfois du courage nécessaire pour aller à leur recherche. Désormais cette peine lui sera évitée. Rien n'a d'ailleurs été négligé pour rendre aisée la lecture de ce livre. De nombreuses figures éclairent les descriptions de technique opératoire parfois forcément arides. Parmi ces figures, à dessein générale-*

ment schématiques, les unes sont originales et dues aux talents associés de notre sœur, Mme Thorel, *et de notre moniteur de dessin à l'Ecole Odontotechnique, M. Charlet, que nous sommes heureux de remercier ici de leur précieuse collaboration ; les autres sont des reproductions gracieusement consenties par* MM. Amoëdo, Fourquet, Mahé, Mahu, Roy, Siffre *et* Solbrig, *collègues, confrères, maîtres ou amis que nous nous plaisons à assurer de toute notre reconnaissance.*

M. le professeur Pouchet *ayant lu les épreuves de cet ouvrage sur la recommandation d'un ami dévoué, a bien voulu se charger de le présenter au public. En nous permettant de placer notre livre sous son haut patronage nous pensons que l'éminent thérapeute a voulu surtout récompenser notre effort en faveur de la jeunesse studieuse. Nous lui en sommes profondément reconnaissant et nous le prions en retour d'agréer nos respectueux hommages.*

Nous exprimons enfin toute notre gratitude à la Société Française de Fournitures Dentaires *qui a bien voulu se charger de l'édition de cet ouvrage. Sa compétence en la matière était déjà connue par ses éditions françaises des traités de* Jonhson *et de* Muller. *Aussi ne faut-il pas s'étonner que, continuant les bonnes traditions, elle présente aujourd'hui au public un ouvrage de format élégant et d'une lisibilité parfaite. Tout le mérite en revient, d'ailleurs, à* M. Laurent, *rédacteur du journal* « Le Monde Dentaire », *qui s'est occupé de tous les détails matériels à notre entière satisfaction et avec la plus exquise urbanité.*

A. B.

ERRATA

———

Page	29, note 1, *lire* l'anesthésie	*au lieu de* l'anestesie
—	36, ligne 18, — manqueraient	— manquerait
—	72, fig. 30, — b	— c
—	78, ligne 4, — banale	— buccale
—	93, ligne 13, — $\times$ 1/2 H^{2}O	— $\times$ 1/12 H^{2}O
—	130, ligne 12, — au niveau	— de niveau
—	164, ligne 21, — pulpaires	— populaires
—	173, ligne 18, — grâce à un	— grâce un
—	176, ligne 24, — particulier	— parttculier
—	180, ligne 21, — membraneuses	— membraneues
—	189, note 1, — odontologie	— ondotologie
	Et — odontologique	— ondotologique
—	210, ligne 6, — qui est relativement	— qui relativement

———

THÉRAPEUTIQUE DE LA CARIE DENTAIRE
Et de ses complications immédiates

CHAPITRE PREMIER

GÉNÉRALITÉS SUR LA THÉRAPEUTIQUE
DE LA CARIE DENTAIRE

La carie dentaire est, de toutes les maladies de l'organisme, la plus répandue, c'est dire qu'elle est la plus fréquente des affections des dents. On peut soutenir, sans être taxé d'exagération, que les quatre-vingt-dix-neuf centièmes des interventions pratiquées par le dentiste sont destinées à combattre la carie ou ses conséquences immédiates : affections pulpaires, ligamentaires ou alvéolaires. En fait, la thérapeutique des affections des dents se résume, à peu de chose près, dans le traitement de la carie. Si l'on ajoute, en effet, à la carie dentaire les accidents déterminés par l'éruption de la dent de sagesse, la pyorrhée alvéolaire et les mortifications pulpaires, on a nommé, pour ainsi dire, toutes les maladies acquises des dents.

Ces quelques maladies ou affections constituent tout le terrain pathologique de l'odontologiste et sans sortir de ce domaine, qui peut paraître restreint à première vue, mais qui est en réalité très vaste, le praticien consciencieux trouve le large emploi de sa sagacité et des aptitudes techniques les plus variées.

En effet, aucune affection dans sa marche envahissante ne se présente sous des formes plus différentes que la carie. Même limitée aux tissus durs de la dent, la variété de ses sièges, la diversité de ses aspects rendent son étude complexe. Vient-elle à mettre à nu la pulpe? Immédiatement apparaît le cortège varié des pulpites dont la douloureuse théorie ne cesse qu'avec la mort de l'organe. A peine la mortification a-t-elle touché la pulpe, que l'infection, limitée d'abord au canal radiculaire, gagne de proche en proche le ligament alvéolaire, l'os, le périoste osseux, la gencive, le tissu cellulaire juxta-gingival et détermine cette multiplicité d'affections dont les processus, un instant localisés, finissent par s'étendre aux tissus des régions voisines, et parfois même à l'organisme entier.

Pour comprendre sur quelles bases rationnelles doit s'étayer la thérapeutique de la carie dentaire, il faut être nettement fixé sur les étapes que cette maladie parcourt dans son développement progressif. A ce point de vue on peut décrire deux formes de carie, la carie *non pénétrante ou simple* et la carie *pénétrante* (1).

Une carie est simple chaque fois qu'elle intéresse seulement les *tissus durs* de la dent. Que l'émail et le cément seuls soient atteints; que l'émail et l'ivoire ou le cément et l'ivoire soient simultanément touchés; ou encore qu'à la fois émail,

---

(1) *Deux classifications* de la carie dentaire basées sur la clinique sont en usage :

I	Termes communs aux classifications.	II
La première en date et la plus généralement adoptée est *la classification de l'Ecole Dentaire de Paris.* Elle divise la carie en 4 degrés :		La seconde, beaucoup plus récente et un peu plus complexe, est la *classification de Redier, de Lille* Elle divise la carie en 5 stades :
Carie de l'émail. — 1er degré· Carie de l'émail et de l'ivoire — 2e degré.	Carie simple ou non pénétrante.	1re stade. — Carie de l'émail seul. 2e stade. — Carie de l'émail et de l'ivoire.
Pulpe avec tous les degrés de l'inflammation. — 3e degré. La pulpe est détruite. — 4e degré.	Carie pénétrante.	3e stade ou P 1. — Pulpe à nu avec intégrité fonctionnelle. 4e stade ou P 2. — Pulpe enflammée, infectée, dégénérée. 5e stade ou P 3. — La pulpe est détruite.

Nous utiliserons indifféremment, dans le cours de cet ouvrage, l'une ou l'autre de ces classifications.

cément et ivoire soient lésés, comme cela peut arriver au niveau du collet, on a toujours affaire à une carie non pénétrante (fig. 1). Une carie est pénétrante chaque fois qu'elle ouvre la cavité close (1) que représentent, sur une dent no-

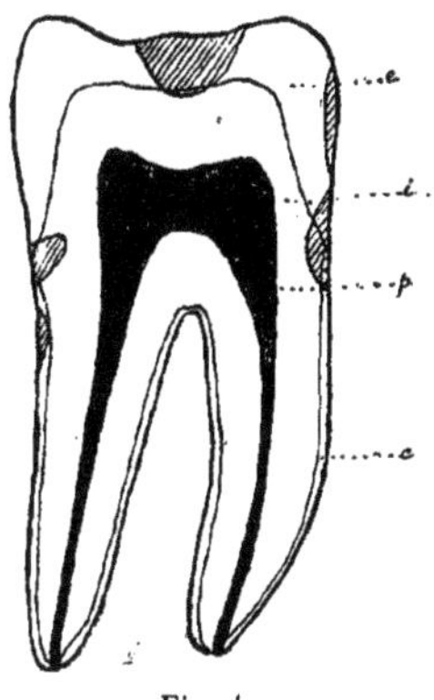

Fig. 1.

Types de caries non pénétrantes,
e émail, *i* ivoire, *p* pulpe, *c* cément.

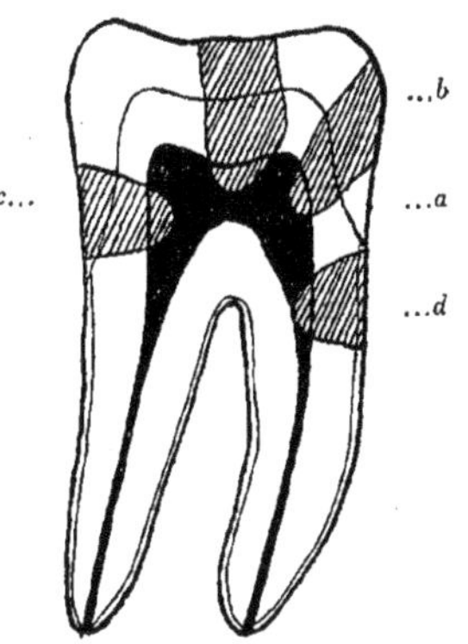

Fig. 2.

Types de caries pénétrantes.

male, la chambre et les canaux pulpaires. Ce faisant, l'infection se propage de la cavité cariée *aux tissus mous* représentés par la pulpe dentaire.

L'ouverture de la chambre pulpaire peut siéger en des points très divers :

Au niveau d'une des cornes (fig. 2, *a*) ;

Au niveau du plafond pulpaire (fig. 2, *b*) ;

Au niveau des parois latérales de la chambre (fig. 2, *c*) ;

Au niveau d'une de ses portions radiculaires (fig. 2, *d*).

Enfin, dans sa marche envahissante, la carie ayant ravagé complètement les tissus durs, peut effondrer tout le plafond de la chambre pulpaire, transformant en une cavité unique la cavité cariée primitive et la cavité pulpaire (fig. 3).

Mais cette inflammation des tissus mous résultant du passage des micro-organismes à travers l'ouverture de la chambre

---

(1) Abstraction faite, bien entendu, des foramens apicaux très ténus par où pénètrent les vaisseaux et nerfs destinés à la pulpe.

pulpaire présente différents degrés allant de la pulpite partielle à la suppuration ou à la gangrène de l'organe en passant par une série d'états inflammatoires intermédiaires. Cette diversité d'atteintes de la pulpe donne à la carie pénétrante des aspects

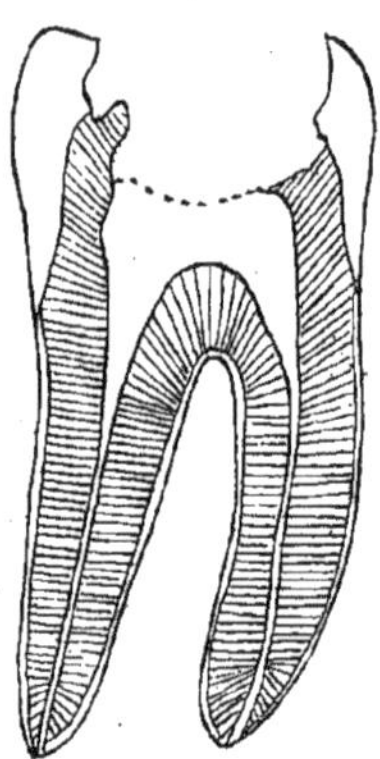

Fig. 3

Le pointillé représente le niveau qu'occupait primitivement le plafond pulpaire.

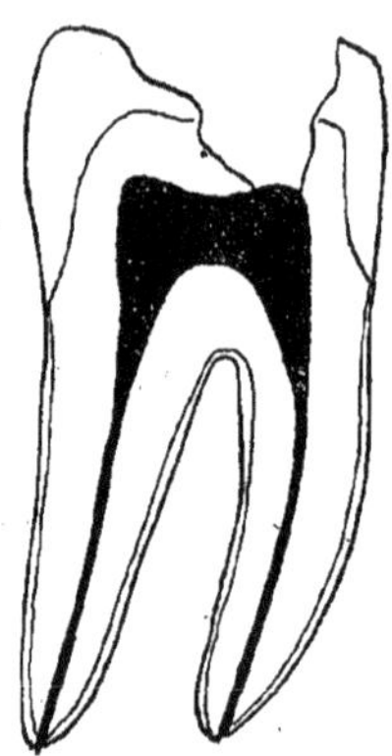

Fig. 4.

Pulpe à nu.

variés et successifs que, pour la commodité de l'étude, on peut classer en trois groupes ou stades.

Dans le premier stade (P1 de la classification de *Rédier*), la pulpe est atteinte d'inflammation superficielle. Elle peut être alors franchement à nu au fond de la cavité cariée (fig. 4) ou bien une couche de dentine infectée et plus ou moins ramollie peut séparer encore la pulpe de la cavité cariée. Dans ce cas, la pulpe reste à peu près protégée des contacts extérieurs, mais elle n'est plus protégée contre l'invasion microbienne. En effet, la mince couche d'ivoire qui recouvre la pulpe est imprégnée de microbes qui, des canalicules, passent dans les couches superficielles de celle-ci et en déterminent l'inflammation (fig. 5).

Cette forme d'envahissement pulpaire par les micro-organismes de la carie nous amène à formuler une remarque capitale. On entend couramment parler de « *second degré avancé* », de « *carie presque pénétrante* », expressions basées sur ce fait qu'une très mince couche de dentine sépare encore la pulpe de la cavité cariée, et l'on voit traiter habituellement ces sortes de caries comme des caries non pénétrantes, en interposant, entre l'obturation et la couche d'ivoire suprapulpaire, une pâte antiseptique quelconque. *Cette manière de procéder est absolument irrationnelle et doit être rejetée car elle repose sur une erreur de diagnostic.* En effet, quand une si mince couche de dentine sépare la pulpe de la

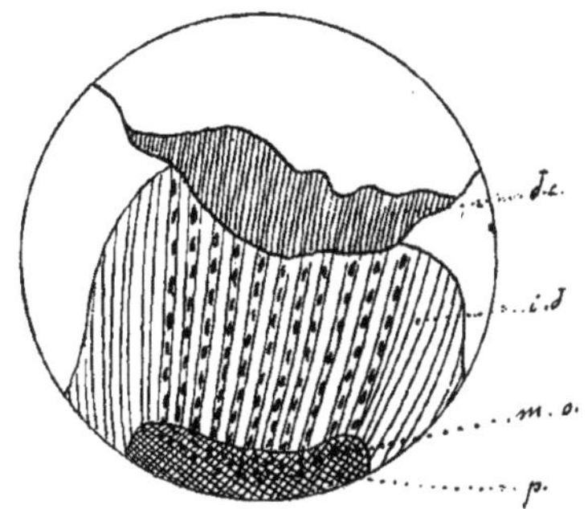

Fig. 5.

Pulpe *p.* séparée de la cavité cariée à dentine ramollie *d. r.* par de l'ivoire dur *i.d.* mais superficiellement envahie par les micro-organismes *m. o.*
(Les canalicules de l'ivoire ont été grossièrement schématisés pour la clarté de la figure).

cavité cariée, cela veut dire nettement que la pulpe s'est mal défendue contre l'infection qui tendait à l'envahir. S'il en était autrement, la pulpe aurait secrété de la *dentine secondaire.* Cet ivoire néo-formé serait venu renforcer la paroi de dentine dont il aurait en même temps comblé les canalicules, opposant ainsi, grâce à cet apport additionnel, une barrière presque infranchissable aux microbes. Ceux-ci, faute de pouvoir désormais attaquer le tissu en profondeur, n'auraient pu que s'étendre en surface, c'est-à-dire dans un sens peu dangereux pour la pulpe. Et l'on aurait alors affaire, non plus à une mince couche de dentine plus ou moins molle, c'est-à-dire infectée (1), mais

---

(1) Car, en pathologie dentinaire, *ramollissement* est toujours synonyme *d'infection.*

à une solide épaisseur d'ivoire secondaire très dense et très résistante, on aurait alors affaire à une carie non pénétrante . (fig. 6). Aussi en clinique, — et par suite en thérapeutique, — ne doit-il pas y avoir de moyen terme. Il y a des caries non pénétrantes ou des caries pénétrantes : il n'y a pas de carie *presque* pénétrante. Et il faut bien être fixé sur ce fait qu'une carie ne sera pas pénétrante simplement quand, à l'aide d'un stylet, on pourra par quelque pertuis passer de la cavité cariée

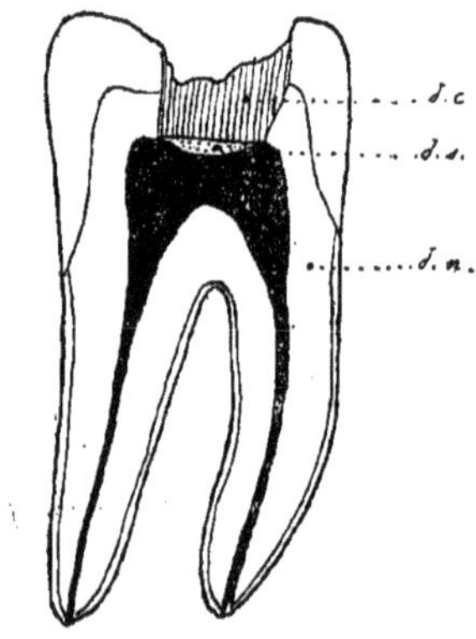

Fig. 6.

On voit, interposé entre l'ivoire carié *d c*,
et la pulpe un noyau de dentine secondaire *d s ;* dentine normale, *d n.*

dans la chambre pulpaire, mais encore lorsque, sous une mince couche d'ivoire *ramolli*, on apercevra par transparence la teinte bleuâtre ou brunâtre de la pulpe. *Chaque fois qu'on se trouvera en présence de ces conditions anatomo-pathologiques, il faudra considérer la carie comme pénétrante et la traiter comme telle.* Seule cette manière de faire pourra procurer le succès.

Dans ces deux formes du premier stade, — pulpe infectée avec ou sans perforation camérale, — la pulpe enflammée conserve ou peut conserver à peu près son intégrité anatomique, c'est-à-dire que ses éléments n'ayant pas subi de dégénérescence importante sont encore aptes à remplir leurs fonctions comme à l'état normal. En d'autres termes, l'intégrité physio-

ₗogique de la pulpe subsiste entière. C'est justement cette conservation de l'intégrité pulpaire physiologique qui permet de
différencier la carie pénétrante à son premier stade (P1), de la
carie pénétrante à son second stade (P2). Comme le dit excellemment *Rédier* (1) : « Tant que les fonctions physiologiques
« sont conservées sans atténuation appréciable et surtout sans
« perversion, tant que la dent reste sensible aux impressions
« de température, au chaud aussi bien qu'au froid, tant qu'il ne
« se produit pas de douleurs névralgiques on reste en P1 ; ce qui
« n'exclut pas bien entendu l'exagération des phénomènes de
« sensibilité due à la mise à nu de la pulpe, car l'intégrité physio-
« logique est parfaitement compatible avec certaines dégéné-
« rescences, voire même avec un certain degré d'infection. »

Dans le second stade (P2 de *Rédier*) l'inflammation s'étant
peu à peu propagée à tout le tissu pulpaire, celui-ci s'est détruit, par suppuration ou par gangrène, dans une certaine partie de sa hauteur et parfois même dans sa presque totalité. On
reste dans ce stade tant que le cathétérisme radiculaire profond
révèle de la sensibilité. Cette sensibilité est en effet l'indice
qu'il subsiste encore au fond du canal radiculaire une portion
de tissu pulpaire à peu près normal. Mais cette persistance
d'un reste de vitalité pulpaire ne suffit pas à assurer les fonctions physiologiques de la pulpe. Les impressions de température, le chaud comme le froid, sont très imparfaitement ressenties ou même ne déterminent aucune réaction ; l'ivoire
dans toutes ses parties est devenu insensible au contact des
instruments tranchants. Enfin les douleurs ressenties par le
malade ont changé de caractère. Alors que la P1 était surtout
caractérisée par de l'*odontalgie,* c'est-à-dire par de la douleur
localisée à la dent, la P2 se traduit au contraire par de la *névralgie,* douleur *extériorisée,* qui peut affecter indifféremment toutes les branches du nerf trijumeau.

Après des crises successives et plus ou moins longues
d'odontalgie et de névralgie, le malade finit par voir disparaître toutes douleurs. C'est que la carie pénétrante est arrivée

---

(1) J. Rédier. *Traité théorique et pratique de la Carie dentaire,* ch. 1ᵉʳ, p 27.

insensiblement à sa dernièae phase. Dans ce troisième stade (P3 de *Rédier*, 4ᵉ degré de l'E. D. d. P.) la pulpe est détruite dans sa totalité. Le cathétérisme radiculaire ne révèle aucune sensibilité, pas plus que le curettage de l'ivoire ou les impressions thermiques. La chambre et les canaux radiculaires sont remplis par du pus, par du tissu gangrené, par des débris infectés de l'organe pulpaire, par des parcelles alimentaires en fermentation et par des gaz putrides. On a coutume de dire qu'à ce degré de la carie la dent est *morte*. La dent morte c'est encore une de ces expressions impropres dont la littérature spéciale abonde et qu'il faut bannir du vocabulaire médical. La dent dont la pulpe est détruite, n'est pas morte, car le cément (1) reçoit encore une importante quantité de sang par l'intermédiaire des artères du ligament alvéolo-dentaire. Ce que la dent a perdu par la disparition de la pulpe ce n'est pas sa vitalité, qui est conservée grâce à la nutrition du cément, *c'est sa faculté de fabriquer de l'ivoire*, véritable fonction de la pulpe qui commence avec la première ébauche embryonnaire de cet organe, se poursuit pendant toute la vie pour aboutir, dans l'extrême vieillesse, à la calcification totale de l'organe radiculo-pulpaire, c'est-à-dire à la disparition de la cavité pulpaire et des canaux radiculaires désormais comblés par de la dentine secondaire.

On le conçoit facilement, à ces différents degrés d'une même maladie ne saurait convenir un traitement uniforme.

---

(1) *Et l'ivoire*, pourrait-on ajouter d'après les constatations microscopiques de *Aguilhon de Sarran*, qui a vu plusieurs fois, sur des coupes de racines vestibulaires, 15 à 20 vaisseaux, ayant la structure de gros capillaires, traverser le cément et l'ivoire et venir s'étaler le long de la paroi interne du canal radiculaire. D'ailleurs, les conceptions physiologiques les plus modernes, *Arkovy*, *Black*, *Baumes*, *Herber*, tendent à considérer l'ivoire, même privé de pulpe, comme un tissu vivant. *Coriani*, de Naples, explique cette persistance de la vitalité de l'ivoire de la façon suivante : « Sans pouvoir, dit-il, ni concevoir ni admettre l'existence de nerfs ou de terminaisons nerveuses dans les tissus durs de la dent, avec la seule notion histologique et anatomique de la continuité entre la substance fondamentale métaplastique des odontoblastes (dentine), d'un côté avec celle des adamentoblastes (émail), et des cementoblastes (cément), de l'autre côté avec les cellules de la couche intermédiaire de la pulpe et ses fibres et terminaisons nerveuses, ou avec les cellules ostéoplastiques de la membrane alvéolo-dentaire et ses fibres et terminaisons nerveuses, on peut arriver à comprendre la possibilité de la *sensibilité* et de l'hyperesthésie de la dentine de dents jusqu'ici dites mortes, mais aujourd'hui appelées sans pulpe. »

A chacun de ces stades pathologiques devra, au contraire, être opposée une thérapeutique particulière.

Dans la carie non pénétrante, l'intégrité des tissus mous pulpaires permettra d'agir comme si ces tissus n'existaient pas et de ne s'attaquer qu'à la lésion des tissus durs. La résection des portions ramollies de l'ivoire sera la base constante de cette thérapeutique. A la résection viendront s'adjoindre la stérilisation des tissus sous-jacents à l'ivoire pathologique et dans beaucoup de cas le traitement de la sensibilité anormale de la dentine.

Dans la carie pénétrante du troisième degré, il faudra après résection des tissus durs et dévitalisation pulpaire, et suivant les cas, ou bien enlever seulement la pulpe coronaire (P1) ou bien extirper entièrement cet organe, c'est-à-dire non seulement sa portion camérale, mais encore ses fins ramuscules canaliculaires (P2).

Dans la carie pénétrante du quatrième degré, il sera nécessaire, après nettoyage mécanique de la chambre et des canaux pulpaires, d'arriver à l'asepsie des canaux radiculaires.

Tel est dans ses trois grandes lignes, le schéma thérapeutique de la carie dentaire non compliquée. C'est à développer ce schéma dans tous les détails qu'il comporte que sera consacrée la première série des chapitres spéciaux qui vont suivre et qui constituent une des plus importantes parties de cet ouvrage, sinon la partie capitale.

A consulter : Pour tout ce qui concerne la carie dentaire, anatomie et physiologie pathologiques, nature, étiologie, pathogénie, symptômes et diagnostic, le *Traité théorique et pratique de la carie dentaire* de *J. Rédier.* A voir aussi le Chapitre « Carie dentaire » de la *Pathologie des Dents et de la Bouche* de *L. Frey* et *G. Lemerle.* Plus spécialement au sujet des théories pathogéniques récentes sur la carie dentaire l'article « Carie dentaire » de l'adaptation française par *J. Chompret* de l'*Atlas-Manuel des Maladies des dents et de la bouche* de *G. Preiswerk.*

Chapitre II

THÉRAPEUTIQUE DE LA CARIE DENTAIRE
NON PÉNÉTRANTE

Toute la thérapeutique de la carie dentaire non pénétrante se résume dans le traitement des lésions de l'ivoire. On peut en effet, au point de vue thérapeutique, faire abstraction des lésions de l'émail, tissu insensible, dont il suffit de réséquer les portions friables sus-jacentes aux lésions de l'ivoire. Il en est de même du cément dont les parties nécrosées sont naturellement dépourvues de sensibilité, et qu'il s'agit simplement d'exciser jusqu'à la limite du tissu sain. Il est d'ailleurs juste de remarquer que ces deux tissus, émail et cément, ne sont pas susceptibles de se carier. L'ivoire seul, au sens vrai du mot, se *carie* (1), tandis que l'émail se *décalcifie*, et que le cément, — tissu analogue à l'os, — s'enflamme et se *nécrose*. Cependant la décalcification de l'émail ou la nécrose du cément sont des facteurs nécessaires au développement de la carie en ce sens que les pertes de substance résultant de l'atteinte de ces tissus mettent l'ivoire à nu, c'est-à-dire à même d'être attaqué par les micro-organismes de la carie.

Mais si la thérapeutique des lésions de l'émail et du cément réside simplement dans la résection de toutes les portions pathologiques de ces tissus, il n'en est pas de même quand il s'agit de l'ivoire, et la simple résection n'est plus suffisante. Car l'ivoire sous-jacent à une carie, — ivoire qu'il est convenu

---

(1) La carie maladie propre à l'ivoire, n'est en effet ni une décalcification, ni une nécrose ; elle est selon la théorie de *Miller* la résultante de trois ordres de phénomènes pathologiques associés :

1º La *décalcification*, due aux microbes producteurs d'acides ;

2º La *pigmentation*, due aux microbes chromogènes ;

3º La *fonte du tissu*, due aux microbes liquéfacteurs de la dentine ramollie

couramment de considérer comme sain dès qu'il présente à nouveau ses qualités de coloration et de dureté normales, — est en réalité encore infecté par de nombreux germes. En effet, les canalicules de *Tomes*, qui, nés de la chambre pulpaire, parcourent l'ivoire dans toute son épaisseur pour venir se terminer en s'effilant dans la zône immédiatement sous-jacente à l'émail, en cas de carie, s'ouvrent en pleine cavité pathologique. Il en résulte que ces canalicules représentent des voies d'invasion naturelles pour les micro-organismes qui s'y engagent dès l'abord. Cette disposition anatomique de l'ivoire explique la rapidité avec laquelle certaines caries se propagent en profondeur. Ainsi dans le tissu sous-jacent à la carie, et dont la substance intercanaliculaire n'a pas encore été touchée, les microbes se sont déjà avancés grâce aux canalicules. Après s'être glissés profondément dans le tissu sain à la faveur des canalicules ils s'attaquent ensuite au tissu intermédiaire qu'ils minent complètement. Il est donc nécessaire d'empêcher toute action offensive nouvelle de la part de ces micro-organismes, action offensive ultérieure qui se traduirait, en définitive, par une récidive de la carie sous l'obturation et malgré l'obturation. Pour arriver à ce résultat, il faut, et il suffit de rendre l'ivoire stérile. Ainsi, dans la thérapeutique de l'ivoire, à la résection des tissus mous, doit-on ajouter la stérilisation des tissus durs.

Mais ce n'est pas tout, l'ivoire, on le sait, est un tissu d'une exquise sensibilité, et, si les trois quarts des résections peuvent avoir lieu sans autre inconvénient qu'une sensation désagréable pour le patient, il n'en est pas toujours ainsi. Parfois cette résection est rendue très difficile et même impossible en raison des conditions de sensibilité anormales présentées par l'ivoire. On ne sait au juste à quelles causes rattacher cette hyperesthésie de la dentine. On a invoqué le rôle joué par l'infection locale, c'est-à-dire l'irritation produite par les micro-organismes de la carie ou par leurs toxines sur les fibrilles de *Tomes*. Cette explication n'est pas satisfaisante puisque l'hypersensibilité ne se constate pas dans tous les cas alors que la cause qui la produirait est au contraire constante. Pour rendre cette explication plausible, il faudrait considérer l'hyperesthésie comme le fait d'espèces microbiennes spéciales qu'on rencontrerait seulement dans certaines caries. Il semble plus rationnel de penser que cette hyperesthésie de l'ivoire est liée à un état hyperesthésique général. La clinique semble d'ailleurs vérifier cette hypothèse puisque, en fait, les hypersensibles sont généralement des nerveux, des déprimés, des neurasthéniques, des intoxiqués ou des neuro-arthritiques. Quoiqu'il en soit de sa cause, cette hyperesthésie, quand elle existe, doit être combattue énergiquement si l'on veut mener à bonne fin la résection de l'ivoire ramolli. Aussi, chez les hyperesthésiques, l'anesthésie de l'ivoire doit-elle précéder la résection et la stérilisation de ce tissu.

Quand on a satisfait à ces trois indications de la thérapeutique de l'ivoire, il ne reste plus qu'à en remplir une dernière pour que le traitement de la carie non pénétrante soit complet : c'est la réparation de la brèche produite par l'instrument tranchant, c'est-à-dire l'obturation de la cavité.

Ainsi le traitement rationnel et complet de la carie dentaire non pénétrante ne comprend pas moins de quatre interventions ou manœuvres thérapeutiques successives que nous allons décrire séparément et qui sont :

1° L'anesthésie de la dentine ;

2° La résection des tissus ramollis ;

3° La stérilisation de l'ivoire dur ;

4° L'obturation de la cavité.

1. — ANESTHÉSIE DE LA DENTINE

La recherche de l'anesthésie de la dentine a donné naissance à un nombre considérable de procédés thérapeutiques. La diversité des moyens proposés est telle qu'il n'est pas possible d'en donner une simple énumération sans commettre quelque omission. On a employé tour à tour et avec aussi peu de succès : la cocaïne, l'acide phénique, le menthol, la morphine, la nirvanine, la vératrine, le gaïacol, l'orthoforme, l'acide sulfurique cocaïné, le chlorure de zinc, le nitrate d'argent, la teinture d'iode glycérinée, l'essence de girofle, la teinture de cannabis indica, la résorcine, la créosote formolée, etc. A toutes ces substances qu'on applique *loco-dolenti*, il faut ajouter les injections gingivales de solutions anesthésiques diverses, les injections intra-dentinaires à l'aide de seringues spéciales, les pulvérisations d'éther et de protoxyde d'azote au moyen de l'air comprimé, la cataphorèse, les pulvérisations de chlorure d'éthyle et même l'anesthésie générale. L'énoncé seul des moyens proposés prouve éloquemment qu'il n'existe pas de remède *spécifique* à l'hyperesthésie de l'ivoire. Cependant il ne serait pas exact de croire que le dentiste soit sans ressources pour la combattre.

Parmi les substances nombreuses énumérées plus haut et empiriquement employées à l'origine, quelques-unes ne sont pas sans atténuer dans une certaine mesure, la sensibilité de l'ivoire et nous verrons que divers procédés, d'invention plus récente, pour n'être pas absolument parfaits, méritent néanmoins de retenir l'attention pour le pourcentage respectable de succès qu'ils peuvent procurer dans des mains expertes et dans le cas où ils sont indiqués.

La manière de traiter l'hyperesthésie de la dentine diffère en effet totalement suivant la forme présentée par la cavité elle-même. Comme on le verra plus loin, les procédés d'anesthésie applicables à une carie profonde ne sauraient qu'exceptionnellement convenir à une carie superficielle. D'où la nécessité d'introduire dans l'étude du traitement de l'hyperesthésie de la dentine une division préalable et de décrire séparément les procédés convenant aux cavités superficielles et les procédés répondant aux cavités profondes.

A. **Anesthésie de l'ivoire dans les cavités superficielles**

Une cavité superficielle, une cavité en nappe, — comme on en rencontre surtout au niveau du collet et sur les faces proximales, — ne saurait se prêter par sa forme même à l'emploi d'un procédé thérapeutique basé sur la méthode des pansements à l'ouate avec ou sans obturation, procédé applicable seulement aux cavités rétentives, c'est-à-dire capables de retenir le pansement, ce qui n'est justement pas le cas des cavités superficielles. Dans ces cavités en surface, lorsqu'on veut obtenir l'anesthésie de la dentine, il faut soit détruire sur place, à l'aide de caustiques, les éléments sensibles, soit priver ceux-ci, pour un temps, de leurs connexions avec les centres, d'où deux procédés ou méthodes différentes : la méthode des cautérisations superficielles et les méthodes d'anesthésie.

1° Méthode des cautérisations superficielles. — La méthode des cautérisations superficielles, à l'aide de caustiques chimiques principalement, exige un certain nombre de précautions, — ou opérations préliminaires, — d'où dépendent le succès et qui, comme leur nom l'indique, doivent précéder la cautérisation.

a) Opérations préliminaires. — Au nombre de deux, ce sont :

1° La protection des régions voisines ;

2° La dessication de l'ivoire.

La protection des régions voisines diffère suivant que l'on a affaire à une cavité intéressant ou n'intéressant pas le collet.

Pour les cavités éloignées du collet, il existe un moyen remarquablement simple de protéger les régions voisines, c'est d'employer la *digue* en caoutchouc que l'on maintient suivant les cas à l'aide de crampons ou avec des fils.

Dans les cavités cervicales bordées par la gencive, il est la plupart du temps impossible de se servir de la digue, même en usant d'un des crampons spéciaux imaginés à cet effet. Pour protéger la muqueuse exposée au contact direct de l'agent chimique, il faut alors recourir à l'emploi d'un *vernis isolant.* Avant d'appliquer le vernis, il faut d'abord placer dans le sillon gingivo-labial, en regard de la dent à traiter, un bourrelet d'ouate, puis laver la dent et la gencive à l'aide d'alcool faible. Enfin, après avoir asséché complètement la muqueuse au moyen d'un courant d'air chaud, on applique le vernis sur la dent (sauf dans la cavité) et surtout sur la muqueuse à l'aide d'un petit pinceau. On laisse sécher, puis on procède à la cautérisation.

Les vernis sont généralement à base de gomme ou de ré-sine. En s'évaporant l'alcool ou l'éther qui servent de dissolvant à ces produits, laissent sur la muqueuse une pellicule élastique suffisamment adhérente pour protéger celle-ci contre l'action du caustique. Les deux formules de vernis qui suivent sont également bonnes :

1° Gomme laque blanche . . .   10 grammes.
   Benjoin . . . . ⎫
   Beaume de tolu . . . . . ⎬   ââ 1   —
   Alcool à 90°.   10   —

2° Résine copal . . . . . .   5 grammes.
   Benjoin . . . . ⎫
   Beaume de tolu . . . . . ⎬   ââ 1   —
   Ether   10   —

A défaut de ces deux vernis on peut se servir de *collodion riciné* ou de *traumaticine* dont la formule est :

Gutta-percha . . . . . .   1 gramme.
Chloroforme   10   —

La *dessication* est une opération toujours délicate quand la dentine est hypersensible. Il faut bien se garder par exemple d'aller porter brutalement dans la cavité cariée une boulette d'ouate imbibée d'alcool à 90°, ou d'y insuffler du premier coup de l'air brûlant, le patient ne supporterait pas deux fois une pareille manœuvre. On doit au contraire faire d'abord usage d'alcool faible et d'air tiède. La dessication sera plus lentement obtenue, mais combien plus douce. Il faut procéder de la manière suivante. On imbibe d'alcool faible, à 50° par exemple, une microscopique boulette d'ouate et on la promène à l'aide d'une brucelle dans la cavité cariée. Puis avec une poire à air chaud, dont on essaye le degré de chaleur sur le dos de la main, de façon à n'employer que de l'air tiède, on insuffle jusqu'à évaporation totale de l'alcool. On recommence plusieurs fois cette manœuvre en augmentant progressivement le degré de l'alcool (60°, 70°, 80°, 90°) et la température de l'air insufflé. Plus la dessication sera poussée loin, plus l'anesthésie de la dentine sera profonde et il semble bien que celle-ci soit fonction de celle-là. Cette action bienfaisante de la dessication est d'ailleurs facile à expliquer. On sait en effet que l'humidité augmente la conductibilité sensitive des éléments anatomiques. Si donc la fibrille de *Tomes*, agent de transmission sensivite, est imprégnée d'eau, elle conduit les impressions reçues avec un maximum de fidélité et d'intensité ; si au contraire on l'a privée d'eau par un moyen quelconque, sa conductibilité diminue et se réduit au minimum.

C'est seulement après avoir protégé convenablement les régions voisines et asséché parfaitement la cavité cariée, qu'on peut aborder la cautérisation.

b) Cautérisation proprement dite. — Deux caustiques surtout donnent de bons résultats dans l'hyperesthésie de la dentine. Ce sont le nitrate d'argent et l'acide phénique.

On se sert de *nitrate d'argent* cristallisé : Au bout d'une brucelle on prend un cristal de nitrate d'argent et on le promène dans la cavité et en tout sens. Si la dessication a été parfaite et qu'il ne reste aucune trace d'humidité, il se produit une tache blanchâtre.

Quand on emploie *l'acide phénique*, la technique diffère un peu. On prend un petit cristal de la grosseur d'une tête d'épingle ordinaire, on le place dans la cavité et on le fait fondre à l'aide d'une douce chaleur, puis on augmente progressivement le degré de la chaleur jusqu'à évaporation et dessication parfaites.

c) Excision de la dentine. — Elle se fait à l'aide de la curette et de la fraise, mais il est important d'avoir des instruments tranchants, des instruments qui sectionnent nettement la fibrille au lieu de la déchirer, car on sait que les plaies par arrachement sont beaucoup plus douloureuses que les sections franches.

c) Opérations consécutives. — Quand on s'est servi de nitrate d'argent il faut que le malade se rince la bouche à l'aide d'eau salée. Sous l'influence du chlorure de sodium, le nitrate d'argent est en effet décomposé en chlorure d'argent et en nitrate de soude insoluble ou inoffensif en vertu de la réaction :

$Ag\ A_zO_3 + Na\ Cl = Na\ A_z\ O_3 + Ag\ Cl$. Il faut aussi prendre la précaution d'enlever la pellicule isolante à l'aide d'eau tiède ou du dissolvant approprié, éther, alcool, etc...

2° ANESTÉSIE DE LA DENTINE PAR LA MÉTHODE DES INJECTIONS PROFONDES. — Deux procédés d'anesthésie par injections profondes sont à la disposition du praticien : L'anesthésie *intra-gingivale* et l'anesthésie *intra-osseuse*. La première convient surtout aux dents de la mâchoire supérieure dont la fibro-muqueuse épaisse et dure permet l'encerclement anasthésique parfait de la dent. A la mâchoire inférieure, les conditions anatomiques sont différentes : L'extrême minceur de la fibro-muqueuse gingivale ne permet pas toujours d'obtenir une anesthésie suffisante, il vaut mieux alors recourir au procédé d'anesthésie intra-osseuse, à l'anesthésie diploïque. Cependant, dans la pratique et dans la grande majorité des cas, l'anesthésie intra gingivale suffit, ce qui explique que l'anesthésie diploïque, relativement plus difficile à pratiquer, ne soit employée qu'à titre exceptionnel.

Quoiqu'il en soit, nous décrirons ces deux méthodes qui peuvent l'une et l'autre s'appliquer aux deux mâchoires, en tenant compte des remarques que nous venons de faire.

a) *Anesthésie diploïque.* — On appelle anesthésie diploïque une méthode consistant à porter la solution anesthésique dans le tissu spongieux de l'os maxillaire, dans le *diploé*, de façon à baigner à la fois le tronc nerveux et ses ramuscules qui se rendent à la pulpe dentaire (1). On sait qu'anesthésier un tronc nerveux, c'est en réaliser la section physiologique (fig. 7). Si donc on réussit à anesthésier les filets nerveux pulpaires avant leur entrée dans la racine, les impressions exercées sur les extrémités nerveuses à la périphérie de la dent ne seront pas ressenties puisque ces dernières resteront en quelque sorte privées de leurs connexions pendant tout le temps que durera

---

(1) La voie osseuse a été employée pour la première fois par *Otté*, dentiste à Groningue, en 1896. Mais il a fallu les travaux de *Wiersema*, de Groningue, à l'étranger, et, en France, ceux de *Nogué*, pour attirer l'attention sur cette méthode que l'école hollandaise appelle *anesthésie par injection intra-maxillaire* et *Nogué*, anesthésie diploïque.

l'anesthésie. Le principe de la méthode ainsi posé, la technique est des plus simples. Il suffit d'avoir accès dans le diploé pour y faire pénétrer le liquide anesthésique. Mais une barrière anatomique se dresse qu'il faut d'abord franchir : cette barrière, c'est la table de substance compacte qui recouvre le diploé. Cette table est heureusement peu épaisse dans la ré-

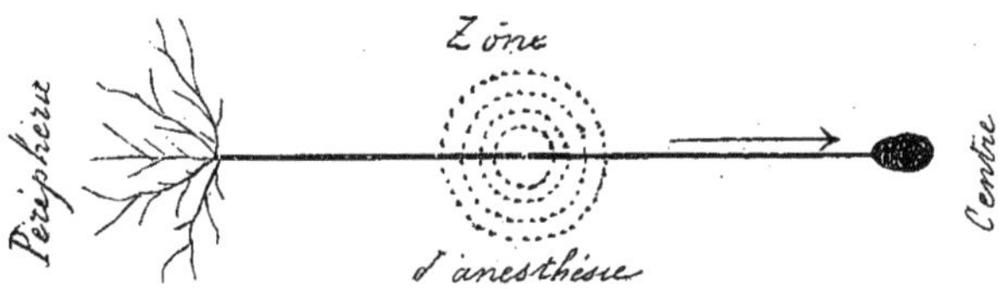

Fig. 7.

L'anesthésie de la région intermédiaire entre le centre et la périphérie équivaut à la section du nerf au niveau de la zone anesthésiée.

gion alvéolaire et se laisse facilement traverser par l'instrument tranchant. Pour la perforer, on se sert d'un foret à quatre pans, à extrémité linéaire et tranchante. Ce foret, monté sur la pièce à main ou sur l'angle, doit traverser perpendiculairement et d'un seul coup le tissu gingival, le périoste osseux, la lame compacte et pénétrer dans le diploé. A ce moment, on a l'impression d'entrer dans du liège ou dans de la sciure de bois agglomérée.

La perforation effectuée, on retire le foret et on introduit à la place une canule en acier, tronquée, et d'un diamètre égal. Cette canule se visse sur une seringue spéciale. On injecte alors soit 2 centimètres cubes d'une solution aqueuse de cocaïne, à 0,05 %, soit 2 centimètres cubes d'une solution de stovaïne à 1 %, soit encore 2 centimètres cubes de la solution suivante *(Nogué)* :

Chlorydrate de cocaïne. . .   0,005 milligrammes.
Stovaïne. . . . .   0,01 centigramme.

Mais où doit se faire la trépanation ? A la table interne de l'os ou à la table externe ? Sur la face vesticulaire ou sur la face buccale ? Cela varie avec la mâchoire et avec le groupe de dents considérés.

Veut-on opérer à la mâchoire supérieure ? Il faut autant que possible aborder le diploé par la table interne, car la fibro-muqueuse palatine étant très dense n'a aucune tendance au déplacement. On évite ainsi l'inconvénient résultant de la perforation de tissus lâches, glissant sur le corps du maxillaire, et venant obturer dans leurs déplacements l'ouverture

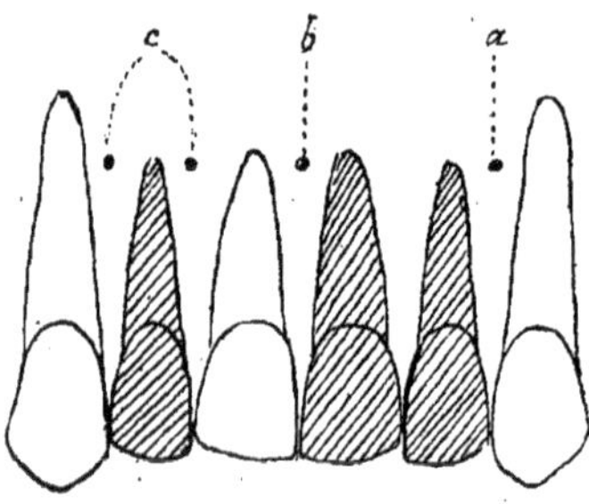

Fig. 8.

Schéma montrant les lieux de pénétration dans l'anesthésie diploïque.
Les dents à anesthésier sont couvertes de hachures.

osseuse, ce qui rend parfois l'introduction de la canule assez difficile. Cependant, pour la commodité de l'opération, il sera bon de recourir :

a) Pour les incisives et les canines, à la perforation de la table externe.

b) Pour les prémolaires et les molaires, à la perforation de la table interne.

A la mâchoire inférieure, il faudra toujours aborder le diploé par la table externe.

La perforation doit se faire à un centimètre environ au-dessus (ou au dessous) du collet des dents (fig. 8), soit distalement (a), soit mesialement (b), soit à la fois mesialement et distalement (c).

Bien entendu, il ne faudra pas négliger, avant de perforer la table externe, de laver la bouche du patient avec une solution antiseptique, et même on se trouvera bien d'appliquer pendant une ou deux minutes sur la gencive un tampon imbibé d'une solution antiseptique, solution d'acide phénique au centième, par exemple. De plus, foret et canule devront avoir subi l'ébullition pendant dix minutes.

b) *Anesthésie novo-cocaïnique*. — La novococaïne ou plus exactement l'association de la novococaïne et de l'adrénaline constitue l'anesthésique intra-dentaire de choix.

La novocaïne se comporte comme un véritable spécifique de l'anesthésie dentinaire.

C'est à *Quintin* et *Pitot* (1) que revient l'honneur d'avoir les premiers songé à utiliser cet agent pour l'anesthésie de la pulpe et de l'ivoire.

La novocaïne-adrénaline s'emploie en injections gingivales.

La technique indiquée par *Quintin* et *Pitot* est fort simple : elle consiste à injecter dans la *région apicale* 2 à 3 centimètres cubes de la solution de novocaïne à 2 pour 100.

On peut injecter avec avantage et toujours dans la région apicale 1 centimètre cube de la solution suivante :

Novocaïne	0 gr. 05
Adrénaline	0 gr. 000083
Sérum physiologique. . . .	1 centimètre cube

solution que l'on trouve toute préparée dans le commerce, en ampoules.

Mahé (2) a montré qu'il *y avait avantage à faire l'injection en deux temps.*

On fera d'abord une première injection de 2 centigrammes, puis, 3 à 4 minutes après la première, une seconde de 1 centigramme. L'anesthésie survient généralement après cette seconde piqûre. Pour les dents multiradiculées il est bon, comme le recommande *Mahé*, de faire deux injections apicales, une à la face vestibulaire, l'autre à la face buccale.

Enfin nous avons remarqué qu'on retirait de grands avantages de la méthode des injections multiples, c'est ainsi qu'à la mâchoire inférieure nous avons pu effectuer des anesthésies parfaites en faisant 6 à 8 injections en des points différents.

(1) Quintin et Pitot. L'Anestésie pulpaire et dentinaire par la novocaïne. *Odontologie*, 15 décembre 1903.
(2) Mahé. La Novocaïne en odontologie. *Presse médicale* du 17 juillet 1909.

Quelle que soit la technique employée il est nécessaire, pour arriver au succès, d'attendre que l'anesthésie ait pu se produire, c'est-à-dire cinq minutes au moins et parfois dix minutes et plus.

B. **Anesthésie de l'ivoire dans les cavités profondes**

Comme nous venons de le voir les procédés d'anesthésie de l'ivoire employés dans les cavités superficielles sont de technique assez délicate, excepté l'anesthésie novococaïnique, qui peut s'appliquer avec un égal succès dans les cavités profondes. Les procédés applicables aux caries profondes, tout en restant d'application minutieuse, comme toutes les interventions dentaires, demandent cependant moins de précautions. L'anesthésie de l'ivoire des cavités profondes peut être obtenue plus ou moins rapidement suivant les cas. Aussi décrirons-nous des méthodes d'anesthésie rapides et des méthodes lentes.

1° *Méthodes rapides.* — Elles consistent dans l'emploi de substances médicamenteuses mises dans les cavités sous pansement occlusif et laissées à demeure pendant un temps variant de 24 heures à 8 jours au plus. Là encore sont nombreuses les substances susceptibles d'être employées. On pourra par exemple laisser à demeure pendant quelques jours un cristal d'acide phénique recouvert de gutta-percha. Mais la substance qui semble avoir donné le plus de résultats est le *trioxyméthylène* employé selon la méthode de *G. Mahé* (1).

On procède de la manière suivante : on enlève grosso-modo les parties les plus superficielles de l'ivoire ramolli, on déshydrate complètement et on applique dans le fond de la cavité une petite particule de l'un des mélanges suivants :

1° Oxyde de zinc . . .   5 parties.
   Trioxyméthylène. .   1   —
   Eugénol . . . . .   Q. S. pour pâte ferme.

---

(1) G. MAHÉ. Thérapeutique de l'ivoire dans la carie dentaire non pénétrante. *Rev. Gén. de l'Art Dent.*, mai 1906, p. 109.

2° Phénol . . . . . 5 parties.
Menthol . . . . . 4 —
Trioxyméthylène . . 1 —
Oxyde de zinc . . . . Q. S. pour pâte ferme.

Le second mélange s'obtient en faisant fondre le phénol et le menthol à une douce chaleur et en leur incorporant ensuite le trioxyméthylène, puis l'oxyde de zinc.

Ce mélange mis au fond de la cavité sous forme d'une couche uniforme peu épaisse sans addition d'ouate ni d'amadou doit être recouvert de ciment à l'oxychlorure de zinc pour le protéger absolument de la salive.

On laisse le pansement en place pendant un ou plusieurs jours. Il sera bon de ne pas en prolonger l'application pendant plus de huit jours, car l'action du trioxyméthylène se dissipe à la longue et la dent récupère son degré de sensibilité première.

Ce procédé qui procure dans la plupart des cas une anesthésie réelle de la dentine est d'une application assez douce. Il détermine tout au plus une sensation d'agacement comme celle qui suit l'obturation des cavités très superficielles au ciment à l'oxychlorure de zinc, ou rappelle celle que déterminent les acides et le sucre au début de la carie.

2° *Méthodes lentes*. — Les méthodes lentes d'anesthésie de la dentine consistent dans l'obturation pure et simple des caries sans excession préalable du tissu ramolli. En obturant les caries, on les soustrait aux causes d'irritation venues de l'extérieur (froid, chaud, parcelles alimentaires jouant un rôle traumatique) ou du milieu buccal lui-même (salive acide, polymicrobisme). On permet ainsi aux fibres de *Tomes* de récupérer leur état physiologique et, d'hypersensibles qu'elles étaient, elles redeviennent ce qu'elles doivent être normalement, c'est-à-dire simplement sensibles.

Deux substances peuvent être employées comme obturations provisoires dans le traitement de la dentine sensible : la gutta-percha et les ciments.

La *gutta-percha* a le gros avantage d'être facilement maniable. On peut l'introduire sans difficulté dans une cavité et il est aisé de l'enlever ultérieurement. Mais à la longue elle devient poreuse, on sent que sa masse s'est laissée pénétrer par les liquides buccaux. Il n'est pas douteux de même, qu'au bout d'un temps plus ou moins long, elle finisse par se rétracter et par abandonner les parois des cavités qu'elle doit tapisser.

Pour ces raisons il est préférable d'employer au lieu de gutta, *les ciments à l'oxychlorure de zinc*. Les ciments obturent incontestablement mieux et ne sont pas susceptibles d'être désagrégés, du moins pendant le temps relativement court où ils doivent rester en place.

Ce temps varie d'ailleurs essentiellement avec le degré d'hypersensibilité de la dent à traiter. Mais il semble que trois mois soient un minimum et six mois un maximum pour la durée d'une obturation provisoire. Il ne faudrait pas en effet s'exposer à ce que sous l'obturation, et malgré elle, la carie ne devint pénétrante, c'est-à-dire à ce que le remède employé ne soit pire que le mal à combattre.

II. — RESECTION DES TISSUS RAMOLLIS

La résection des tissus ramollis est essentiellement du domaine de la dentisterie opératoire. Aussi ne nous arrêterons-nous pas à la décrire et renverrons-nous pour plus de détails aux traités spéciaux. Cependant il n'est pas inutile de rappeler que toute résection doit être *totale*, qu'elle doit emporter toutes les portions friables de l'émail et toutes les portions ramollies de l'ivoire ; que c'est une opération souvent longue et pénible que d'aller curer les moindres sillons et les microscopiques *puits d'invasion* qui s'enfoncent parfois à plusieurs millimètres dans la profondeur des tissus sains et que c'est de la perfection, non pas relative, mais absolue de la résection que dépend en grande partie l'avenir de la dent traitée. De même, il faut se souvenir que tous les instruments employés dans les résections doivent être *parfaitement tranchants*. Les ciseaux à émail, les curettes et les excavateurs sont les instruments de choix et les débutants feront bien de se pénétrer de cette idée

que les fraises ne sont dans beaucoup de résections de tissus
que des instruments mal appropriés, s'encrassant vite et peu
capables de ce fait d'agir avec célérité.

III. — STÉRILISATION DE L'IVOIRE DUR

Nous avons vu qu'au dessous de la zone d'ivoire ramolli
s'étendait une zone d'ivoire dur dont les canalicules renfer-
maient encore quelques germes, sorte d'avant-garde de l'invasion microbienne. Ce sont ces micro-organismes qui déterminent par leur pullulation les récidives de la carie qu'on observe
parfois sous les obturations les plus hermétiques. Si l'on veut
éviter ce retour agressif des microbes inclus dans les canalicules de l'ivoire, il faut les détruire ou, ce qui revient au
même, les mettre dans l'impossibilité de nuire en diminuant
sensiblement leur virulence. C'est cette stérilisation que, depuis *Pasteur*, tous les praticiens ont cherchée en plaçant empiriquement dans les cavités prêtes à obturer diverses substances antiseptiques. Mais, mises telles quelles, elles ne jouent
aucun rôle, car elles ne pénètrent pas dans la dentine. Pour
arriver à la stérilisation de l'ivoire, il est nécessaire de faire
subir à la dentine une préparation spéciale qui la rende perméable à certaines substances antiseptiques. C'est à *J. Choquet* (1) que nous devons la démonstration de la non pénétration des substances antiseptiques dans l'ivoire non préparé et
la démonstration de leur pénétration après préparation spéciale, physico-chimique, de la dentine. Aussi décrirons-nous
ici le procédé de stérilisation de l'ivoire imaginé par *Choquet*.

La stérilisation de la dentine comprend trois temps :

1ᵉʳ temps. — Déshydratation de la cavité au moyen d'air
tiède puis à l'aide d'alcool, en commençant par de l'alcool à
70° pour arriver progressivement à l'alcool absolu.

2ᵉ temps. — Séchage de la cavité à l'air chaud et remplace-
ment de l'alcool par le mélange antiseptique suivant :

---

(1) J. CHOQUET. Contribution à l'étude de la stérilisation idéale de la dentine en
vue de l'obturation. *Odontologie,* nᵒˢ du 15 juin et du 15 juillet 1901.

Alcool absolu . . . . 15 grammes.
Hydronaphtol 0,75
Toluène 5,00
Essence de canelle de Chine . . 0,50
Essence de géranium 0,25
Chloroforme 4,00

3ᵉ temps. — Dessication parfaite de la cavité qui est alors prête à obturer. Le second temps effectué, on peut mettre, dans les grandes cavités, une pâte à l'hydronaphtol, recouverte d'une boulette d'ouate trempée dans le mélange stérilisateur et laisser en place sous gutta-percha pendant vingt-quatre heures (1).

IV. — OBTURATION DE LA CAVITÉ

L'ivoire ramolli réséqué, l'ivoire dur stérilisé, il ne reste plus qu'à empêcher une nouvelle atteinte de la part des micro-organismes buccaux, en leur barrant la route au moyen de l'obturation de la cavité qui se fera conformément aux règles de la dentisterie opératoire et, suivant les cas, au moyen de gutta-percha, de ciments, d'amalgames, d'or, de porcelaine, etc...

A consulter : Pour ce qui a trait à la résection des tissus ramollis le *Manuel de dentisterie opératoire* de *Ch. Godon* et *Masson*. En ce qui concerne l'obturation, l'adaptation française par *P.-E. Gires* et *G. Robin* de l'*Obturation des dents* de *C.-N. Johnson*. Pour la technique de l'Anesthésie locale, l'ouvrage de *G. Piquand*, *l'Anesthésie locale, méthode du professeur Reclus*.

---

(1) Il est juste de faire remarquer que le procédé d'anesthésie de l'ivoire dur de *G. Mahé*, décrit plus haut, réalise en même temps la stérilisation de la dentine. « Les propriétés antiseptiques du formol, dit *G. Mahé*, sont les plus actives qu'on connaisse actuellement et nous ne connaissons encore rien qui puisse nous faire craindre que ces propriétés disparaissent lorsqu'elles ont à s'exercer sur la dentine. L'analgésie est la preuve de l'imprégnation de l'ivoire et l'imprégnation est une probabilité telle de *désinfection* que nous pouvons facilement l'équivaloir à une certitude. *Antiseptie et anesthésie* marchent ici de pair et celle-ci est le contrôle de celle-là.

Il ne s'agit donc pas ici de la seule suppression d'un phénomène désagréable, mais d'un véritable *traitement rationnel* et complet de la carie de l'ivoire. »

Thérapeutique de la carie dentaire non pénétrante, Rev. Gén. de l'Art dentaire, mai 1906, p. 114.

Chapitre III

THÉRAPEUTIQUE DE LA CARIE PÉNÉTRANTE DU TROISIÈME DEGRÉ

Première Partie

THÉRAPEUTIQUE DE LA P1 DES MOLAIRES LA PULPECTOMIE CORONAIRE

Il est nécessaire d'exposer la thérapeutique de la carie pénétrante du troisième degré en deux chapitres différents. Cette distinction est commandée par la division même des caries du troisième degré en deux classes, que nous avons indiquées au début, et qu'on appelle la pénétrante un (P1) et la pénétrante deux (P2). Le thérapeutique applicable à la P1 ne saurait en effet convenir à la P2, *en ce qui concerne les molaires du moins*. Car nous verrons que pour les dents uni-radiculées, il n'est pas possible, *pour des raisons anatomiques*, de faire entre la P1 et la P2 de distinctions utilisables en thérapeutique et qu'un seul et même traitement doit alors s'appliquer aux deux stades de la carie pénétrante du troisième degré. Ainsi, un premier chapitre étant consacré exclusivement à la thérapeutique de la P1 des molaires, le second chapitre s'appliquera à la fois à la P2 des molaires et simultanément à la P1 et à la P2 des dents uni-radiculées.

Il n'y a pas de nombreuses années, quand l'opération dite du *coiffage de la pulpe* était encore à la mode, on aurait pu décrire séparément :

1° La thérapeutique de la P1 des dents uniradiculées ou *coiffage*.

2° La thérapeutique de la P1 des dents multi-radiculées ou *pulpectomie coronaire*.

3° La thérapeutique de la P2 de toutes les dents ou *pulpectomie totale.*

Il n'en est plus de même aujourd'hui, l'opération du coiffage ayant été abandonnée par tous les praticiens consciencieux. Aussi, les débutants doivent-ils dès l'abord être mis en garde contre cette opération qu'ils ne devront pratiquer sous aucun prétexte et dans aucun cas. Il faut rejeter cette opération comme irrationnelle, car coiffer une pulpe, même très superficiellement atteinte, c'est enfermer dans son parenchyme des micro-organismes qui ne pourront que continuer leur action nocive sous la coiffe, et malgré la coiffe. Et ce ne sont pas les substances antiseptiques dont on aura rempli cette dernière qui seront susceptibles de détruire les germes. Elles en sont *totalement incapables.* Elles imprégneront bien à la rigueur les premières couches de la pulpe que les microbes délaisseront simplement pour aller exercer leur action à un autre niveau. Si d'ailleurs, ces substances avaient le pouvoir de détruire les microbes *in situ*, elles ne manquerait pas en même temps de détruire les éléments pulpaires, car au point de vue de la résistance aux agents chimiques, le protoplasma cellulaire n'est pas supérieur au protoplasma bactérien, il se comporte de la même façon que lui. Croire à la vertu d'un coiffage, c'est tout simplement croire au miracle. Or il n'y a pas de miracles en thérapeutique, pas plus d'ailleurs qu'en aucun autre domaine de la médecine.

Malgré l'évidence de cette proposition, l'opération du coiffage séduit les débutants en raison de sa simplicité. C'est seulement après quelque retentissant échec qu'ils renoncent à y recourir, quand au contraire, ils devraient être persuadés de prime abord de la vérité de cet axiome constant comme une égalité mathématique : *pulpe coiffée = pulpe mortifiée*, à une plus ou moins longue échéance. Sans doute, la pulpe ne trahira pas toujours son atteinte par une manifestation extérieure bruyante et tangible, comme une violente odontalgie ou un volumineux abcès alvéolaire ; dans la plupart des cas même, ses réactions seront plus discrètes : à peine quelques petites douleurs lancinantes, quelques sensations exagérées au froid et au chaud ; parfois même aucun symptôme ne viendra révéler l'existence de la maladie latente qui évoluera malgré tout et se terminera inévitablement, dans un temps variable, par la mortification de la pulpe. La pulpe coiffée peut très bien ne donner lieu à aucune réaction pendant six mois, un an, deux ans même. Mais il n'y a là *qu'apparence de guérison* et brusquement, après une plus ou moins longue période de calme, à propos d'un accident très banal, un coryza, une grippe, un flux cataménial, une grossesse, un léger traumatisme, on verra apparaître une tuméfaction apicale douloureuse suivie rapidement de nécrose alvéolaire avec suppuration et fistule.

Ainsi l'opération du coiffage, qui avait pour but de conserver l'intégrité de la pulpe, aura non seulement détruit cet organe, mais encore compromis, par ses suites fâcheuses, la vitalité même de la dent intéressée !

D'ailleurs, l'histologie-pathologique vient ici corroborer les données de la clinique. En admettant qu'une couche de dentine adventice de quelque espèce qu'elle soit, aréolaire, cellulaire, fibrillaire, hyaline ou laminaire, se produise au point coiffé et referme ainsi la cavité pulpaire, *ce phénomène n'exercera aucune action bienfaisance sur la pulpe.* Car, comme l'a montré *Hopewel Smith* (1) « les micro-organismes producteurs d'acides envahissent la nouvelle dentine et deviennent une source de grand danger en continuant leur influence de peptonisation ou tout au moins en ayant une tendance à produire la suppuration et la gangrène au milieu de la pulpe. *En conséquence, l'habitude de coiffer les pulpes exposées, quelque légère que soit l'exposition, qu'elle soit d'origine traumatique ou que l'opération soit faite soigneusement, hygiéniquement ou aseptiquement, l'habitude de coiffer les pulpes exposées doit être rejetée comme une méthode de routine.* »

Ceci posé, il est nécessaire, pour comprendre et exécuter

---

(1) De l'association des états inflammatoires de la pulpe dentaire avec certaines dentines adventices. *Comptes rendus du IIIe Congrès dentaire international*, t. II. p. 71.

dans de bonnes conditions les diverses opérations dont l'ensemble constitue la thérapeutique de la Pi des molaires, de rappeler quelques notions anatomiques indispensables.

La pulpe des molaires se compose de deux parties différentes :

1° L'une appelée *pulpe radiculaire*, formée par l'ensemble des filets radiculaires, généralement au nombre de trois, et logés chacun dans un canal spécial ;

2° L'autre appelée *pulpe coronaire*, résultant de la fusion des filets radiculaires et de leur épanouissement sous forme d'une grosse papille située dans une cavité de l'ivoire appelée chambre pulpaire.

Ces deux parties sont très différentes. Celle qui contient le filet radiculaire, généralement très ténu, a la forme d'un tube creux de diamètre très réduit (1/10ᵉ de millimètre à 1 millimè-

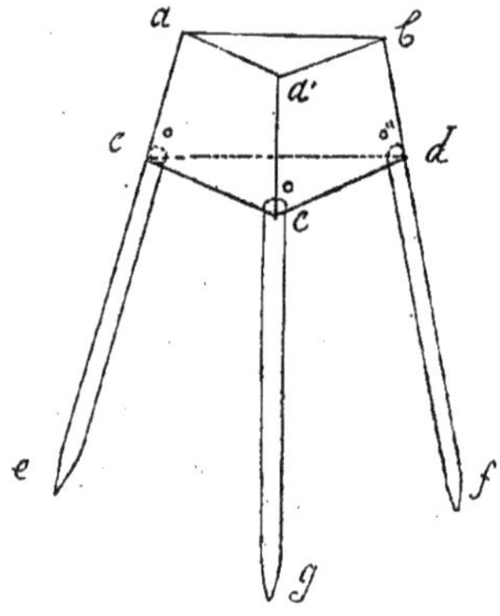

Fig. 9

Représentation théorique de la chambre et des canaux pulpaires d'une molaire supérieure. — *a a' b*, petite base de la pyramide tronquée ou plafond de la chambre ; *c c' d*, grande base de la pyramide ou plancher de la chambre avec *o o' o''* les orifices des canaux radiculaires *c e, c' g, d f*.

tre) ; celle qui loge la pulpe coronaire relativement très grosse, a un volume proportionné à l'importance de celle-ci, volume qui n'est jamais inférieur à une tête d'épingle ordinaire et atteint parfois celui d'une tête d'épingle en verre. Sa forme est irrégulièrement pyramidale, triangulaire, c'est-à-dire qu'on peut lui décrire trois faces et deux bases l'une supérieure, l'autre inférieure.

Le système de tubes et le prisme (fig. 9) affectent entre eux des rapports importants, en ce sens que les tubes s'ouvrent à l'intérieur du prisme, à la base inférieure ou supérieure de celui-ci suivant que l'on a affaire à une dent inférieure ou supérieure. Les tubes peuvent être comparés à trois longs cou-

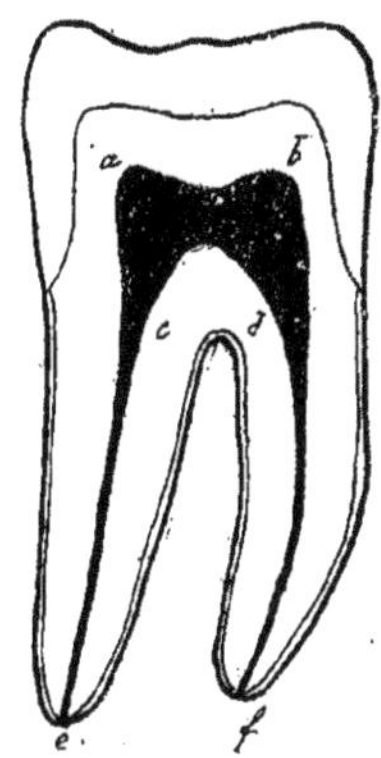

Fig. 10.

α e c d f b, système canaliculo-caméral, *c d*, niveau de séparation entre la chambre pulpaire et les canaux radiculaires.

loirs aboutissant dans une chambre unique, la chambre pulpaire. Mais, en raison de l'étroitesse des canaux et du petit diamètre des orifices qui leur donnent accès dans la chambre pulpaire ; en raison de la vaste surface représentée par le plancher pulpaire et du grand volume de la chambre elle-même, il résulte qu'il y a macroscopiquement une séparation anatomique nette entre la chambre pulpaire et le système des canaux radiculaires (fig. 10). C'est justement cette différence anatomique qui rend possible le traitement spécial que nous décrirons à la P1 des molaires. La pulpe coronaire représente le tronc sans rameaux d'un arbre dont les racines sont figurées par les filets radiculaires. Et l'on conçoit facilement que le tronc puisse être lésé dans une certaine étendue de sa hauteur sans que le soient les racines.

Cette possibilité qu'a la pulpite de rester localisée à la portion coronaire de l'organe et de n'atteindre même qu'une couche superficielle de celui-ci est démontrée à la fois par la clinique et par les examens anatomo-pathologiques. S'il est prouvé en effet que la pulpe présente peu de résistance à l'infection et qu'une inflammation pulpaire abandonnée à elle-même aboutit toujours, inévitablement, dans un temps plus ou moins long, à l'inflammation totale de l'organe, il n'en est pas moins vrai que l'infection peut rester longtemps localisée à une petite partie de la pulpe et cela d'autant mieux que la pulpe sera plus volumineuse, plus jeune et le sujet plus vigou_ reux.

Mais s'il est très facile de reconnaître sous l'objectif du microscope qu'on a affaire à une pulpite partielle, le problème devient plus difficile en clinique. Cependant avec un peu d'expérience et beaucoup de tact on arrivera à le résoudre convenablement. Rappelons d'abord que dans un précédent chapitre nous nous sommes élevé contre le terme mauvais de *second degré avancé* en montrant que c'était une véritable carie pénétrante et le premier degré de la pulpite. Voici donc un premier cas : chaque fois que l'on sera tenté de dire : carie presque pénétrante, on se trouvera en présence d'une carie pénétrante avec pulpite partielle. Quand le seul symptôme perçu par le malade sera la douleur déterminée par la pression des aliments, on se trouvera encore vraisemblablement en face d'une pulpite partielle. Enfin quand le malade viendra consulter pour une première atteinte de pulpite datant du jour même ou de la nuit précédente avec douleur bien localisée à la dent atteinte, on sera en présence d'une pulpite aigüe partielle, même s'il y a eu véritable crise odontalgique et quelle qu'ait été l'acuité de cette crise, la douleur étant plus proportionnée à la violence de la réaction à l'attaque qu'à l'intensité de la lésion elle-même. On aura tous les éléments nécessaires au diagnostic de la pulpite partielle, si l'on ajoute qu'une pulpite ancienne et totale va généralement de pair avec une couronne pigmentée en brun, en bleu ou en noir, tandis qu'une pulpite récente et partielle ne détermine généralement pas de changements importants dans la coloration des tissus durs.

On peut d'ailleurs à la suite des auteurs allemands et, grâce à des appareils électriques spéciaux, arriver à diagnostiquer le degré exact d'une pulpite. C'est à *Schroeder* que revient le mérite d'avoir imaginé le premier appareil pratique. Les recherches qu'il publia en 1907 avec *Kohlhase* sont devenues pour ainsi dire classiques en Allemagne. Elles ont été vulgarisées en France par le professeur *Cavalié* qui refit les expériences de *Schroeder*, modifia l'appareil que ce dernier avait employé, et arriva comme les auteurs allemands à des résultats extrêmement remarquables.

Cavalié a fait usage pour ses recherches d'un appareil qui est une modification de celui de Schroeder. Cet appareil (fig. 11) monté sur une table de marbre, se compose de deux bornes A et B où arrivent les fils amenant le courant continu fourni par la ville, courant de 110 volts. De ces deux bornes partent deux fils qui vont à un interrupteur I. De l'interrupteur, le courant va à une lampe branchée en dérivation sur le courant.

Cette lampe, de la force de 5 à 10 bougies, joue le rôle d'une résistance et permet de réduire la force du courant à 4, 3, 2 et même 1 volt. De là ce courant est amené aux bornes A′ B′ d'un appareil inducteur. De ces bornes le courant arrive à un marteau interrupteur (M. I.) et de là est conduit dans la bobine inductrice (*b*) fixe sur la tablette. Le courant de cette bobine fait naître un courant dans la bobine induite (*b′*) mobile sur un charriot. Le courant induit est pris par deux fils reliés à deux bornes C′, D′. Le courant positif (C′) va à l'électrode indifférente, le courant négatif (D′) va à l'électrode dentaire. L'électrode indifférente est représentée par une brassière qui s'applique sur l'avant-bras du patient. L'électrode dentaire se compose d'un fil métallique introduit dans une armature de verre, effilée, munie à son extrémité d'une petite ouverture de 1 millimètre de diamètre dans laquelle on a introduit un peu de ouate hydrophile humide. C'est cette extrémité effilée du manchon qui s'applique sur la dent quand on fait passer le courant.

Le charriot sur lequel est monté la bobine induite est relié d'un côté à un écrou qui glisse sur un cylindre muni d'un pas de vis. Ce cylindre est mis en relation avec un moteur qui entraîne le charriot et lui imprime un mouvement uniforme qui a pour résultat une augmentation croissante d'intensité, au fur et à mesure que la bobine b' pénètre dans la bobine b. Le

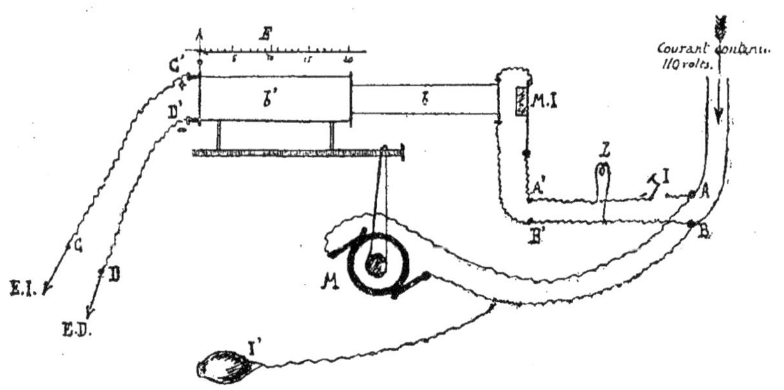

Fig. 11.

Appareil de Cavalié (Figure théorique).

courant qui actionne ce moteur M est pris au moyen d'un circuit dérivé sur le courant continu. Ce courant peut être interrompu par le patient lui-même au moyen d'un interrupteur (I').

Pour procéder à l'expérience, on isole la dent à examiner à l'aide de minces lames de caoutchouc et on place l'électrode dentaire sur la face vestibulaire de la dent en choisissant un point non attaqué par la carie. On fixe l'électrode indifférente au poignet droit ou au poignet gauche suivant qu'il s'agit d'examiner une dent du côté droit ou une dent du côté gauche. On ramène l'aiguille-index de la bobine induite au zéro de l'échelle, on fait passer le courant et on met le moteur en marche.

Grâce au mouvement uniforme de pénétration dans la bobine inductrice que le moteur imprime à la bobine induite, l'intensité du courant augmente progressivement. A un moment donné le patient sent passer le courant ou ressent une douleur. Il presse alors sur l'interrupteur I', le moteur s'arrête ainsi que la bobine induite.

Une simple lecture donnée par la position de l'aiguille sur l'échelle exprime le degré d'intensité du courant qui a été nécessaire pour produire l'impression douloureuse. — Il faut bien entendu faire d'avance une expérience sur la dent homologue si elle est saine ou sur une dent saine de volume approximativement semblable.

Quand on expérimente sur une dent saine, le courant induit est perçu par le patient quand l'index marque :

3 1/2 à 4 divisions s'il s'agit d'une incisive.

4   à 5   —   —   d'une prémolaire.

6   à 7   —   —   d'une molaire.

Le passage du courant donne deux sortes de sensations :

D'abord *une sensation de malaise, de picotement.* C'est ce que *Frohmann* a appelé le *seuil d'excitation.* Cette sensation correspond à une intensité de courant efficace minimum.

Ensuite — à un moment donné de la marche progressive de la bobine induite — une sensation *de douleur.* C'est ce que *Schroeder* appelle le *seuil de la douleur.*

Cette douleur augmente avec la force du courant jusqu'à devenir intolérable. Elle cesse avec la suppression de l'excitation, c'est-à-dire à la rupture du courant.

Seuils d'excitation et seuils de douleur sont généralement séparés de 1 ou 2 degrés, mais ils peuvent se confondre. D'ailleurs il faut toujours tenir compte des susceptibilités individuelles, des tares physiques, de l'état de calcification des dents, etc.

Mais quel doit être l'action du courant induit sur la pulpe malade ?

Les réactions au courant seront *avancées* ou *retardées.*

Les seuils d'excitation ou de douleur vont être atteints plus tôt ou plus tard.

On peut représenter sous forme de tableaux les résultats obtenus :

RÉACTIONS AVANCÉES

	I	II	III
1° Les seuils d'excitation ou de douleur tombent...........	Ensemble ou non	Ensemble ou non	Ensemble ou non
2° Le seuil de la douleur est avancé de.......	1 à 2 degrés	3 à 5 degrés	très avancé
3° Avec la prolongation du passage du courant de même intensité il y a..........	pas d'accroissement de la douleur	douleur aiguë	douleur aiguë
4° Avec augmentation de l'intensité du courant il y a..........	accroissement léger de la douleur	douleur intolérable	douleur intolérable
5° Avec la cessation du courant	la douleur cesse	douleur cesse	la douleur se maintient un certain temps
Il s'agit :...........	d'une *hypérémie* de la pulpe ou d'une *pulpite aiguë superficielle*	d'une *pulpite aiguë partielle*	d'une *pulpite aiguë totale* ou d'une *pulpite aiguë purulente partielle*

RÉACTIONS RETARDÉES

	I	II	III	IV
1° Les seuils d'excitation et de douleur tombent...............	pas ensemble	Ensemble ou non	Ensemble ou non	Ni seuil d'excitation
2° Le seuil de la douleur est retardé de..	2 à 3 degrés	3 à 4 degrés	5 à 7 degrés et plus	Ni seuil de douleur
3° Avec la cessation du courant.............	la douleur persiste *assez* longtemps	la douleur vive persiste *très* longtemps	rien	rien
Il s'agit :...........	d'une *pulpite chronique*	d'une *pulpite aiguë purulente totale*	d'une *pulpite gangreneuse*	d'une *mortification pulpaire*

Ainsi grâce au procédé électrique de *Schroeder* et à l'appareil de *Cavalié*, il devient aisé de savoir exactement quand on peut pratiquer la pulpectomie et quand elle est contre-indiquée. On peut résumer indications et contre-indications dans les deux propositions suivantes :

I. — *On ne devra jamais pratiquer la pulpectomie quand il y aura un retard, si faible soit-il, dans les réactions au courant d'induction.*

II. — *La pulpectomie pourra toujours être effectuée quand les réactions au courant seront avancées et que la douleur disparaîtra immédiatement après la cessation du courant.*

La pulpite partielle étant reconnue, en quoi va consister son traitement? Essentiellement dans l'ablation des parties de la pulpe atteintes et, pour plus de certitude, dans l'*ablation de toute la pulpe coronaire*, opération que nous avons désignée sous le nom de *pulpectomie coronaire* (1). Mais la pulpe est un organe extrêmement sensible et la pulpectomie ne saurait être faite d'emblée. Elle doit être précédée d'une autre opération, la *dévitalisation de la pulpe*, destinée à permettre une pulpectomie indolore. La pulpectomie effectuée laisse à nu au fond de la cavité pulpaire l'extrémité amputée des filets radiculaires sains qu'il faut garantir de toute atteinte ultérieure et transformer en éléments insensibles. Enfin il sera nécessaire, comme dans la carie non pénétrante, de combler la brèche produite par l'instrument tranchant, c'est-à-dire de pratiquer l'obturation de la cavité.

Ainsi compris le traitement de la Pl des molaires ne comprend pas moins de quatre opérations distinctes :

1° La dévitalisation de la pulpe ;

2° L'énucléation de la pulpe coronaire (pulpectomie coronaire) ;

3° Le coiffage des moignons radiculaires ;

4° L'obturation de la cavité.

---

(1) A. BARDEN. — La pulpectomie coronaire. *Rec. Gén. de l'Art Dentaire* août 1906, page 236.

I. — DÉVITALISATION DE LA PULPE

Sous le terme de dévitalisation on décrit trois méthodes de traitement différentes qui permettent, par l'indoloréité qu'elles déterminent, d'intervenir aisément sur la pulpe. La première, à laquelle seule convient le terme de dévitalisation, est basée sur l'action escharrifiante de certains caustiques chimiques ; les deux autres utilisent simplement l'anesthésie momentanée obtenue par l'emploi de la cocaïne ou de la novocaïne dans des conditions particulières. La dévitalisation demande un temps relativement assez long avec le premier procédé ; dans les deux autres elle se produit en quelque sorte séance tenante, d'où la division des méthodes de dévitalisation en méthode médiate et en méthodes immédiates.

1° *Dévitalisation médiate ou dévitalisation arsenicale.* — On a préconisé de nombreuses substances pour la dévitalisation de la pulpe. Mais toutes ont été abandonnées au profit de l'*acide arsénieux* qui est le caustique universellement employé dans ce but. Le principe de la dévitalisation est simple : il suffit de mettre l'escharotique en contact avec le tissu à dévitaliser. Mais étant donné le mode d'action de l'acide arsénieux dont l'application détermine d'abord tous les phénomènes de l'inflammation, en particulier la congestion, la chaleur et la douleur, il est nécessaire de prendre certaines précautions pour diminuer l'intensité des réactions qu'il engendre quand il est appliqué sur une pulpe logée à l'étroit dans une cavité close. Il faut autant que possible *mettre la pulpe à nu* en un point quelconque et, ce qui est mieux encore, recourir à une véritable *saignée de l'organe pulpaire.* La décongestion produite sera souvent suffisante pour tempérer les mauvais effets de l'acide arsénieux.

Un autre grave inconvénient de l'acide arsénieux, c'est sa facile diffusion. En fusant, l'acide arsénieux peut toucher les muqueuses voisines, langue, joue et surtout gencive. Par continuité, il peut léser le ligament alvéolo-dentaire et le tissu

·osseux lui-même. Sur les muqueuses il déterminera des escharres ordinairement sans gravité malgré leur étendue et leur profondeur parfois considérables. Mais sur le ligament alvéolo-dentaire son action est autrement dangereuse. Il l'enflamme et produit une variété de périodontite très douloureuse. Quand enfin il atteint l'os il cause des ravages souvent funestes. Il est hors de doute que l'acide arsénieux agisse avec beaucoup de force sur le tissu osseux. Il détermine une ostéite qui a ce caractère particulier *d'évoluer fatalement vers la nécrose* et de ne se terminer qu'avec l'élimina-

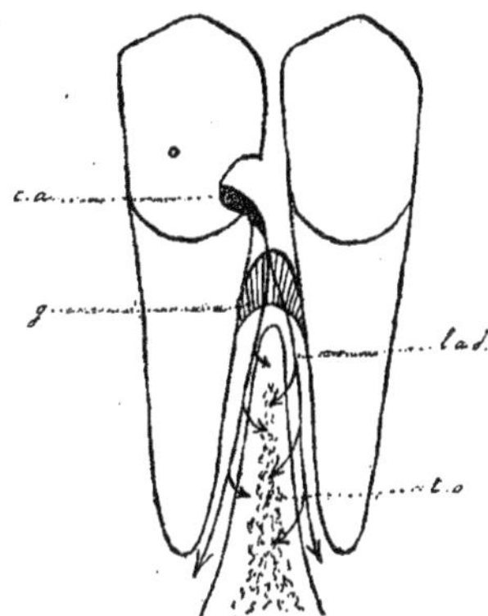

Fig. 12.

Diffusion de l'acide arsénieux dans l'espace interproximal
C a, coton arsenical ; *g*, gencive ; *l a d*, ligament alvéolo-dentaire ; *t o*, tissu osseux.

tion complète de la portion de tissu osseux touché. Cela justifie bien le terme « d'inflammation éliminatrice » par lequel *Gubler* définit le mode d'action particulier de l'acide arsénieux.

Cette diffusion de l'acide arsénieux se produit surtout dans le traitement des caries proximales des molaires et le séquestre éliminé a généralement la forme d'une cloison inter-alvéolaire. En voici la raison. Placé dans une cavité proximale, l'acide arsénieux fuse dans l'espace inter-proximal (fig. 12), atteint la gencive qui le tapisse, les deux portions ligamenteuses des dents contiguës et l'os sous-jacent, qui forme justement la cloison inter-alvéolaire. Le séquestre formé s'élimine très lentement pour l'excellente raison qu'étant beaucoup plus large dans la portion apicale que dans la portion cervicale il ne peut sortir librement qu'au moment où la partie apicale a été détruite par la suppuration. Le séquestre éliminé, les deux racines sont à nu sur leurs faces contiguës dans une cavité profonde dont elles forment deux des parois. Il s'ensuit que les dents sont toujours plus ou moins ébranlées dans leurs alvéoles et cette mobilité anormale persiste tant qu'un tissu osseux de nouvelle formation n'est pas venu combler la brèche produite par l'élimination du séquestre. Il arrive souvent même que la repération ne se produise pas et l'extraction des dents devient nécessaire.

Comment éviter cette diffusion ? D'abord en incorporant l'acide arsénieux dans une pâte très épaisse. On peut employer avec avantage le mélange suivant :

<pre>
Acide arsénieux opaque porphyrisé. . . . ⎫
Stovaïne . . . . ⎬ ââ
Créosote, Q. S. pour pâte ferme   ⎭
</pre>

Mais au lieu de porter directement la pâte dans la cavité, on peut se contenter d'en charger par malaxation une imperceptible particule d'ouate. Avec l'extrémité d'une spatule on roule en boulette ces quelques fibres chargées d'acide arsénieux et on porte la boulette au fond de la cavité, au contact de la pulpe. On la recouvre d'une autre boulette d'ouate sèche pour éviter la compression et on obture délicatement à l'aide de gutta-percha convenablement ramollie.

Dans les cavités proximales on se trouvera bien de l'emploi du procédé suivant (fi. 13). On place d'abord dans l'espace inter-proximal, reposant sur la muqueuse gingivale un petit cordonnet d'ouate chargé de teinture d'iode ou de traumaticine, puis on pratique le pansement arsenical qu'on recouvre d'une boulette d'ouate qui obture la cavité et qui repose sur le cordonnet. Ce petit artifice suffit la plupart du temps à empêcher la diffusion.

Le pansement arsenical doit rester en place vingt-quatre

heures (1). Ce laps de temps est généralement suffisant pour permettre une bonne dévitalisation de la portion coronaire de la pulpe. La dévitalisation arsenicale n'en est pas moins un procédé médiat demandant un intervalle de temps entre l'application de l'escharotique et la pulpectomie. Aussi peut-il être remplacé avantageusement par des procédés qui ont sur la dévitalisation arsénicale l'avantage d'être exempts de tout danger, d'être indolores et de pouvoir être exécutés en quelques minutes, immédiatement avant la pulpectomie.

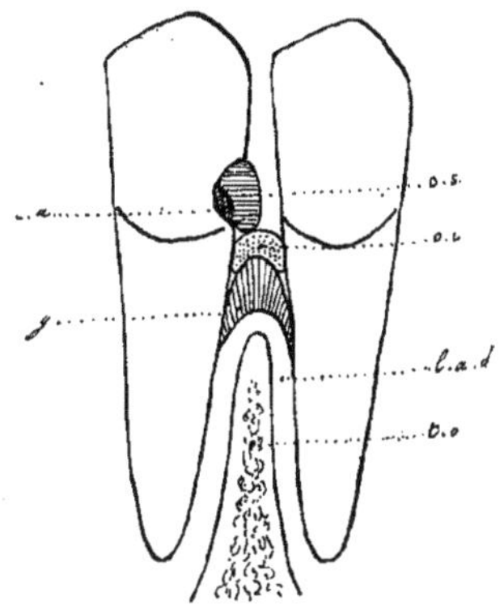

Fig. 13.

C a, coton arsenical ; o s, boulette d'ouate sèche ; o i, ouate à la traumaticine ; g. gencive, l a d, ligament alvéolo dentaire ; t o, tissu osseux.

2° *Dévitalisation immédiate par compression analgésique.* — Elle consiste comme nous l'avons dit, en une véritable anesthésie de la pulpe obtenue à l'aide d'une méthode spéciale, *la compression analgésique.*

Cette méthode a été imaginée en 1898 par *Jaime Losada*, de Madrid. Sa technique est des plus simples.

On débarrasse d'abord la cavité de la plus grande partie de la dentine cariée et avec de grandes précautions on s'efforce de mettre à nu la pulpe ce qui facilitera ultérieurement l'ab-

____

(1) Sans qu'il y ait d'ailleurs danger à le laisser plus longtemps, quoiqu'on en ait dit.

-sorption de la cocaïne par cet organe. Puis, pour empêcher toute irruption de salive au cours de l'opération, on place la digue et l'on assèche soigneusement la cavité. On prépare alors extemporanément à chaud, dans une cupule en porcelaine, une solution staturée de chlorhydrate de cocaïne. Il faut user de la cocaïne largement et mettre 15 à 20 parties de chlorydrate pour 85 à 70 parties d'alcool à 90°. Puis on laisse refroidir de façon à n'employer le liquide ni trop chaud ni trop froid, mais tiède, pour ne point impressionner désagréablement la pulpe. On trempe une boulette d'ouate dans cette solution, on promène cette boulette imbibée à la surface d'un flacon contenant des cristaux de chlorhydrate de cocaïne de façon à ce que un ou deux cristaux adhèrent à la boulette, et l'on porte cette dernière dans la cavité, au contact de la pulpe exposée. On laisse le pansement en place une ou deux minutes dans le but d'obtenir l'anesthésie des couches superficielles de la pulpe. A l'aide d'un fouloir à boule aussi volumineux que le permet la cavité, on introduit un morceau de caoutchouc à vulcaniser ou de gutta percha ramolli à la flamme, qu'on enfonce dans la cavité par de légers mouvements de pression, ce qui refoule contre la pulpe la boulette d'ouate qui se trouvait préalablement à son contact. Le liquide qui l'imbibe ne pouvant refluer en arrière pénètre dans les mailles du parenchyme pulpaire et le baignant de toutes parts détermine l'anesthésie. Cette manœuvre doit être faite avec excessivement de délicatesse et le mouvement de pression doit cesser dès que le patient manifeste un peu de douleur. On attend alors quelques secondes de façon à permettre à la pulpe d'absorber un peu de cocaïne et l'on presse de nouveau. Il arrive qu'il faille changer deux ou trois fois la boulette et procéder chaque fois de même pour la pression qui finit toujours par amener l'anesthésie de la pulpe et permet ainsi d'aborder aisément le second temps de l'opération, l'énucléation de la pulpe coronaire.

3) *Divitalisation immédiate par injection intra-gingivale de novocaine-adrénaline.* — C'est la méthode de choix. Tout ce que nous avons dit à son sujet dans le paragraphe consa-

cré à l'anesthésie dentinaire trouve ici son application et il est inutile d'y revenir.

II. — ENUCLÉATION DE LA PULPE CORONAIRE ET COIFFAGE DES MOIGNONS RADICULAIRES

Sous le nom de *pulpectomie coronaire* on doit comprendre l'énucléation de la pulpe coronaire (pulpectomie proprement dite) suivie du coiffage des moignons radiculaires.

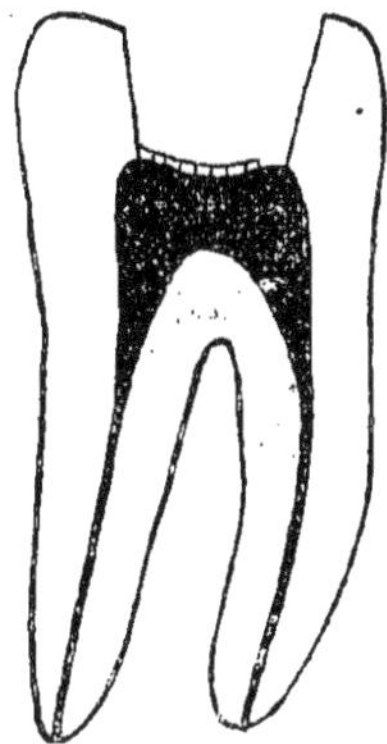

Fig. 14.
Premier temps de la pulpectomie coronaire.
Le curettage de la cavité cariée a été effectuée comme s'il s'agissait d'une carie non pénétrante.

C'est une opération extrêmement simple dans sa technique et excessivement heureuse dans ses résultats. Le principe en a été indiqué dès 1874, par *A. Witzel*. Très en faveur en Allemagne, cette méthode excellente a trouvé peu d'adeptes en France. Cependant, dans ces dernières années, quelques praticiens français, en particulier *M. Roy* (1) et nous-même (2), ont tenté de la réhabiliter auprès de leurs compatriotes dans diverses publications et il faut souhaiter, dans l'intérêt des malades, que cette méthode soit d'ici peu utilisée par tous les praticiens.

----

(1) M. Roy. — Résultats éloignés de l'amputation pulpaire *Odontologie*, 1909.
(2). A. BARDEN. — La pulpectomie coronaire. — *Rev. Gén. de l'A. D.* 1906 et 1910.

La pulpectomie coronaire peut se décomposer en huit temps.

Premier temps. — (Fig. 14). Il consiste dans l'achèvement du curettage de la carie qui avait été commencé, comme nous l'avons vu, pour aider à la dévitalisation arsenicale ou à la compression analgésique et dans la préparation de la cavité selon les règles applicables aux caries *non pénétrantes*. On donne à la cavité sa forme et sa rétention définitives, suivant l'obturation qui doit être faite ultérieurement, *en respectant le plus possible le plafond pulpaire* pour ne pas aller pous-

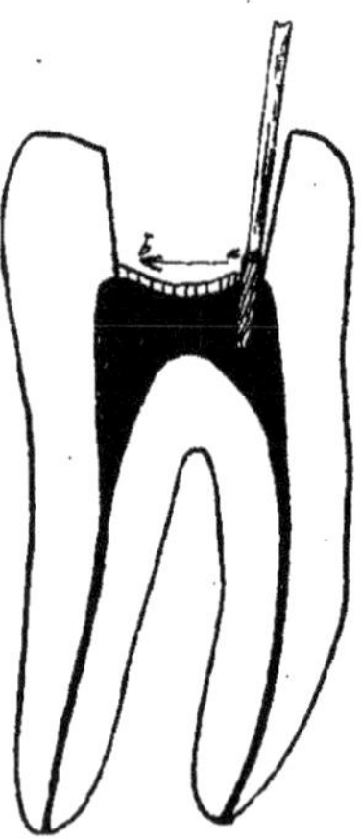

Fig. 15.

3e temps de la pulpectomie coronaire : Effondrement du plafond pulpaire.

ser dans la pulpe des parcelles d'ivoire infecté. On abordera la pulpectomie proprement dite, quand il ne restera plus que du tissu sain, de façon à se trouver dans les meilleures conditions de propreté possibles.

2e temps. — Savonnage de la cavité, destiné à en achever le nettoyage, à l'aide d'une boulette d'ouate imprégnée de mousse de savon de Marseille ou « décapage » à l'aide d'une solution de perborate de soude dans la glycérine (*Siffre*). Cette solution un peu spéciale s'obtient en triturant sur une plaque en verre quelques gouttes de glycérine et la poudre de perborate de soude jusqu'à consistance crémeuse. On porte ce mélange dans lla cavité à l'aide d'une boulette d'ouate que l'on foule en tous sens.

3ᵉ temps. — Avec une fraise à fissure, effondrement du plafond pulpaire, comme l'indique la figure 15. Quand on pratique la pulpectomie, il faut autant que possible se servir de fraises neuves qu'on stérilise en les faisant bouillir pendant dix minutes dans une solution aqueuse de sel marin et en les trempant au moment de s'en servir dans de l'acide phénique ou de la créosote pure.

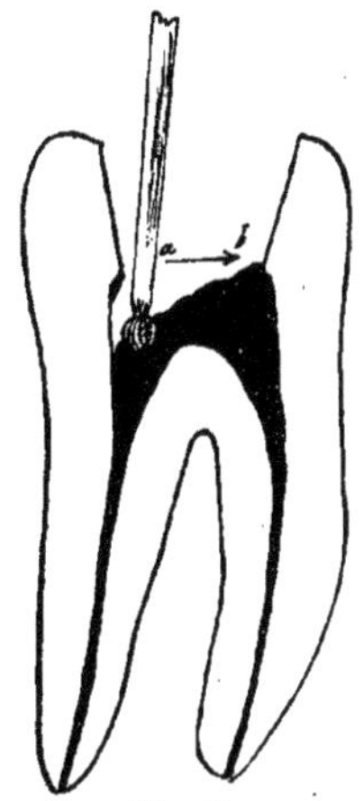

Fig. 16.

4ᵉ temps de la pulpectomie : Enucléation pulpaire proprement dite.

4ᵒ temps. — (Fig. 16). Énucléation proprement dite de la pulpe à l'aide d'une fraise ronde assez grosse et dont le volume doit, pour le moins, être supérieur aux dimensions de l'orifice du plus grand des canaux, de façon à ne point risquer de pénétrer dans ceux-ci. Il faut, en procédant à cette énucléation, se garder d'appuyer, car on s'exposerait à réséquer inutilement des portions de tissu dur, et, ce qui aurait beaucoup plus d'inconvénients, à perforer le plancher de la chambre pulpaire. La fraise doit enlever la pulpe *et rien que la pulpe*. Aussi, a-t-on avantage, quand on n'est pas habitué à manier délicatement la fraise, à employer la curette. C'est d'ailleurs le seul instrument qui permette une énucléation parfaite. Seule, la curette peut aller dans les angles rentrants que forment les cornes pulpaires et dans les portions rétrécies de la chambre au niveau de l'orifice des canaux radiculaires (fig. 17).

5° temps. — Lavages à l'eau bouillie suivis de lavages à l'alcool à 90°. A ce moment, la pulpectomie proprement dite est achevée (fig. 18).

6° temps. — Introduction dans la chambre pulpaire d'une

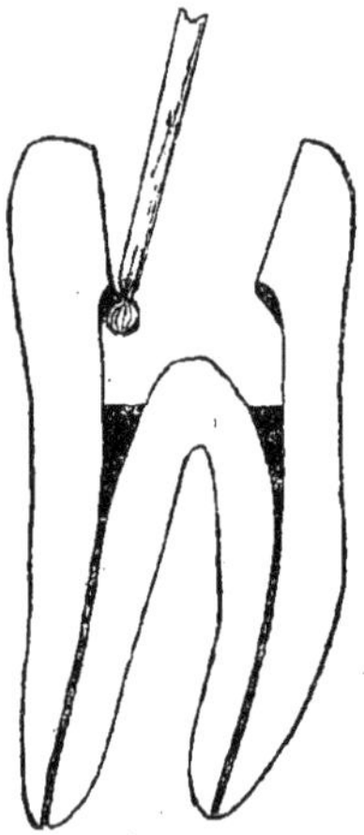

Fig. 17.
La corne pulpaire logée dans un angle rentrant de la chambre ne peut être énuclée à l'aide de la fraise.

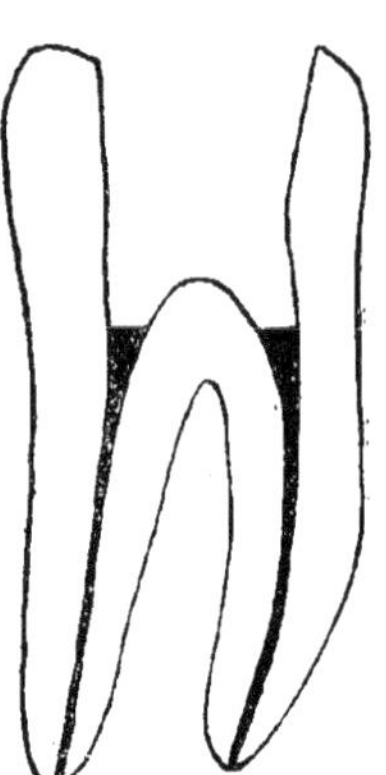

Fig. 18.
La pulpectomie coronaire est effectuée ; les filets radiculaires restent intacts.

boulette d'ouate chargée d'une substance antiseptique quelconque et recouverte d'une boulette d'ouate protectrice.

C'est à ce moment qu'on prépare la pâte destinée à combler la cavité pulpaire. On peut se servir de différentes pâtes. La plus communément employée est la pâte au tanin. Elle se compose de :

Tanin...................... 4 parties
Peroxyde de zinc............. I   »
Stovaïne..................... I   »
Créosote de hêtre ou
Glycérine phéniquée, Q. S. pour pâte épaisse.

Sur une tablette en verre, on fait trois tas inégaux de tanin, de peroxyde de zinc et de stovaïne, et l'on verse deux ou trois gouttes de créosote. On malaxe d'abord ensemble le tanin et la créosote. Le mélange s'obtient par une trituration énergique et donne une masse poissante et difficilement maniable. On ajoute alors à cette masse le peroxyde de zinc. Immédiatement la consistance de la pâte change. D'élastique et de collante qu'elle était, elle devient crèmeuse. Enfin on incorpore la stovaïne. Si la masse est trop molle, avec un excès de créosote, on ajoute du tanin jusqu'à consistance comparable à celle du ciment sur le point de prendre. La pâte ainsi obtenue ne colle pas aux instruments et est beaucoup plus facilement maniable que la pâte classique tanin-créosote.

La valeur médicamenteuse de ce mélange est facile à apprécier. Au *tanin* il doit son action *cicatrisante* qui s'exerce dès l'application au niveau des moignons radiculaires et secondairement son action *momifiante* sur les filets radiculaires.

Au *peroxyde de zinc*, il doit une partie de son pouvoir *antiseptique* qui vient compléter la *créosote*.

A la *stovaine*, enfin, son action *analgésiante*.

Une pâte très facile à manier est celle qu'on obtient en mélangeant, comme nous l'avons montré (1), le tanin et la traumaticine. On verse sur une tablette en verre deux gouttes de traumaticine très chargée en gutta, et on y incorpore le tanin par malaxation. On obtient ainsi une sorte de crème qui durcit à mesure que s'évapore le chloroforme et qu'on introduit au moment convenable.

7ᵉ temps. — Introduction de la pâte à l'aide de fines spatules, par une manœuvre en tout comparable au remplissage d'une boîte de pommade, en évitant le foulement. On égalise ensuite à l'aide d'une boulette d'amadou trempée dans de la poudre de peroxyde de zinc pour éviter aux fibres le contact direct de la pâte qui y adhérerait sans cette précaution, et du même coup on enlève l'excès de créosote. Quand on se sert de traumati-

---

(1) A. *Barden*. — La pâte « tanin-traumaticine » comme pansement permanent dans la pulpectomie coronaire. *Rev. Gén. de l'Art Dentaire*, octobre 1908.

cine-tanin, on peut sans inconvénient laisser les bavures résultant du tassement.

8° temps. — Lavage *délicat* à l'alcool à 90° (sur une minuscule boulette d'amadou), pour enlever l'excès de pâte ou les particules qui ont pu se déposer sur les parois de la cavité à

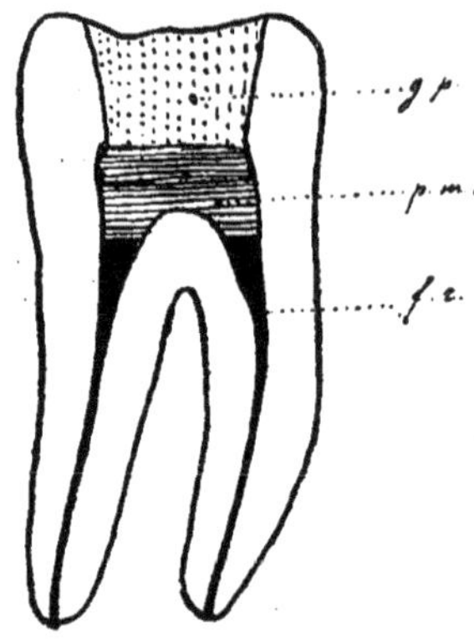

Fig. 19.

La pâte médicamenteuse *p m* est en place au-dessus des moignons radiculaires *f r* et protégée par une couche de gutta-percha *g p* ou de ciment

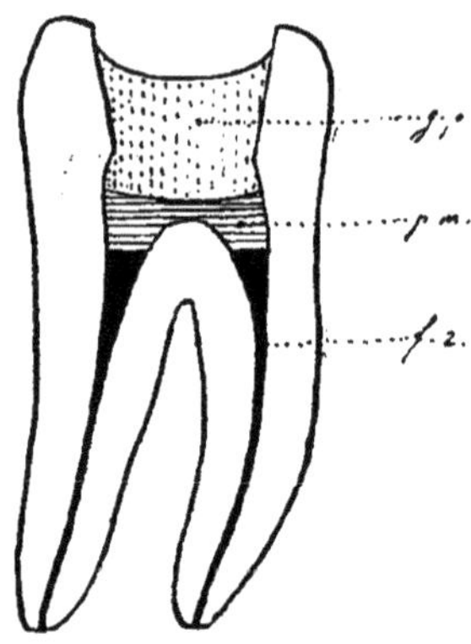

Fig. 20.

Au bout de quelques jours la gutta s'est tassée et a légèrement déprimé la couche de pâte médicamenteuse

obturer. Séchage à l'air chaud. Ce temps se trouve naturellement supprimé quand on emploie la pâte tanin-traumaticine.

9° temps. — Obturation provisoire à la gutta-percha (fig. 19).

III. — OBTURATION DÉFINITIVE DE LA CAVITÉ

Quand huit ou quinze jours après une pulpectomie le patient revient trouver le praticien pour qu'il soit procédé à l'obturation définitive de la cavité, la gutta-percha, employée comme obturation provisoire s'est usée et surtout tassée dans le fond de la cavité (fig. 20). Il en résulte qu'une petite couche de gutta a pénétré dans la portion la plus superficielle de la chambre pulpaire et lui forme un véritable plafond artificiel. Il faut bien se garder, en enlevant l'obturation provisoire, d'aller reti-

-rer cette couche camérale de gutta (fig. 21). Elle isole parfaitement la pâte de la cavité à obturer et empêche qu'elle vienne -souiller la cavité au moment de l'obturation.

Nous n'avons pas à entrer dans les détails de l'obturation. -Cependant, nous ferons remarquer qu'il est bon de ne pas édi-

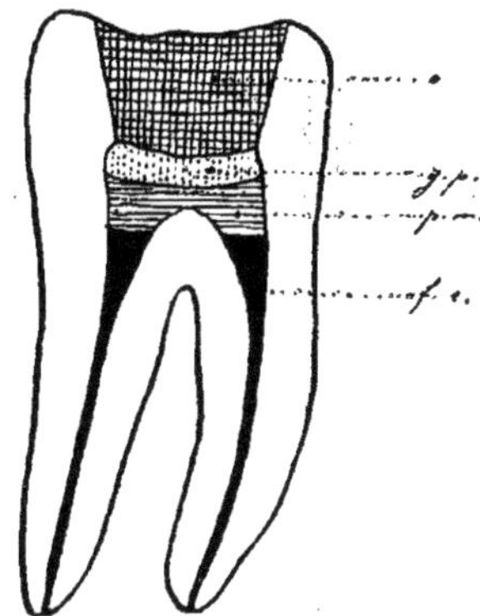

Fig. 21.

La couche de gutta *g p* qui s'est tassée dans la partie supérieure de la chambre pulpaire a été laissée en place et sert de base à l'obturation *0*.

-fier une obturation sur la gutta même, il est préférable de -recouvrir cette dernière d'une légère couche de ciment. Enfin, le succès d'une pulpectomie dépendant de l'herméticité absolue de l'obturation et la possibilité subsistant toujours d'une -infection pulpaire ultérieure par carie nouvelle, on se trouvera bien, chaque fois que les grands délabrements produits par la carie ou l'opération le commanderont, de protéger les dents -ainsi traitées, à l'aide de coiffes métalliques.

IV. — RÉACTIONS CONSÉCUTIVES A L'OPÉRATION DE LA PULPECTOMIE

Il est bon d'être prévenu, pour ne pas avoir à s'en inquiéter, -que l'opération de la pulpectomie s'accompagne *presque toujours* d'une réaction ligamentaire et *quelquefois* d'une réaction pulpaire.

4

1° *Réaction ligamentaire. Périodontite compensatrice* —
Dans les vingt-quatre heures qui suivent l'opération de la pulpectomie, apparaît généralement une périodontite subaiguë,.
Cette périodontite fruste se traduit par une sensation de lour-
deur de l'organe, de gêne, *qui ne va jamais jusqu'à la dou-*
leur vraie. La percussion et la mastication éveillent une légère
douleur qui disparaît instantanément dès que cessent les
actions mécaniques. Cette périodontite subaiguë, en quelque
sorte physiologique, est dûe vraisemblablement à la circulation
compensatrice qui s'établit dans la membrane alvéolo-dentaire
à la suite de l'amputation. Il ne faut pas oublier, en effet, que
c'est un tronc commun qui amène le sang à la pulpe, au périodonte et à l'alvéole. En supprimant la pulpe coronaire, on diminue la capacité du plus important de ces systèmes sanguins,.
et l'afflux du sang, en même quantité, dans le tronc commun,
se traduit par une augmentation passagère du sang dans les
artérioles alvéolaires et surtout périodontiques.

On pourra, si la douleur était un peu vive, meuler légèrement les cuspides de la dent antagoniste, appliquer un peu de teinture d'iode sur la gencive, tout en se souvenant que ces sortes
d'interventions sont surtout destinées à rassurer le malade.
Abandonnée à elle-même, la périodontite cède très rapidement
en deux ou trois jours. Il est rare que sa durée dépasse une
semaine. Le meilleur traitement consiste, la pulpectomie effectuée, à prévenir le malade de cette complication probable.
Averti, le patient supportera alors sans inquiétude cette gêne
articulaire, d'autant mieux qu'il n'aura jamais à endurer de
douleurs proprement dites.

2° *Réaction pulpaire. — Sensibilite au chaud.* — Dans un
certain nombre de cas qui, pour n'être pas de beaucoup aussi
nombreux que ceux où l'on voit apparaître la périodontite ne sont
cependant pas négligeables, le patient se plaint, l'obturation
effectuée, d'avoir conservé de la sensibilité au chaud. C'est au
cours des repas que la malade s'aperçoit de cette action des
températures élevées. Vient-il à boire un liquide chaud, immédiatement il perçoit une douleur, qui cesse d'ailleurs avec l'action de la chaleur, mais qui se reproduit à chaque fois. Cette

persistance de la réaction au chaud ne peut s'expliquer que par la persistance de la vitalité pulpaire. Elle va en effet en s'atténuant avec le temps, et quand elle disparaît c'est que, vraisemblablement, la momification de la pulpe est terminée. Cette sensibilité au chaud peut se maintenir pendant plusieurs semaines, parfois pendant plusieurs mois. Elle n'est jamais très vive et le patient s'y habitue bien. Il n'y a, à proprement parler, rien à faire qu'à attendre que le tanin ait fait son œuvre. Cependant, si les douleurs étaient trop violentes, on en aurait facilement raison en désobturant la cavité et en enlevant le filet buccal des molaires supérieures ou le filet distal des molaires inférieures, qui sont généralement la cause de tout le mal, par la résistance plus grande qu'ils peuvent offrir, en raison de leur calibre, à l'action sclérosante du tanin.

Chapitre IV

THÉRAPEUTIQUE DE LA CARIE PÉNÉTRANTE DU TROISIÈME DEGRÉ

Deuxième Partie

THÉRAPEUTIQUE DE LA P2 DES MOLAIRES
THÉRAPEUTIQUE DE LA P1 ET DE LA P2 DES DENTS UNI-RADICULÉES
LA PULPECTOMIE TOTALE

Il faut entendre par pulpectomie totale une opération consistant dans l'énucléation complète de l'organe pulpaire dans toutes ses parties, portion coronaire et portion radiculaire.

Quans nous avons étudié la pulpectomie coronaire, nous avons vu que l'opération consistait à énucléer simplement une portion de la pulpe, la portion logée dans la chambre pulpaire. Dans la pulpectomie totale, il faut faire suivre cette première opération d'une seconde, qui a pour but l'extirpation des filets radiculaires. En ce qui concerne les dents uni-radiculées où il n'y a pas de séparation anatomique entre la portion coronaire et la portion radiculaire de la pulpe, où ces deux portions ne font qu'une, la première partie de l'opération (pulpectomie coronaire) se trouve naturellement supprimée et c'est d'un seul coup qu'on procède à l'extirpation de la pulpe dans sa totalité.

La pulpectomie totale, comme la pulpectomie coronaire, peut être médiate ou immédiate.

Elle est *médiate* quand l'extirpation totale de la pulpe a été précédée de la dévitalisation arsenicale. Elle est *immédiate* quand cette extirpation a lieu séance tenante, immédiatement après une compression cocaïnique ou une anesthésie novo-cocaïnique.

Il en résulte que la pulpectomie coronaire et la pulpectomie totale ont une série de temps communs. Ce sont :

1° Le curettage superficiel de la cavité cariée ;

2° La dévitalisation arsenicale ou cocaïnique ;

3° Le curettage minutieux de la cavité cariée ;

4° L'énucléation de la pulpe coronaire (molaires seulement).

A ces divers temps, communs à la pulpectomie coronaire et à la pulpectomie totale, il faut en ajouter cinq qui sont propres à la pulpectomie totale. Ce sont :

1° L'extirpation du ou des filets radiculaires ;

2° La dessication et la stérilisation des canaux ;

3° L'obturation d'essai de la cavité cariée.

4° L'obturation des canaux ;

5° L'obturation de la chambre pulpaire ;

6° L'obturation définitive de la cavité cariée.

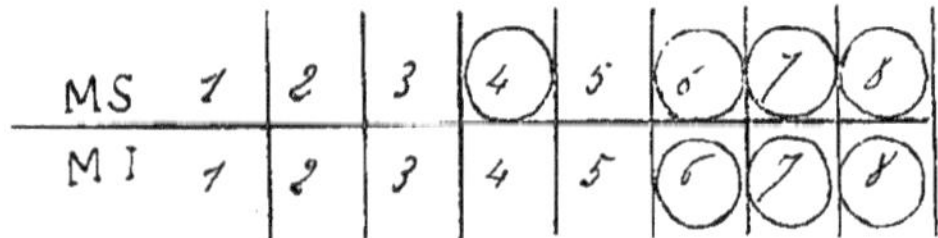

Fig. 22.

Dents uniradiculées et dents multiradiculées. Les chiffres représentant les dents multiradiculées sont entourés d'un cercle.

Nous décrirons successivement ces différents temps de la pulpectomie totale. Mais auparavant, il est nécessaire de donner quelques notions anatomiques indispensables sur le nombre des racines des diverses dents et des canaux qu'elles contiennent, sur la situation de ces canaux, enfin sur le degré d'ouverture nécessaire à une bonne pulpectomie totale.

Au point de vue qui nous occupe, on peut diviser les dents de l'homme en dents *uniradiculées* et dent *multiradiculées* (fig. 22).

Les dents uniradiculées sont au nombre de 18.

Les dents multiradiculées sont au nombre de 14.

Les dents uniradiculées de la mâchoire supérieure sont au nombre de 8, 4 de chaque côté, savoir :

L'incisive centrale,

L'incisive latérale,

La canine,

La deuxième prémolaire.

Les dents uniradiculées de la mâchoire inférieure sont au nombre de 10, 5 de chaque côté, savoir :

L'incisive centrale,

L'incisive latérale,

La canine,

La première prémolaire,

La deuxième prémolaire.

Les dents multiradiculées de la mâchoire supérieure sont au nombre de 8, 4 de chaque côté, savoir :

La première prémolaire,

La première molaire,

La seconde molaire,

La troisième molaire

Les dents multiradiculées de la mâchoire inférieure sont au nombre de 6, 3 de chaque côté, savoir :

La première molaire,

La deuxième molaire,

La troisième molaire.

Le nombre des racines des dents multiradiculées de la mâchoire supérieure, est le suivant :

La première prémolaire supérieure a deux racines :

Une racine buccale (1) (appelée encore palatine ou interne),

Une racine vestibulaire (appelée encore labiale ou externe).

La première et la seconde molaires supérieures ont chacune trois racines :

Une racine buccale,

Une racine vestibulo-mésiale,

Une racine vestibulo-distale.

---

(1) Pour la notation des racines des dents et des faces de leurs couronnes, nous employons de préférence la nomenclature suivante :

Vestibulaire, qui regarde en dehors de l'arcade ;

Buccal, qui regarde en dedans de l'arcade ;

Mésial, tourné du côté de la ligne médiane inter-incisive ;

Distal, tourné du côté opposé à la ligne médiane.

Voir à ce sujet nos différents articles : Nomenclature anglo-américaine ou nomenclature rationnelle en art dentaire. *Rev. Gén. de l'Art dentaire,* mars 1911. et Sens anatomique du mot buccal, *Rev. Gén. de l'Art dentaire,* juin 1911.

Quant à la troisième molaire supérieure, sujette à de grandes variations, lorsqu'elle est bien développée, elle a, comme les autres molaires supérieures, trois racines, mais plus petites et moins écartées. Mais souvent ces racines sont réunies en cône et dans ce cas n'en forment qu'une seule. *(Amoëdo)*.

Le nombre des racines des dents multiradiculées de la mâchoire inférieure est le suivant :

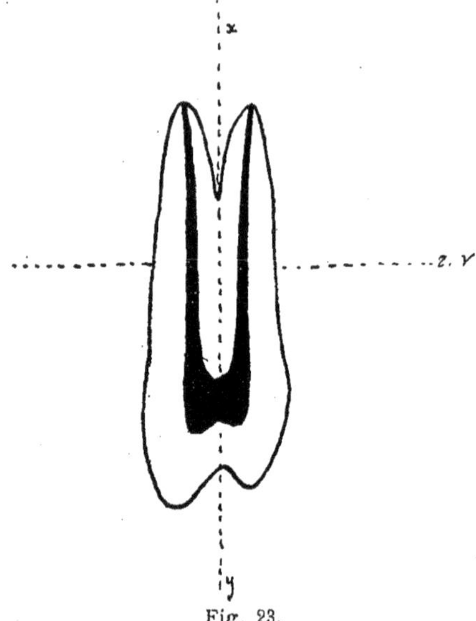

Fig. 23.

Légère obliquité des filets pulpaires d'une prémolaire supérieure d'après la verticale $x\,y$; $r\,b$, racine buccale ; $r\,v$, racine vestibulaire.

La première et la seconde molaire ont chacune deux racines :
Une racine mésiale,
Une racine distale.

La troisième molaire inférieure a tantôt deux racines (mésiale et distale) comme les autres molaires inférieures ; tantôt trois racines (deux mésiales et une distale) ; tantôt quatre racines (deux mésiales et deux distales) ; tantôt deux racines soudées en une seule.

Les dents uniradiculées sont munies d'un *seul canal* radiculaire.

Les dents multiradiculées sont munies *d'au moins autant de canaux qu'elles comptent de racines*. Mais le nombre des canaux, comme nous allons le voir, *peut être supérieur au* nombre des racines.

La première prémolaire supérieure a généralement *deux canaux* :

Un logé dans la racine vestibulaire,

Un logé dans la racine buccale.

Le canal vestibulaire a une direction presque verticale, il est légèrement incliné de bas en haut et de dehors en dedans.

Le canal buccal, presque parallèle au canal vestibulaire, a, par conséquent, une obliquité à peine plus considérable (fig. 23).

Chez l'adulte, les canaux de la première prémolaire sont généralement très fins et de cathétérisme difficile.

A la dent de six ans supérieure on décrit classiquement *trois canaux* :

Un logé dans la racine buccale, relativement volumineux et cylindrique.

Un logé dans la racine vestibulo-mesiale, généralement très fin et aplati.

Un logé dans la racine vestibulo-distal, relativement fin et cylindrique.

Mais elle a souvent *quatre canaux*, comme en témoignent les recherches de *J. Lacroix* (1), qui a trouvé, en chiffres ronds :

4 canaux dans 46 °/₀ des cas,

3 canaux dans 54 °/₀ des cas.

Le quatrième canal, quand il existe, est logé dans la racine vestibulo-mésiale qui possède alors deux canaux. Ce quatrième canal est extrémement tenu, d'accès très difficile, mais il est nécessaire d'être averti de son existence, en somme très fréquente. En cas d'insuccès dans le traitement d'une dent de six ans supérieure, dont on aura vidé trois canaux, *il faudra tou-*

---

(1) La question des canaux radiculaires dans les deux premières séries des grosses molaires. *Bulletin du Syndicat des chirurgiens-dentistes de France,* avril 1908, n° 4, p. 171.

Voir aussi : A. SIFFRE, Le canal dentaire radiculaire. Congrès d'Angers 1903. *Rev. de stomatologie,* juin 1903 ; *Rev. odontologique,* 1ᵉʳ mars 1904.

jours penser au quatrième canal possible et chercher dans cette direction la cause. d'un échec qu'il serait impossible de rapporter à une raison logique.

La deuxième molaire supérieure possède *trois* canaux :

Un logé dans la racine buccale,

Un logé dans la racine vestibulo-mésiale,

Un logé dans la racine vestibulo-distale.

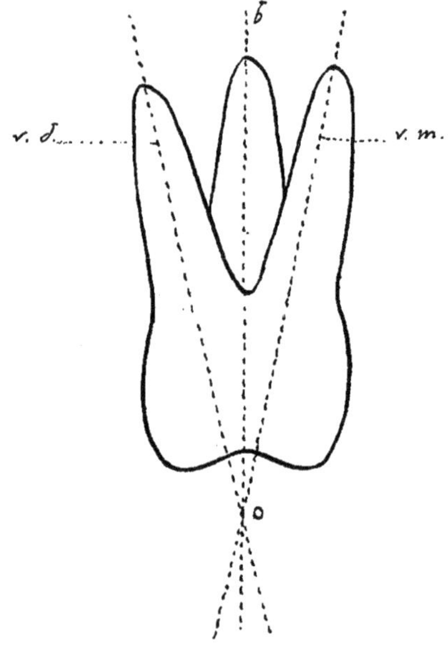

Fig. 24.

Montre la direction des trois canaux d'une molaire supérieure qui, prolongés, forment les arrêtes d'une pyramide triangulaire dont le sommet se trouve un peu au-dessous du niveau de la couronne ; *v m*, canal vestibulo-mésial ; *v d*, canal vestibulo-distal ; *b*, canal buccal.

Ils ont les mêmes caractères de forme et de volume que les canaux de la dent de six ans supérieure.

La seconde molaire peut dans quelques cas posséder un canal supplémentaire logé dans la racine vestibulo-mesiale comme le montre la statistique de *J. Lacroix*, qui a trouvé :

3 canaux dans 78 °/₀ des cas,

4 canaux dans 12 °/₀ des cas.

La direction des canaux est la même pour la première et la deuxième molaire supérieures. Le canal buccal est fortement oblique de bas en haut et de dehors en dedans. Le canal vestibulo-mésial est légèrement oblique de bas en haut et d'arrière en avant ; le canal vestibulo-distal est très oblique de bas en haut, d'avant en arrière et de dehors en dedans (fig. 24).

La dent de six ans inférieure possède généralement *trois canaux* :

Un logé dans la racine distale, relativement volumineux et cylindrique ;

Deux logés dans la racine mésiale, arrondis ou aplatis mais généralement très fins.

Quelquefois, on trouve *quatre canaux*, deux dans la racine mésiale, deux dans la racine distale, comme en témoigne la statistique de *J. Lacroix*, qui a trouvé :

3 canaux dans 75 °/₀ des cas.

4 canaux dans 15 °/₀ des cas.

La dent de douze ans inférieure, peut encore être décrite comme possédant *trois canaux* qui affectent la même disposition que ceux de la dent de six ans, mais elle peut parfois n'en présenter que deux et elle en possède exceptionnellement quatre, toujours d'après *J. Lacroix*, qui a trouvé :

3 canaux dans 62 °/₀ des cas,

2 canaux dans 28 °/₀ des cas,

4 canaux dans 5 °/₀ des cas.

Quant à la dent de sagesse, elle possède suivant son type :

4 canaux (dent à 4 racines).

3 canaux { (dent à 3 racines). (dent à 2 racines).

1 canal (dent à racine unique).

La direction des canaux est la même pour la première et la deuxième molaires inférieures. Le canal distal est franchement dirigé de haut en bas et d'avant en arrière (fig. 25) ; les canaux mésiaux, ont une direction oblique convergente vers l'apex de la racine.

Les canaux s'ouvrent au fond de la chambre pulpaire par des

orifices situés au niveau du plancher de la chambre. La chambre-pulpaire des molaires, affectant une forme prismatique trian-gulaire, les canaux s'ouvrent à chacun des angles de la chambre (triangles de *Black*, fig. 26 et 27). Pour découvrir ces orifices il est donc nécessaire que la chambre pulpaire soit largement

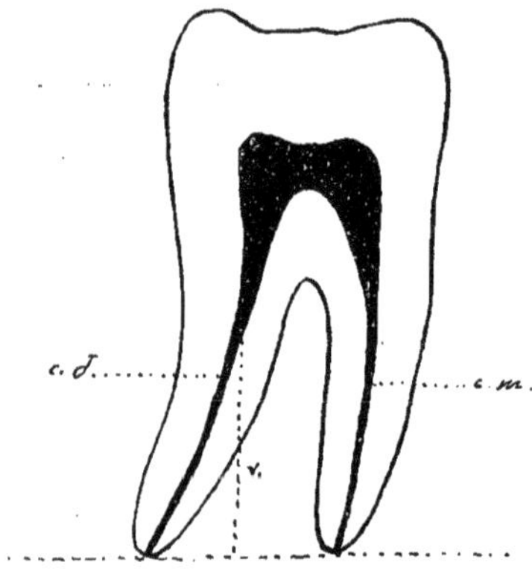

Fig. 25.

Montrant l'obliquité du canal distal, *c d*, par rapport à la verticale *c*.

ouverte et que la portion de la dent qui surplombe cette chambre soit complètement réséquée. C'est à tort qu'on aurait peur de ces larges résections de tissu sain. Elles seules per-mettent d'aborder les canaux, elles seules par conséquent sont suivies de succès. Qu'importe d'ailleurs une grande perte de substance, même saine. N'avons-nous pas à notre disposition, pour réparer les brèches opératoires, une riche variété de matières obturatrices ? Il faut, en effet, que la sonde à canaux puisse prendre la direction du canal à cathétériser directement, sans se couder (fig. 28), sinon dans les mouvements de torsion qu'elle a à effectuer elle ne manquerait pas de se briser plus ou moins profondément. Inconvénient dont la gravité est telle que dans la majorité des cas l'extraction de la dent devient nécessaire.

Malgré de larges résections de tissu, l'éclairage de la cavité pulpaire est quelquefois très difficile à réaliser, par suite la recherche des orifices de certains canaux devient une opération très délicate, parfois même impossible. Cet inconvénient se rencontre principalement dans la recherche des canaux mésiaux des molaires inférieures.

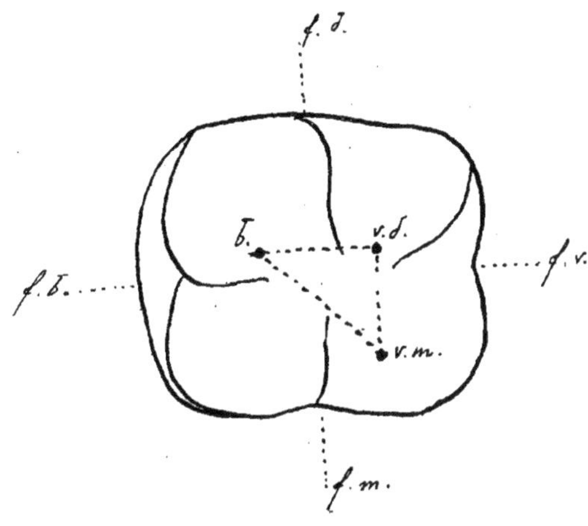

Fig. 26. (1)

Situation du triangle de Black par rapport à la surface coronaire d'une molaire supérieure gauche : *f.v*, face vestibulaire ; *f b*, face buccale ; *f m*, face mésiale ; *f d*, face distale ; *b*, canal buccal ; *v d*, canal vestibulo-distal ; *v m*, canal vestibulo-mésial.

La difficulté qu'on rencontre dans la recherche des canaux vestibulaires des molaires supérieures résulte d'une particularité anatomique propre à ces dents dont la face vestibulaire est oblique de haut en bas et de dehors en dedans. Or, la paroi de la chambre pulpaire correspondant à cette face lui étant parallèle, il en résulte qu'elle est, elle aussi, oblique de haut en bas et de dehors en dedans et que le bord triturant de la paroi vestibulaire de la chambre se trouve dans un plan plus interne que son bord cervical, surplombant celui-ci de plusieurs dizièmes de millimètres. La sonde à canal, introduite vertica-

---

(1) Cette figure, comme la suivante, montre que les chambres pulpaires des molaires sont sensiblement situées dans la moitié mésiale de la dent et expliquent la fréquence des caries pénétrantes du siège mésial par rapport aux caries du siège distal.

lement ou obliquement, vient buter presque inévitablement en
un point situé en dedans de l'orifice des canaux vestibulaires.
et peut, très difficilement, pénétrer dans les canaux mêmes..
Toute la difficulté de la recherche des canaux vestibulaires des.
molaires tenant donc dans l'obliquité de la paroi vestibulaire
(fig. 29), il est nécessaire et légitime de l'abattre. C'est du
moins ce qu'a préconisé *Scheff* dont nous partageons abso--

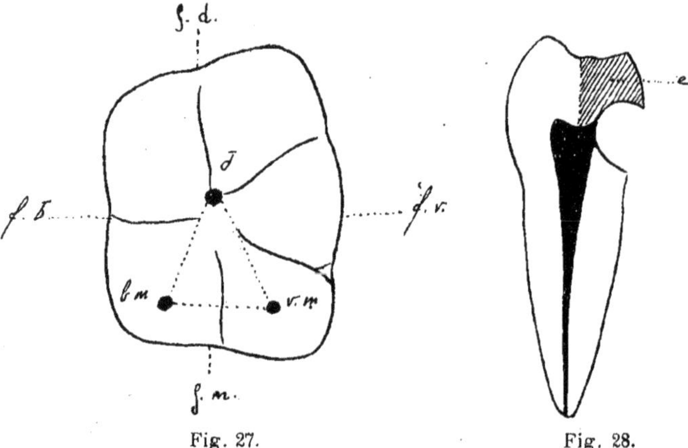

Fig. 27.

Situation du triangle de Black par rapport
à la surface coronaire d'une molaire inférieure gauche : *f d*, face distale ; *d*, canal
distal ; *b m*, canal bucco-mésial ; *v m*, canal
vestibulo-mésial.

Fig. 28.

Portion de tissu à exciser (*e*)·
pour permettre la pénétration
normale de la sonde dans le-
canal radiculaire d'une prémolaire.

lument la manière de voir. Chaque fois que par les manœuvres
ordinaires il n'aura pas été possible de découvrir les canaux, il
faudra reséquer la paroi vestibulaire en partie ou en totalité, en
réservant néanmoins un petit épaulement de la paroi vestibulaire pour la rétention de l'obturation (fig. 30).

Dans la recherche des canaux mésiaux des molaires inférieures, on retirera aussi grand profit de la résection d'une partie de la paroi vestibulaire. Par la brèche vestibulaire il sera en
effet aisé, à l'aide d'un miroir, de réfléchir les rayons lumi-
neux sur la face mésiale qu'il est difficile d'éclairer par d'autres
moyens (fig. 31).

Ces quelques données anatomiques connues et ces principes. généraux établis, on peut aborder en connaissance de cause les diverses opérations dont l'ensemble constitue la pulpectomie totale, c'est-à-dire l'extirpation des filets radiculaires,.

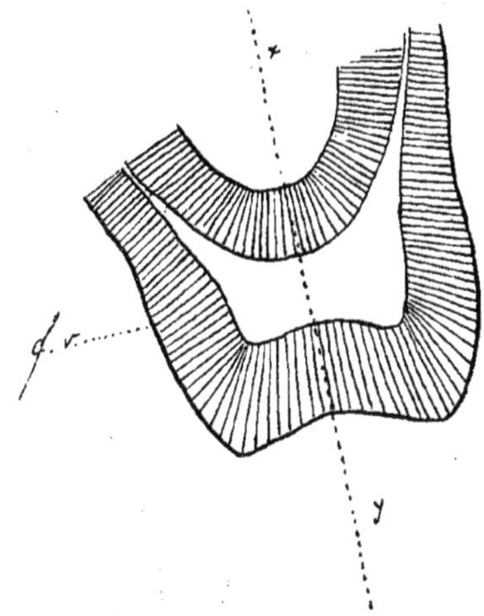

Fig. 29.
Montrant l'obliquité de la paroi vestibulaire *f v* par rapport
à l'axe général de la couronne *x y*.

la dessication et la stérilisation des canaux, l'obturation des canaux, l'obturation du la chambre pulpaire et celle de la cavité cariée.

1. — EXTIRPATION DES FILETS RADICULAIRES

Comme son nom l'indique, cette opération a pour but de vider les canaux de leur contenu, c'est-à-dire d'extraire les filets pulpaires qui s'y trouvent logés. Pour exécuter cette opération le praticien a à sa disposition trois sortes d'instruments :

1° La sonde barbelée ;
2° Le crochet en fil de piano ;
4° La sonde lisse.

Les *sondes barbelées* (fig. 33a) sont des instruments que l'on trouve dans le commerce sous le nom impropre de « tire-nerfs ». Il y en a de différents calibres pour les canaux fins, moyens et gros. Ce sont des instruments extrêmement fragiles. Aussi faut-il dans l'achat des sondes barbelées savoir ne pas regarder à la dépense, prendre la marque qui donne le plus de garanties et dans leur emploi ne leur faire exécuter aucune gymnastique anormale.

Le *crochet en fil de piano* (fig. 33*b*) est un instrument qui ne se trouve pas dans le commerce mais qu'il est facile de fabriquer soi-même. C'est un instrument idéal, car à l'aide de la lime on peut lui donner la forme et le volume qu'on désire et au crochet terminal la courbure nécessaire. La fabrication de

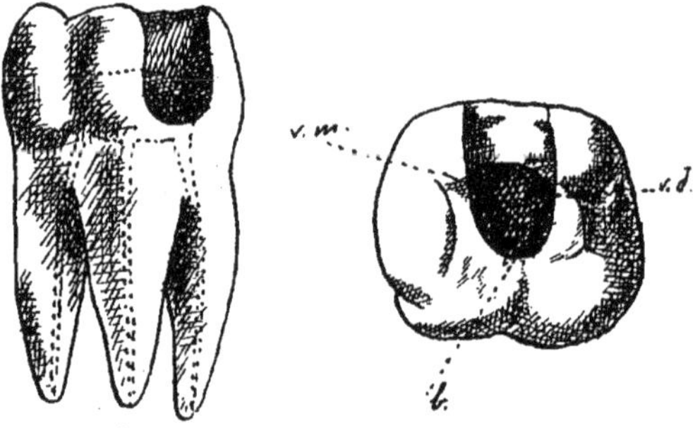

Fig. 30.

Résection de la paroi vestibulaire d'une molaire supérieure (d'après Scheff) :
c, canal buccal; *v m*, canal vestibulo-mésial, *v d*, canal vestibulo-distal.

cet instrument est très simple. On prend un morceau de fil de piano de 4 à 5 centimètres de longueur environ et on le lime sur une longueur de un centimètre et demi. La portion limée doit l'être de telle façon que l'épaisseur de l'instrument aille en décroissant jusqu'à l'extrémité qui doit être très fine. A ce moment on a un instrument qui est l'analogue d'une sonde ordinaire, c'est-à-dire qui se compose d'un manche cylindrique et d'une extrémité effilée en cône. Il ne reste plus alors qu'à recourber en crochet, à l'aide d'une pince très fine, les trois derniers millimètres de la pointe. Cet instrument a d'appréciables qualités. En acier extrêmement souple, il casse rarement quelqu'en soit la finesse. N'étant pas pointu, puisqu'il est en réalité terminé par une anse, il n'a pour ainsi dire aucune chance de traverser le foramen apical et d'aller blesser la membrane alvéolo-dentaire. Enfin son petit crochet extrêmement résistant est très suffisant pour « harponner » la pulpe et la rompre profondément.

La sonde lisse (fig. 32c) (sonde en cuivre, équarrissoir d'horloger) est employée par un certain nombre de praticiens

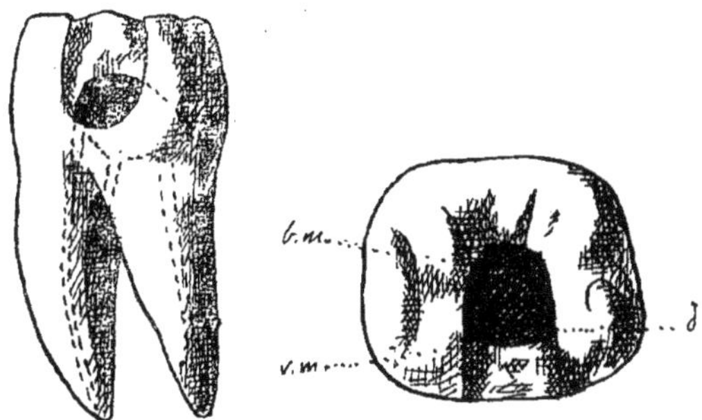

Fig. 31.

Résection de la paroi vestibulaire d'une molaire inférieure gauche (d'après Scheff) : *d*, canal distal ; *b m*, canal bucco-mésial ; *v m*, canal vestibulo-mésial.

qui redoutent les méfaits de la sonde barbelée. A cet effet, quand il s'agit d'un canal de gros ou de moyen calibre, on enroule un peu d'ouate autour de la sonde et on s'en sert à la façon d'une sonde barbelée. Quand les canaux très fins permettent juste l'introduction d'une sonde de petit calibre, on détruit chimiquement le tissu pulpaire à l'aide d'une substance réductrice dont on imprègne l'instrument, par exemple l'acide sulfurique employé selon la technique qui sera décrite pour le traitement de la carie pénétrante du 4ᵉ degré.

Qu'on fasse usage de la sonde barbelée, du crochet en fil de piano ou de la sonde lisse, le principe de l'extirpation est le même. Il faut d'abord, avant toute manœuvre extractive, enfoncer l'instrument le plus profondément possible dans le canal, en ayant bien soin toutefois de ne pas aller traverser l'apex, en cas de foramen largement ouvert. Ensuite, par des mouvements de torsion imprimés à l'instrument dans le sens des aiguilles d'une montre, doucement d'abord, puis de plus en plus vite, on rompt les attaches pulpaires et on retire la pulpe enroulée autour de la broche. Quand l'opération a bien réussi, on voit fréquemment pendre à l'extrémité de la sonde la terminaison minuscule du filet radiculaire, car il est extrêmement rare que la sonde puisse pénétrer jusqu'à la partie la plus reculée d'un canal. Si l'on ne prenait pas la précaution, avant de faire les mouvements de torsion, d'enfoncer la sonde le plus loin possible dans le canal, on romprait le filet pulpaire plus ou moins haut, faisant ainsi une pulpectomie imparfaite, qu'il faudrait compléter ensuite par des manœuvres d'extraction toujours difficiles et souvent insuffisantes.

Malgré cette précaution il arrive parfois que la pulpe vienne en lambeaux surtout dans les pulpites anciennes où le parenchyme est fortement altéré. Aussi certains auteurs conseillent-ils de ne pas procéder à l'extirpation des filets radiculaires immédiatement après une dévitalisation arsenicale ou une compression analgésique. Ils préfèrent essayer par quelque moyen de durcir la pulpe avant son extraction. Dans ce but ils recommandent l'emploi des essences volatiles. Après dessication complète de la cavité cariée, on place dans la chambre pulpaire une boulette d'ouate imbibée d'essence de girofle par exemple et on obture provisoirement à la gutta-percha. L'essence fuse le long du canal, pénètre le tissu pulpaire, le macère plus ou moins, le décolle des parois et rend plus aisée l'extirpation du filet radiculaire. On peut encore se servir, pour durcir la pulpe, du tanin qu'on associe dans une pâte à l'essence de girofle, voire même, avec extrêmement de prudence, de formol-géranié.

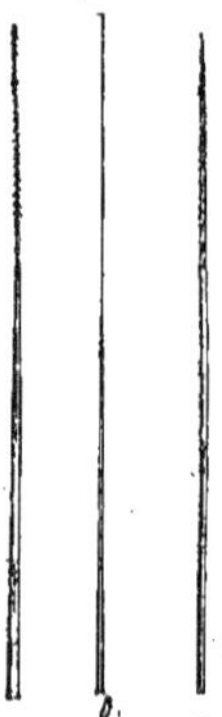

a   b   c
Fig. 32.

Ce procédé de fixation ou de durcissement préalable de la pulpe a d'ailleurs un avantage appréciable. En cas de pulpectomie imparfaite on n'a pour ainsi dire pas à s'occuper des débris radiculaires. Le traitement les aura rendu suffisamment aseptiques pour qu'on n'ait pas à redouter de leur part d'action nocive ultérieure. Néanmoins il faut toujours faire son possible pour arriver à une pulpectomie complète, car le moindre petit débris radiculaire peut être, malgré tout, la source d'accidents douloureux fort désagréables.

II. — DESSICATION ET STÉRILISATION
DES CANAUX

La rupture du paquet vasculo-nerveux pulpaire s'accompagne toujours d'un écoulement de sang plus ou moins abondant. Pour l'arrêter il suffit, dans les cas ordinaires, de passer dans le canal quelques mèches d'ouate imbibées d'eau oxygénée ou d'alcool à 90°. Mais dans certains cas l'écoulement ne se tarit pas et l'on a affaire à une véritable hémorrhagie, très tenace et difficile à arrêter. Les hémostatiques chimiques sont de peu de secours dans ces sortes d'hémorrhagies, du moins s'ils ne sont pas les simples adjuvants de l'hémostase mécanique. C'est en effet la compression continue et prolongée qui est le moyen de choix. Pour l'obtenir, on introduit dans le canal radiculaire une mèche d'ouate volumineuse que l'on foule vers le foramen à l'aide d'un stylet à exploration dont on a émoussé la pointe. Il faut maintenir ainsi le coton tassé au fond de la cavité radiculaire pendant une dizaine de minutes, quelquefois plus, sous peine de voir l'hémorrhagie se reproduire avec autant d'intensité qu'au premier abord.

L'hémorrhagie arrêtée, on nettoie le canal à l'aide de mèches chargées d'eau oxygénée, puis d'alcool pour déshydrater. Enfin on insuffle de l'air chaud en quantité suffisante pour obtenir une dessication parfaite des canaux radiculaires. A cette dessication, il faut joindre la stérilisation des canaux dont les parois ont pu être souillées au cours des manœuvres extractives ou préalablement par les microbes de la pulpe. Les essences très diffusibles et très volatiles sont dans ce cas les meilleurs agents de stérilisation. On pourra employer toutes les essences, en particulier l'essence de canelle de Ceylan et l'essence de girofle dont le pouvoir microbicide est très grand. La stérilisation obtenue, il faudra de nouveau insuffler de l'air chaud dans les canaux afin d'assurer leur siccité absolue.

III. — OBTURATION D'ESSAI DE LA CAVITÉ CARIÉE

C'est immédiatement après la stérilisation et la dessication des canaux que doit être faite l'obturation d'essai. C'est une grosse erreur, c'est un non sens, de faire cette obturation après l'obturation des canaux, car si quelque complication survenait on aurait alors à désobturer les canaux, manœuvre quelquefois très difficile.

En quoi consiste l'obturation d'essai ? Elle peut se faire de deux façons.

On peut d'abord laisser les canaux absolument libres ainsi que la chambre pulpaire et obturer simplement la cavité cariée à la gutta-percha.

On peut encore introduire dans les canaux une mèche d'ouate stérile et obturer ensuite la cavité cariée à la gutta-percha.

Le second procédé est le procédé de choix car la mèche introduite sèche et stérile dans le canal est un miroir fidèle de ce qui s'y est passé pendant la période d'essai. Est-elle colorée quand on la retire, a-t-elle de l'odeur, est-elle souillée de quelque liquide, c'est que le traitement a été imparfait et il faut y remédier. Le premier procédé a pour lui sa commodité, mais il a des inconvénients. Une infection secondaire peut parfaitement se développer insidieusement dans le canal sans déterminer durant la période d'observation qui n'est jamais très longue, huit jours à un mois au maximum, de réaction apparente justement parce que le canal est libre. Au contraire si le canal est obturé à l'aide d'une mèche, l'infection s'étend plus vite du côté du ligament et détermine des réactions vives, précieuses pour le praticien en ce sens qu'elles attirent son attention.

L'obturation d'essai doit rester en place le plus longtemps possible et huit jours au minimum. Si au bout de ce laps de temps la dent n'a pas déterminé de douleur, si les mèches retirées sont propres et sans odeur, si les canaux sont secs, on peut sans crainte procéder aux opérations suivantes : obturations des canaux, de la chambre pulpaire et de la cavité cariée.

Il ne faudrait pas prendre comme signe d'infection la *périodontite subaiguë* qui survient généralement dans les vingt-quatre heures qui suivent une pulpectomie totale, dure de quarante-huit heures à trois jours au plus et disparaît d'elle-même. Cette périodontite subaiguë que nous avons vu être de règle après une pulpectomie coronaire, ne se produit qu'exceptionnellement après la pulpectomie totale. La dent est légèrement allongée, un peu sensible à la pression. Il ne faut nullement s'inquiéter de cette périodontite qui est vraisemblablement une périodontite compensatrice correspondant à la congestion du ligament alvéolo-dentaire par afflux de sang plus considérable dans ses vaisseaux. En face de ce petit incident, il faut bien se garder de désobturer la dent. Il n'y a qu'à faire patienter le malade, qui d'ailleurs souffre fort peu, quitte à agir sur lui psychiquement grâce à une légère révulsion gingivale. Très rapidement toute sensibilité disparaît et tout rentre dans l'ordre.

Mais si cette périodontite subaiguë est bénigne, il est un autre accident de la pulpectomie totale d'une extrême gravité. C'est une *pseudo-odontalgie*, consécutive à la rupture du cordon vasculo-nerveux pulpaire et probablement aussi à la déchirure du ligament au niveau du foramen apical, que nous avons décrite sous le nom de *névralgie péri-apicale* (1). Cet accident survient quelquefois dès que la pulpectomie a été effectuée, d'autres fois seulement plusieurs heures après. Il est caractérisé d'abord par une *odontalgie* violente en tout comparable à celle déterminée par une pulpite aiguë, véritable *rage de dents* avec douleur lancinante, pulsatile. Parfois même la douleur s'irradie à une branche du trijumeau et on a alors une véritable névralgie faciale. Cette odontalgie est très violente, le malade ne peut prendre aucun repos, il est en sueurs et parfois a de la fièvre. La première nuit qui suit l'opération est particulièrement terrible. A cette odontalgie succède au bout de vingt-quatre ou de quarante-huit heures une

---

(1) A BARDEN. La névralgie péri-apicale, *Société Odontologique de France*, octobre 1911.

véritable *périodontite aiguë* avec allongement anormal de la dent, douleur extrême au moindre attouchement.

Cette périodontite, qui ne se traduit par aucun signe gingival (coloration rouge foncée habituelle dans la périodontite bucale) et qui ne suppure jamais, peut subsister avec tout son caractère d'acuité pendant plusieurs jours, parfois même pendant plusieurs mois. Puis brusquement, sans baisse appréciable dans le taux des douleurs annonçant la fin des accidents, la périodontite disparaît. Mais dans la plupart des cas les malades n'ont pu supporter la violence des douleurs ressenties et ont dès l'abord réclamé impérieusement l'extraction de la dent.

C'est que le dentiste est pour ainsi dire sans ressources contre cette périodontalgie. Il faut bien entendu enlever immédiatement l'obturation d'essai et laisser la dent ouverte avec juste une petite boulette d'ouate très lâche dans la cavité cariée pour éviter la pénétration des aliments. On meulera fortement la ou les dents antagonistes, de façon à ce que dans l'occlusion normale la dent malade n'articule pas. Mais on se gardera avant tout d'introduire quoi que ce soit dans le canal. *Toutes les substances quelles qu'elles soient jouent dans ce cas le rôle d'irritants et amènent une recrudescence des douleurs.* De même aucune révulsion sur la gencive ne sera tentée, pas même un léger badigeonnage à la teinture d'iode. Il faudra *tout attendre de la nature* et avoir la sagesse de ne l'aider en rien. Cependant pour calmer l'odontalgie du début on pourra prescrire des anti-névralgiques, le pyramidon en particulier, dont l'action sur les algies du trijumeau est très nette. On ordonnera un gramme de pyramidon en quatre cachets de 0 gr. 25 centigrammes chaque à prendre de demi-heure en demi-heure jusqu'à effet calmant. Il faudra toutefois s'assurer du bon fonctionnement du rein pour éviter les accidents que détermine le pyramidon quand le filtre rénal ne remplit plus parfaitement son rôle. On pourra même chez certains malades, quand les circonstances l'exigeront, faire quelques piqûres de morphine du moins au début de la crise. Il ne faut pas en effet abuser de ce médicament et risquer de voir un malade devenir morphinomane pour une odontalgie.

Dans ce cas le remède serait pire que le mal et il vaudrait bien mieux extraire la dent tout de suite. Néanmoins si l'on a décidé de faire des injections de morphine pendant huit jours par exemple, on injectera :

D'abord 1, puis 2, puis 3 c. c. d'une solution de morphine à 1 o/o soit 1, 2 ou 3 centigrammes d'alcaloïde.

On formulera :

   Chlorhydrate de morphine . . o gr. 05
   Eau de laurier cerise . . . . 5 gr.

De façon à ce que la dose mortelle *minimum* qui est pour un adulte de o gr. o6 ne soit pas atteinte, si le malade venait par hasard à s'injecter en une seule fois toute la solution.

Pour que le malade puisse prendre un peu de repos durant la nuit on prescrira des hypnotiques.

On pourra donner par exemple :

   Sirop de chloral . . . . . . 200 gr.

Prendre chaque jour avant de se coucher deux ou trois cuillerées à bouche de sirop, soit 2 ou 3 gr. de chloral. Le chloral n'agit que quand il est donné à doses massives, c'est-à-dire quand une grande quantité de médicament se trouve à la fois dans l'économie.

La crise passée on traitera le canal qui se sera la plupart du temps infecté secondairemeut selon la technique indiquée plus loin au traitement de la carie pénétrante du 4° degré.

IV. — OBTURATION DES CANAUX

La dent n'ayant donné aucune réaction pendant la période d'essai où les phénomènes pathologiques déterminés étant jugulés, il reste à parfaire le traitement par l'obturation du canal. En effet *dans la carie pénétrante du 3° degré, tout canal radiculaire doit être obturé.*

M. *G. Mahé* (1) en a donné la raison dans une magistrale étude qu'il a consacrée à ce sujet. D'abord la cavité cariée et

---

(1) G. MAHÉ. Technique de l'obturation des canaux. *Revue gén. de l'Art Dentaire*, n° 5. Juillet 1906.

la cavité radiculaire ne font qu'une (fig. 33). Il n'y a donc pas de raison pour obturer l'une sans l'autre ? La cavité radiculaire libre pourrait être souillée par extravasation sanguine issue du foramen apical ou s'infecter par pullulation des germes logés dans les canalicules dentinaires qui s'ouvrent dans le canal radiculaire (exceptionnel dans la carie pénétrante du 3° degré). Enfin l'obturation peut s'effriter, tomber même ; une des parois de la cavité peut céder, la carie peut récidiver. Si le canal est

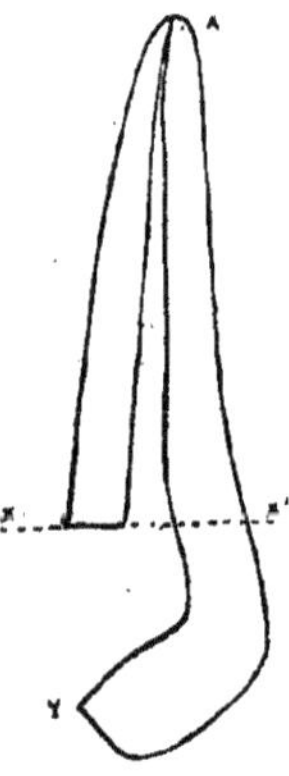

Fig. 33.

(Figure et légende empruntées à G. Mahé). Coupe d'une dent cariée. *X Y A*, cavité à obturer ; *X X'*, ligne séparant la cavité *coronaire* de la cavité *radiculaire*. Cette ligne est *fictive* et aucune limite anatomique réelle ne permet de distinguer dans la cavité deux parties qui seraient à traiter différemment.

resté ouvert une infection se produira qui nécessitera pour le moins un nouveau traitement et parfois même l'extraction de l'organe intéressé, en raison des complications alvéolaires qu'aura pu déterminer la propagation de l'infection canaliculaire.

Pour que l'obturation d'un canal soit parfaite il faut qu'elle soit *effective*, c'est-à-dire qu'elle oblitère le canal dans toute son étendue ; que la matière obturatrice soit *insoluble, inaltérable, stérilisable ;* que l'obturation enfin soit *amovible*, c'est-à-dire permette la réouverture du canal en cas d'infection secondaire ou dans un but prothétique (insertion d'un pivot, rétention d'un bloc en or, etc...).

Bien entendu toutes les précautions seront prises pour que toute l'opération puisse s'effectuer sans crainte d'irruption de salive ceci à l'aide des moyens ordinaires, papier absorbant, rouleaux d'ouate hydrophile, et digue toutes les fois que sa pose sera possible.

Les diverses substances obturatrices qui peuvent être utilisées dans l'obturation des canaux après une pulpectomie totale sont :

1° Les mèches à la traumaticine ;
2° Les cônes en gutta-percha ;
3° Les pointes métalliques.

Les *mèches à la traumaticine* se préparent de la manière suivante :

Il faut d'abord avoir toutes prêtes de petites mèches d'ouate sèche de différentes grosseurs. Ces mèches ont été mises dans de petits tubes stérilisés ensuite à l'autoclave. Au moment de s'en servir on débouche le tube et, à l'aide d'une brucelle stérile très fine, on prend une mèche de la grosseur voulue. On trempe alors cette mèche dans un petit godet où l'on vient de verser quelques gouttes de traumaticine. Puis sans desserrer la brucelle on porte la mèche à l'entrée du canal à obturer et on pousse celle-ci à l'aide d'une sonde lisse (dont la pointe a été rasée) par de petits coups successifs, de façon à ne pas tasser la mèche au fond du canal mais bien à la faire entrer progressivement par petites portions. La mèche en place on fait passer un courant d'air chaud et le chloroforme en excès s'évapore laissant dans le canal une mèche dure imprégnée de gutta-percha.

Les *cônes en gutta* se trouvent dans le commerce en différentes grosseurs. La technique de leur introduction dans le canal est simple. On choisit une pointe du diamètre voulu et sans la chauffer on la porte à l'entrée du canal qui a été humecté au préalable à l'aide de chloroforme. On pousse doucement : « Si pendant l'introduction d'une des pointes on s'aperçoit, au mouvement réflexe de la paupière du malade, qu'elle provoque de la douleur, il faut s'arrêter, puis; après un instant d'attente, pousser de nouveau et, cette fois, sans amener de douleur, car la pointe a été ramollie par le contact de la traumaticine déposée au préalable dans le canal (1). » L'extrémité libre de la pointe qui fait saillie dans la cavité pulpaire est alors tassée à l'aide d'un fouloir à la périphérie de l'orifice radiculaire, de façon à assurer une obturation hermétique.

L'emploi des *pointes métalliques* nécessite quelques précau-

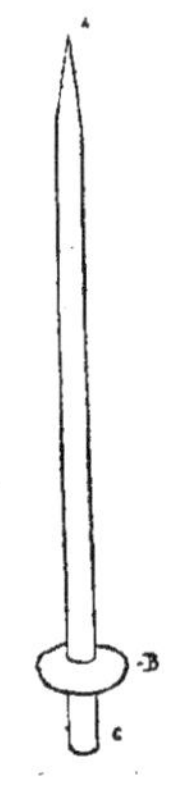

Fig. 34.
Tige métallique avec rondelle B
soudée à la longueur voulue.

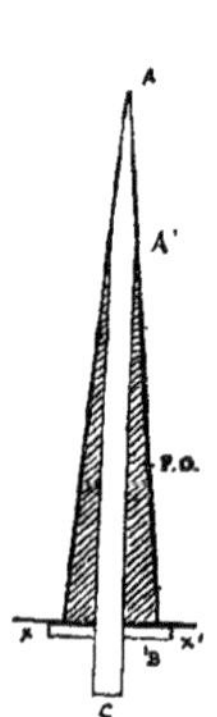

Fig. 35.
La tige obturatrice en place dans le
canal, *p.o.* pâte médicamenteuse.

tions spéciales (fig. 34 et 35 de G. Mahé). « On commence par *repérer exactement* la longueur du canal avec une sonde lisse munie d'un petit curseur en caoutchouc mou. La tige choisie pour l'obturation est *coupée exactement à cette longueur*, il est entendu que cette mesure s'étend de la *rondelle* à l'extrémité opposée. Puis cette extrémité libre est *limée en pointe*. On obtient ainsi une tige avec laquelle on est certain d'*atteindre* et de ne *pas dépasser* le foramen. Le canal est ensuite obturé avec une pâte d'eugénol-oxyde de zinc ; puis la tige saisie avec une pince fine par son extrémité courte en deçà de la rondelle est introduite dans le même canal, fermement pour en attein-

---

(1) O. Amoedo. A propos de l'obturation des canaux radiculaires. *Rec. Gén. de l'Art Dentaire*, n° 9, nov. 1906, p. 338.

dre l'extrémité, et lentement pour laisser refluer l'excès de la pâte médicamenteuse. Par ce procédé, le foramen est exactement obturé par l'extrémité en pointe du fil, l'orifice caméral par la rondelle et les parties intermédiaires par la pâte (1). »

Les divers métaux qui peuvent être employés pour façonner les pointes sont : le platine, l'or, l'argent, l'alliage de platine et d'argent, le cuivre. M. *Siffre* a justement proposé d'utiliser pour l'obturation des canaux les sondes en cuivre du commerce. Après avoir enlevé leur pointe on introduit la sonde dans le canal le plus profondément possible, on la retire ensuite un peu, de façon à pouvoir la couper, sans qu'elle abandonne complètement le canal, à l'aide des ciseaux à couronne. Avec la brucelle on l'enfonce alors dans le canal préalablement rempli de pâte ou de traumaticine. Ce procédé moins sûr, moins mathématique que celui de M. *Mahé*, a cependant pour lui l'avantage de la commodité.

V. — OBTURATION DE LA CHAMBRE PULPAIRE

Les filets radiculaires étant remplis, il reste pour parfaire l'obturation de la cavité radiculo-pulpaire à oblitérer la chambre pulpaire elle-même. La substance de choix pour l'obturation de la cavité pulpaire est la gutta-percha. Si les canaux ont été obturés à la traumaticine, avec des cônes en gutta, elle fait en effet corps avec eux ; s'ils ont été obturés à l'aide de pointes métalliques, elle assure leur fixation en entourant leurs extrémités camérales auxquelles elle adhère fortement. Elle a enfin ce grand avantage d'être facilement maniable et de pouvoir être aisément enlevée le cas échéant.

VI. — OBTURATION DE LA CAVITÉ CARIÉE

Du domaine de la dentisterie opératoire, les règles de l'obturation des dents dévitalisées sont exposées dans les traités spéciaux.

---

(1) G. Mahé. *Loco cit*, p. 215.

Chapitre V

THÉRAPEUTIQUE DE LA CARIE PÉNÉTRANTE DU QUATRIÈME DEGRÉ

La thérapeutique de la carie pénétrante du quatrième degré non compliqué présente une physionomie propre en ce sens que l'intervention porte sur un organe dont la pulpe est complètement détruite, ne se défend plus et ne détermine aucune espèce de réaction. Plus de tissu dur difficile à réséquer en raison de son extrême sensibilité, plus de violentes douleurs à calmer : un organe insensible, dont il s'agit simplement de combattre l'infection afin de prévenir les complications qu'abandonnée à elle-même elle ne manquerait pas de déterminer. Aussi l'intervention est-elle rendue plus aisée parce que le malade ne souffre ni avant ni pendant le traitement. Malgré cela le traitement de la carie pénétrante du quatrième degré est des plus délicats. On saisira d'un coup toute sa complexité par la simple énumération des opérations successives qu'il est nécessaire de mener à bien pour assurer la guérison d'une dent à pulpe infectée, opérations qui sont au nombre de neuf :

1° Curettage de la cavité cariée ;

2° Curettage de la chambre pulpaire ;

3° Stérilisation des canaux ;

4° Obturation d'essai ;

5° Agrandissement des canaux ;

6° Obturation des canaux ;

7° Blanchiment de la couronne ;

8° Obturation de la chambre pulpaire ;

9° Obturation définitive de la cavité cariée.

I. — CURETTAGE DE LA CAVITÉ CARIÉE

La même règle qui préside au traitement de la carie pénétrante du troisième degré s'applique à la carie pénétrante du quatrième degré : il ne faut pas aborder la chambre pulpaire avant d'avoir parfaitement curetté et resequé, à la curette et à la fraise, non seulement le tissu ramolli, mais encore les portions de tissu dur dont la coloration foncée indique l'atteinte profonde. Il faut ensuite préparer la cavité en vue du travail de reconstruction définitif et procéder à la rétention nécessaire pour assurer l'ancrage parfait de l'obturation à exécuter ultérieurement.

II. — CURETTAGE DE LA CHAMBRE PULPAIRE

Dans une carie pénétrante du quatrième degré, la chambre pulpaire est généralement remplie de débris de toutes sortes : parcelles alimentaires, fragments d'ivoire ramolli détachés des parois de la cavité cariée, liquides physiologiques ou pathologiques, buccaux ou canaliculaires, le tout dans un état de fermentation et de putréfaction plus ou moins prononcé, selon la plus ou moins grande ancienneté des lésions, la qualité ou la virulence des micro-organismes. Il faut à l'aide de la curette enlever ce magna et parfaire le nettoyage au moyen d'irrigations d'eau distillée ou d'une solution antiseptique faible (acide phénique au 1/1000, eau oxygénée à 2 volumes).

Ces manœuvres suffisent la plupart du temps à assurer la toilette de la chambre pulpaire, du moins quand les parois camérales sont intactes. Il n'en est pas toujours ainsi, parfois la carie a plus ou moins envahi les parois de la chambre pulpaire, creusant dans leur épaisseur des cryptes enfractueuses, véritables diverticules de la cavité primitive (fig. 36). Il faut curetter ces cavités secondaires avec une grande attention et une grande prudence car, au niveau de certaines dents, les molaires inférieures en particulier, ces cryptes descendent souvent si profondément que fort peu de tissu dur les sépare de la membrane alvéolo-dentaire. On rencontre même parfois une véritable perforation et c'est par ce mécanisme, souvent, que dans la carie abandonnée à elle-même, les racines d'une même dent se séparent restant surmontées chacune de la portion de couronne qui lui correspond et que la mastication finit par fracturer à la longue, le plus généralement au ras de l'alvéole (fig. 37).

La toilette de la cavité pulpaire étant faite, les diverticules curettés quand ils existent, on lave à l'aide d'alcool à 90° et

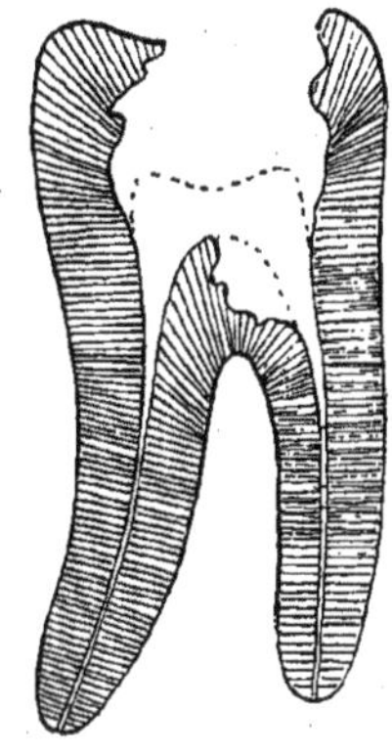

Fig. 36.

Diverticule produit par la carie : Le pointillé indique les limites primitives de la chambre pulpaire.

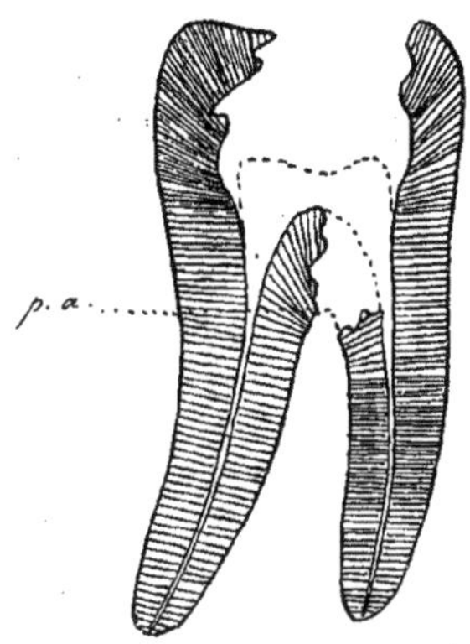

Fig. 37.

Séparation en deux d'une molaire inférieure par carie de la paroi alvéolaire interradiculaire p a Le pointillé indique les limites primitives de la chambre pulpaire et de la paroi inter-radiculaire.

l'on sèche au moyen d'un courant d'air chaud longtemps prolongé. Cette dessication permet, la propreté de la cavité pulpaire aidant, de voir, par contraste, les orifices canaliculaires qui se présentent aux angles du plancher caméral sous la forme de *points noirs*, leur lumière étant généralement obstruée par des détritus fortement colorés.

Ces deux opérations, curettage de la cavité cariée et curettage de la chambre pulpaire occupent généralement la première séance du traitement. Il est en effet sage quand on intervient sur une dent pour une carie pénétrante du quatrième degré de ne pas précipiter les divers temps du traitement et de procéder au contraire par étapes successives. C'est le meilleur moyen d'éviter les complications qui peuvent survenir quand on intervient intempestivement sur un canal radiculaire. On mettra dans la chambre pulpaire un pansement antiseptique destiné à la fois à combattre les mauvaises odeurs que dégagent les cavités cariées dans les cas d'infection pulpaire et à diminuer la virulence des micro-organismes inclus dans les canaux. Pour ce pansement, on utilisera la créosote, l'acide phénique, les essences, ou mieux encore le formol-géranié, le tricrésol-formol. On recouvrira selon les cas la petite boulette d'ouate imbibée de substance choisie de gutta-percha ou d'un tampon obturateur (coton chargé de résine, de collodion, de collodion-tanin, de traumaticine).

III. — STERILISATION DES CANAUX

La cavité cariée et la chambre pulpaire étant parfaitement propres, on peut aborder le traitement des canaux. La stérilisation d'un canal comprend :

1° Son nettoyage mécanique ;

2° Son nettoyage chimique ou stérilisation proprement dite ;

3° Sa dessication.

1° *Nettoyage mécanique des canaux.* — Le nettoyage mécanique est le premier temps de la stérilisation d'un canal. C'est aussi le plus important et le plus délicat. Il faut d'abord se rendre compte de la longueur du canal à soigner en en pratiquant le cathétérisme à l'aide d'une sonde fine. Ce cathétérisme doit être fait avec beaucoup de précautions. La sonde doit être poussée lentement et progressivement dans la direction de l'apex. Les efforts de l'opérateur doivent tendre à ne pas traverser le foramen, c'est-à-dire à savoir arrêter le cathétérisme quand l'extrémité de la sonde rencontre une résistance sérieuse, ce qui arrive inévitablement dans un canal normal à foramen rétréci. Ceci fait, à l'aide d'un crochet en fil de piano ou à l'aide de vieilles sondes barbelées préalablement flambées à l'alcool, on retire les particules qui remplissent le

canal par de petits mouvements de grattage effectués de haut
en bas (dents supérieures) ou de bas en haut (dents inférieures),
c'est-à-dire en tirant et non en poussant, pour éviter de refouler quelque débris infecté, par le foramen, au delà de l'apex.
Cette manœuvre sera continuée sans répit, jusqu'à ce que les
barbes de l'instrument ne ramènent plus de particules.

2° *Stérilisation des canaux.* — A ce moment on peut aborder le nettoyage chimique du canal ou stérilisation proprement dite. Cette stérilisation a pour agents des substances antiseptiques que l'on porte dans les canaux au moyen de sondes
spéciales. Si le canal est étroit on se contente de tremper l'instrument dans le liquide antiseptique et de le porter dans le canal ; si le canal est suffisamment large, on enroule autour de la
sonde un peu d'ouate que l'on imbibe ensuite en la trempant
dans la solution choisie.

Toutes les substances antiseptiques ont été préconisées pour
le traitement des infections canaliculaires. Nous nous conten-
terons de signaler les plus universellement employées, en dé-
crivant, s'il y a lieu, la technique spéciale de leur emploi. Ces
diverses substances sont :

1° Les essences ;
2° L'eau oxygénée ;
3° Le perhydrol ;
4° Le perborate de soude ;
5° L'acide sulfurique ;
6° Le tricrésol-formol.

a) *Essences.* — Les essences les plus employées sont l'essence de canelle et l'essence de girofle. Pour utiliser les essences il est nécessaire d'obtenir la parfaite siccité de la cavité
pulpaire et des canaux radiculaires. Cette dessication doit être
poursuivie, à l'aide d'un courant d'air chaud, jusqu'à ce que la
dent s'échauffe elle-même. Plus la siccité sera poussée loin,
mieux les essences se volatiliseront. Car c'est surtout par les
vapeurs qu'elles dégagent que les essences agissent. La dessication obtenue on porte dans le canal, à l'aide d'une sonde,
une mèche imbibée d'essence et on fait passer le courant d'air

chaud ce qui produit un grand dégagement de vapeurs antiseptiques qui pénètrent jusqu'à l'extrémité du canal. On doit prolonger le courant d'air chaud jusqu'à ce que la mèche ne dégage plus de vapeurs et qu'elle sorte sèche. On introduit alors une nouvelle mèche et on fait passer à nouveau le courant d'air chaud. Cette manœuvre est recommencée dix à quinze fois par séance. Puis on laisse dans le canal une mèche chargée d'essence, dans la chambre pulpaire une boulette imbibée elle aussi d'essence, enfin dans la cavité cariée, on place un tampon obturateur. Suivant les cas il est nécessaire d'avoir recours à une série plus ou moins nombreuse de séances de stérilisation.

b). *Substances dégageant de l'oxygène.* — *L'eau oxygénée* est plus en usage encore que les essences. L'eau oxygénée est une dissolution dans l'eau du péroxyde d'hydrogène, dans une proportion telle qu'il y soit contenu 12 volumes d'oxygène.

L'eau oxygénée est très acide. Elle contient en effet souvent de l'acide chlorhydrique, résidu de fabrication et de l'acide sulfurique qu'on y ajoute pour la conserver. C'est une erreur de chercher à neutraliser l'eau oxygénée quand elle est destinée à aseptiser les canaux, *car l'acidité favorise son action antiseptique.* Il est aussi fort judicieux de l'employer *à chaud*, la chaleur aidant au dégagement d'oxygène.

Malheureusement cet excellent agent dont le pouvoir antiseptique est considérable puisqu'il arrête toutes les fermentations est généralement fort mal employé. Aussi ne donne-t-il pas pour cette raison les résultats qu'il procure infailliblement quand on le manie convenablement. C'est en effet un véritable non-sens d'agir comme le font la plupart des opérateurs. Ils passent sans arrêt dans un canal une cinquantaine de mèches chargées d'eau oxygénée et s'imaginent avoir fait quelque chose. Il n'en est rien. L'eau oxygénée agit en effet par *imprégnation.* C'est en restant en contact *pendant longtemps* avec les matières organiques qu'elle agit en déterminant le boursoufflement de la masse par un dégagement de gaz. Quand on désinfecte un canal, il faut donc porter à l'intérieur une mèche chargée d'eau oxygénée, retirer la sonde et laisser le dégagement de gaz se produire par le contact de la mèche avec les matières organiques. A la faveur du boursoufflement de la masse, le gaz va dans tous les coins et recoins du canal assurer la désinfection. Quand il ne se dégage plus de gaz on retire la mèche, qu'on remplace par une autre et ainsi de suite. Entre les séances de désinfection on laisse dans le canal une mèche chargée d'eau oxygénée qu'on protège comme les mèches d'essence.

Au lieu d'employer de l'eau oxygénée à 12 volumes, on peut se servir d'eau oxygénée à 100 volumes. C'est le *perhydrol*. Il dégage par conséquent une quantité beaucoup plus considérable d'oxygène. Mais ce fort dégagement d'oxygène qui augmente son pouvoir antiseptique le rend irritant. Aussi doit-il être manié avec plus de prudence que l'eau oxygénée. On se sert du perhydrol de la même façon que l'eau oxygénée.

Un composé susceptible de dégager de l'oxygène à l'état naissant et d'agir à la fois plus efficacement que l'eau oxygénée, sans avoir les inconvénients du perhydrol, nous est fourni par le *perborate de soude*. C'est *Siffre* qui a employé le premier le perborate de soude pour la stérilisation des canaux. On peut s'en servir mélangé à la glycérine ou dissous dans l'eau. D'où deux méthodes différentes :

Mélange glycérine-perborate de soude. — Procédé de *Siffre* (1).

Après avoir mélangé dans un godet de porcelaine trois à quatre gouttes de glycérine et une pelle à sel de perborate de soude, on triture le tout et on obtient une pâte molle. On charge une sonde de ce mélange et on l'introduit dans le canal. Il se produit alors une effervescence et une mousse abondante s'échappe. On renouvelle ces manœuvres une série de fois, on lave le canal à l'alcool et on laisse à demeure une mèche du mélange dans l'intervalle des séances de stérilisation qui sont très courtes et peu nombreuses.

Solution aqueuse de perborate de soude. — Procédé de M. *Pache* (2).

---

(1) A. Siffre. Les péroxydes et le perborate de soude en chirurgie dentaire. *Rev. Odontologique*, avril 1905, p. 150.
(9) F.-L. Pache. Le perborate de soude. *Revue trimestrielle suisse d'odontologie*, numéro du 15 septembre 1905, p. 217.

On introduit le perborate de soude en poudre dans le canal et on le sature d'eau à l'aide d'une mèche chargée d'eau distillée. Il se produit un dégagement d'oxygène à l'état naissant qui pénètre dans tous les recoins du canal où « se produit une action chimique détruisant les microbes aérobies et anaérobies, une action mécanique qui chasse au dehors les impuretes diverses. La quantité d'oxygène dégagée théoriquement en présence de l'eau par 25 centigrammes de perborate (quantité correspondant à peu près à celle qu'on introduit dans les cavités) soit 2 grammes 4 centigrammes, soit en volume 17 centimètres cubes d'oxygène libre, est égale à 100 centimètres cubes d'eau oxygénée à 17 o/o ». On attend huit ou dix minutes : l'effervescence cesse .et la mousse devient inerte. On recommence deux ou trois fois, on fait une irrigation d'eau oxygénée à 12 volumes, on sèche à l'alcool et à l'air chaud et on obture provisoirement.

c) *Acide sulfurique.* — Ce procédé, on le voit, permet de soigner une dent en une seule séance. Cependant l'agent qui procure la stérilisation la plus rapide des canaux est l'acide *sulfurique.* Mais l'acide sulfurique est un *réducteur puissant,* un *caustique énergique,* partant d'une manipulation délicate. Il ne doit être manié qu'avec l'observation attentive des règles précises que commande son emploi.

Le traitement des canaux par l'acide sulfurique nécessite la *pose de la digue* et l'emploi de *sondes radiculaires spéciales.*

La digue doit être posée *systématiquement* quand on se sert d'acide sulfurique. En dehors du grand avantage que donne son emploi comme barrière de la salive, on prévient grâce à elle les petites brûlures lenticulaires que déterminent les gouttelettes d'acide sulfurique en tombant sur la muqueuse buccale, notamment à la langue.

Pour porter l'acide sulfurique dans les canaux, il faut recourir à des sondes spéciales. Les équarrissoirs en forme de pyramides allongées ou les alésoirs en forme de cônes bien effilés que l'on trouve dans le commerce sont en acier. De ce fait ils ne peuvent servir au transport de l'acide sulfurique ; du moins ils deviennent très rapidement cassants comme du verre. Le seul instrument recommandable est la *sonde lisse en cuivre* très flexible et que l'acide sulfurique ne corrodera pas. Deux godets de porcelaine contiendront les agents chimiques nécessaires au traitement.

Ces agents chimiques sont l'acide sulfurique et l'alcool.

L'acide sulfurique à employer est l'acide sulfurique dit « pur ». Il ne faut pas oublier, en effet, que l'*acide sulfurique normal* de formule SO^4H^2 est un produit *solide*, fondant à 10°. L'acide sulfurique dit pur, au contraire, est un liquide contenant de l'eau. C'est l'acide à 66° (aéromètre de Beaumé) dont la formule est de $SO^4H^2 + {}^1/_{12}H^2O$. Il doit être conservé dans un flacon à eau forte. Au moment de s'en servir, on transvase quelques gouttes du flacon dans le godet à l'aide du bouchon spécial à pipette qui plonge dans le flacon d'acide.

On se servira de préférence d'*alcool à 90°* dont les manipulations diverses : ouverture du flacon, séjour à l'air libre dans le godet au cours du traitement, abaissent rapidement le degré primitif.

La technique la plus simple est celle préconisée par M. *Siffre* (1).

Elle comprend trois temps successifs, successivement renouvelés 50 ou 60 fois par canal :

1° Transport d'acide sulfurique ;

2° Transport d'alcool ;

3° Séchage à l'ouate.

Le transport de l'acide sulfurique se fait quand le canal est peu ouvert à l'aide de la sonde sans ouate, soit plus généralement à l'aide de la sonde qu'on feutre d'ouate selon la méthode ordinaire. On plonge l'extrémité de la sonde ouatée dans l'acide sulfurique et on l'introduit dans le canal, lentement, sans poussée violente. On imprime à la sonde deux ou trois mouvements de torsion et on la retire. Cette manœuvre, quoique faite sans brusquerie, doit être assez vive. autrement l'acide sulfurique attaquant rapidement la cellulose, la sonde

---

(1) A. SIFFRE. La stérilisation des canaux dentaires par l'acide sulfurique pur. Congrès de Montauban, 1902 et *Rev. Odontologique*, février 1903, p. 80,

ressort nette et des particules d'ouate détachées et à demi réduites restent ainsi dans le canal. Pour éviter cet inconvénient (*G. Mahé*), on remplit d'ouate le flacon à acide sulfurique et on verse par dessus l'acide. L'acide se sature ainsi de cellulose et la « digestion » de quantités d'ouate nouvelles devient de moins en moins rapide, si bien que lorsqu'on se sert pour le traitement des canaux d'acide ainsi préparé les mèches ressortent intactes.

Après avoir passé une mèche chargée d'acide sulfurique, on déshydrate le canal à l'aide d'une mèche chargée d'alcool à 90°. Enfin on passe une mèche sèche.

Cette triple manœuvre doit être renouvelée 50, 60 fois et même plus. Le traitement est suffisant quand la mèche d'acide sulfurique ne dégage plus l'odeur caractéristique du sulfhydrate d'ammoniaque qu'il donne au contact des produits putrides ; quand la mèche d'alcool ressort sans trace jaunâtre et quand la mèche sèche imprégnée légèrement par l'alcool en excès présente cette coloration « blanc humide » spéciale au coton mouillé propre.

Le traitement terminé, le canal peut être obturé immédiatement. Cependant il vaut mieux faire une obturation d'essai.

c) *Mélange tricrésol-formol.* — C'est le *tricrésol-formol* employé selon la méthode de *Buckley* (1) qui est le médicament de choix pour le traitement des infections canaliculaires. Il a pour lui sa facilité d'emploi et sa sûreté d'action basée sur la connaissance exacte de la chimie des décompositions pulpaires.

Buckley opère de la façon suivante :

1° Après séchage puis lavage à l'alcool de la cavité pulpaire, on introduit une boulette de coton trempée dans une solution de :

> Tricrésol ⎫
> Formaline ⎰ ââ

---

(1) BUCKLEY, de Chicago. *La chimie de la pulpe décomposée et le traitement de cette maladie et de ses complications.* Congrès de Saint-Louis. Voir aussi sous la signature de *H.-J. Heck-Magonnette*, qui a contribué à faire connaître en France la méthode de *Buckley*, l'article paru dans l'*Odontologie* du 15 juin 1907, p. 501, à la rubrique : *Les médicaments nouveaux*, sous le titre : *Le tricrésol-formol*.

On obture hermétiquement à l'aide de gutta-percha ou d'un ciment spécial, dont la poudre est faite de :

      Sulfate de zinc . . . . .   5 grammes
      Oxyde de zinc . . . . .   12,5 —
Et le liquide de :
      Eau distillée . . . . . .   16 grammes
      Gomme arabique . . . .   1 —
Après solution, ajoutez :
      Sulfite de calcium . . . .   0 gr. 7. Filtrez.

On laisse le pansement sous obturation pendant 24 ou 48 heures ;

2° A la séance suivante, sans sonder les canaux, dont on assure simplement l'ouverture, on place dans la chambre pulpaire un peu de la pâte suivante :

      Oxyde de zinc . . . . .   8 parties
      Sulfate de zinc anhydre . .   2 —
      Tricrésol . . . .   3 —
      Formaline . . . . . .   1 —
      Eugénol . . . .   1 —
      Glycérine. . . . . . .   Q. S. pour pâte
                                         épaisse.

En ce qui nous concerne nous pensons qu'il vaut mieux vider les canaux de leur contenu et nous opérons de la façon suivante :

1° Pansement de la chambre pulpaire selon la méthode de Buckley ;

2° Cathétérisme des canaux, lavage à l'alcool, mèches de tricrésol-formol, obturation hermétique ;

3° Lavage des canaux à l'alcool, dessication parfaite, obturation provisoire ;

4° Obturation des canaux à la pâte de Buckley.

Ce qui fait la valeur du traitement imaginé par *Buckley*, c'est que le mélange tricrésol-formol a le pouvoir de transformer les produits nocifs de la décomposition pulpaire en produits inoffensifs et même antiseptiques. Si nous nous rappelons la structure de la pulpe nous voyons que grosso-modo la pulpe se compose de deux sortes de matières :

1° Des matières azotées ;

2° Des matières ternaires.

Les *matières azotées* sont représentées par des substances *albuminoïdes ;* les *matières ternaires* comprennent les *hydrates de carbone et les graisses.*

Sous l'influence des micro-organismes ces substances complexes se transforment en substances de plus en plus simples. C'est ainsi que les micro-organismes agissant sur les hydrates de carbone déterminent une fermentation dont le résultat est leur transformation en *acide carbonique* et en *acide acétique.*

Sous l'influence de ces acides les matières albuminoïdes se putréfient, c'est-à-dire se transforment en acide *sulfhydrique, putréscine, cadavérine, neuridine.* Enfin par des combinaisons successives, la putréscine, la cadavérine et la neuridine donnent de l'*ammoniaque.*

Ainsi à un moment donné les produits de décomposition pulpaires sont représentés par :

1° De l'eau ;

2° De l'acide sulfhydrique ;

3° De l'ammoniaque ;

4° Des graisses.

Or l'aldéhyde formique :

1° En agissant sur l'acide sulfhydrique donne des composés *inodores* et inoffensifs comme le *soufre* et l'*alcool métylique ;*

2° En se combinant avec l'ammoniaque il forme de l'*urotropine* corps non seulement dépourvu de nocivité, mais encore légèrement antiseptique.

Enfin le tricrésol (mélange en proportions égales de l'orthocrésol du paracrésol et du métacrésol) corps homologue de l'acide phénique, mais dont le pouvoir bactéricide est trois fois plus grand, a la propriété de dissoudre les graisses et de les transformer en *lysol,* qui est un antiseptique des plus actifs.

Ainsi sous l'influence du tricrésol-formol toutes les substances nocives produites par la décomposition pulpaire ont été transformées en substances antiseptiques ou indifférentes.

IV. — OBTURATION D'ESSAI

Quand on juge avoir réalisé parfaitement le nettoyage des canaux, il faut réviser son jugement au moyen d'une obturation d'essai. Pour cela on laisse les canaux absolument libres de toute mèche antiseptique, on les lave à l'alcool et on les assèche. Puis on obture la cavité cariée à l'aide de gutta-percha, en s'efforçant d'obtenir une fermeture hermétique. On laisse cette obturation provisoire en place pendant quinze jours Si à ce moment le malade n'a ressenti aucune douleur, si les canaux sont trouvés en parfait état de propreté, on est en droit de procéder aux opérations suivantes, destinées à assurer la permanence du résultat obtenu par le traitement.

V. — AGRANDISSEMENT DES CANAUX

Il est presque impossible d'obturer certains canaux sans les agrandir. Mais l'agrandissement des canaux est une opération si délicate, si grosse de dangers que quatre-vingt-dix-neuf fois

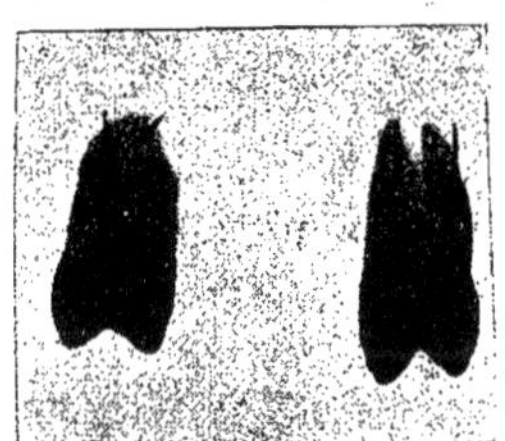

Fig. 38.

(D'après E. Fourquet). Radiographies de la première prémolaire supérieure droite et de la deuxième prémolaire supérieure gauche, montrant l'existence de de faux canaux.

sur cent il serait sage de ne pas la tenter, du moins à l'aide des instruments mûs par le tour, tels que forets rigides ou même flexibles, construits dans ce but. Que de faux canaux (fig. 38), que de perforations n'ont pas causé ces instruments même maniés par des mains expertes et prudentes, sans par-¹er de la rupture du foret bloqué plus ou moins profondément

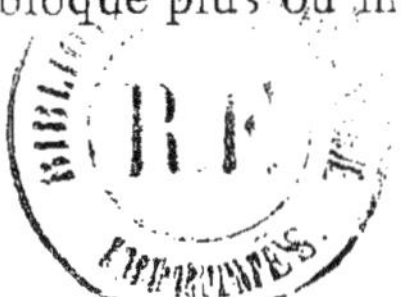

dans le canal ! La seule façon rationnelle et sûre d'agrandir un canal est de combiner l'action chimique de l'acide sulfurique employé à 40 0/0 *(J.-R. Callehan)* ou pur *(Siffre)* avec l'action mécanique d'un instrument mû par la main. A l'aide d'une sonde lisse en cuivre on porte l'acide sulfurique dans le canal, et par des petits mouvements de va et vient on arrive à cathé-tériser les canaux les plus étroits, l'acide sulfurique détruisant les particules agglomérées qui les encombrent et ramollissant quelque peu les parois. Puis on continue l'agrandissement soit au moyen de sondes barbelées dont on se sert comme de limes, soit de la sonde de *Kerr* qui agit à la manière d'une vrille, soit encore d'équarrissoirs à trois pans, dont les angles saillants en râclant les parois des canaux détachent de fins copeaux d'ivoire.

VI. — OBTURATION DES CANAUX

Tous les procédés d'obturation des canaux que nous avons décrits dans le traitement de la carie pénétrante du troisième degré sont utilisables dans la carie pénétrante du quatrième degré. Dans les deux cas on peut se servir de mèches à la traumaticine, de cônes en gutta-percha ou de pointes métalliques. Cependant la plupart des auteurs recommandent pour obturer les canaux dans la carie pénétrante du quatrième degré l'emploi des pâtes antiseptiques. Ces pâtes auraient l'avantage de ne pas permettre une récidive de l'infection dans les canaux dont on n'aurait obtenu qu'imparfaitement la stérilisation. Mais l'emploi de ces pâtes est pour beaucoup de praticiens une cause d'échecs nombreux. Habitués à compter plus sur la vertu de la pâte qu'ils emploient que sur le véritable traitement des canaux, ils négligent ce dernier au grand détriment de leurs patients qui, en définitive, perdent des organes parfaitement conservables avec un peu de soin.

Nombreuses sont les pâtes médicamenteuses en usage.

Nous citerons les plus courantes :

A§ Oxyde de zinc ;
Essence de girofle.

B§ Oxyde de zinc ;
   Eugénol ;
   Iodoforme ou aristol.

C§ Oxyde de zinc ;
   Trioxyméthylène ;
   Essence de girofle.

D§ Oxyde de zinc ;
   Tanin ;
   Créosote.

E§ Oxyde de zinc ;
   Sulfate de zinc anhydre ;
   Tricrésol ;
   Formaline ;
   Eugénol ;
   Glycérine.

Une excellente pâte recommandée par *Ch. Richaume* a pour formule :

Camphre	15	grammes
Hydrate de chloral. . . .	10	—
Salol	3	—
Oxyde de zinc	Q. S. pour pâte molle.	

Les pâtes doivent avoir la consistance crémeuse. Pour les introduire dans les canaux on commence par les charger sur une broche entourée de quelques fibres d'ouate et on en fait pénétrer par cette manœuvre la plus grande quantité possible. Ensuite on remplit la chambre pulpaire de pâte et on la recouvre à l'aide d'une boulette d'ouate ou mieux d'amadou. Avec un fouloir on comprime un morceau de caoutchouc à bourrer ou un fragment de gutta-percha ramollie qui empêche la pâte de refluer en arrière. La pâte pénètre lentement dans le canal et on ne cesse la compression que lorsque le malade accuse une petite douleur. C'est le moment de s'arrêter, la pâte a atteint l'apex.

VII. — BLANCHIMENT DE LA COURONNE

La couronne d'une dent atteinte d'une carie pénétrante du quatrième degré est souvent colorée en brun, en noir, en bleu. Aussi l'esthétique commande-t-elle parfois de remédier à cet inconvénient, de pratiquer ce qu'on appelle le blanchiment de la couronne. Pour réaliser le blanchiment, il s'agit chimiquement de déterminer une réaction entre un composé colorant et une substance susceptible par ses propriétés de changer le groupement des molécules du colorant, ce qui conséquemment entraîne la perte de son attribut caractéristique, la couleur.

Deux sortes d'agents, les oxydants et les réducteurs, sont susceptibles d'agir sur les molécules de la matière colorante.

Les *oxydants* ont la propriété de dégager de l'oxygène à l'état naissant. Ils se combinent avec l'hydrogène du colorant pour former de l'eau.

Les *réducteurs*, au contraire, sont avides d'oxygène. Ils agissent en mettant les molécules d'oxygène des colorants en liberté et forment des dérivés non colorants.

Un grand nombre de substances ont été proposées pour le blanchiment des dents. Parmi les oxydants nous étudierons le chlore et le perhydrol ; parmi les réducteurs le bioxyde de sodium.

a) *Blanchiment par le chlore.* — On place la digue, on lave minutieusement la cavité à l'alcool, on sèche et l'on fait une pâte en mélangeant l'hypochlorite de soude et de l'acide acétique à 50 %. On introduit la pâte à l'aide d'une spatule en bois et l'on recouvre de gutta-percha. On laisse en place 24 ou 48 heures et on lave à l'aide d'un courant d'eau distillée chaude.

b) *Blanchiment par le perhydrol (Kritchwesky)* (1). — Dans la cavité bien sèche on introduit une boulette de coton trempée dans le perhydrol. On insuffle de l'air chaud afin d'aider au dégagement rapide de l'oxygène. Cette manœuvre est répétée dans la même séance une ou plusieurs fois, jusqu'à

---

(1) *Kritchewsky.* — Le perhydrol in Odontologie.

ce que le blanchiment soit obtenu. Mais le perhydrol doit être manié avec précaution, car il est très irritant, brûle les mains et détermine des démangeaisons violentes.

c) *Blanchiment par le bioxyde de sodium.* — On introduit dans la cavité un cristal de bioxyde de sodium qu'on laisse enfermé hermétiquement pendant 24 heures. Ce laps de temps suffit généralement pour obtenir le blanchiment. Mais quelquefois il reste encore un peu de coloration qu'on fait disparaître à l'aide d'un cristal d'*acide oxalique* laissé 24 heures dans la chambre pulpaire hermétiquement obturée. On le retire ensuite et on lave la cavité à l'aide d'irrigations chaudes.

VIII. — OBTURATION DE LA CHAMBRE PULPAIRE

L'obturation de la chambre pulpaire ne doit pas être difficile à enlever. En cas de récidive de l'infection canaliculaire il faut pouvoir aisément aborder les canaux. Aussi les substances dures comme l'or, l'amalgame et même le ciment doivent être absolument proscrites. C'est la gutta-percha qu'il faut employer pour l'obturation de la chambre pulpaire. Bien tassée dans une cavité étroite, à l'abri des contacts mécaniques et chimiques grâce à la fermeture de la cavité, elle réalise une obturation permanente et sûre, tout en restant facilement enlevable par ramollissement obtenu au moyen de la chaleur ou d'un dissolvant, le chloroforme par exemple.

IX. — OBTURATION DÉFINITIVE DE LA CAVITÉ CARIÉE

Les huit opérations que nous venons de décrire constituent à propromont parler la thérapeutique de la carie prénétrante du 4° degré. Il ne reste plus alors pour assurer la permanence du résultat obtenu, la guérison de l'organe malade, qu'à réparer la brèche largement ouverte par la carie et par les manœuvres opératoires successives, en un mot à obturer la cavité. Mais ceci rentre dans le domaine de la dentisterie opératoire et comme dans les autres chapitres nous renvoyons aux traités spéciaux.

GÉNÉRALITÉS SUR LES COMPLICATIONS DE LA CARIE PÉNÉTRANTE DU QUATRIÈME DEGRE

La carie limitée aux différents stades dont nous avons étudié le traitement dans les précédents chapitres est considérée comme non-compliquée bien qu'en fait l'atteinte de la pulpe (3ᵉ degré) ou sa destruction (4ᵉ degré) soient de véritables complications de la carie qui est essentiellement une affection des tissus durs de la dent. Cependant pour les classiques il n'y a pas de complications tant que l'infection reste incluse dans le canal radiculaire, tant qu'elle ne s'extériorise pas. Mais dès que par l'ouverture apicale, l'infection passe du canal radiculaire dans le périodonte (1) les complications apparaissent. Tantôt l'infection détermine simplement l'inflammation du ligament alvéolo-dentaire, c'est-à-dire la *périodontite*, tantôt la prolifération des débris épithéliaux para-dentaires, c'est-à-dire le *kyste alvéolo-dentaire*.

Périodontite et kyste radiculaire, telles sont en effet les deux plus importantes complications de la carie pénétrante du 4ᵉ degré. Ces deux affections méritent également de retenir l'attention : la périodontite en raison de la séquelle de complications qu'elle entraîne souvent et de la gravité de quelques-

---

(1) La membrane alvéolo-dentaire n'étant ni un ligament vrai ni un périoste vrai, mais en réalité un périoste à tissu ligamenteux, ne peut logiquement être nommée ni ligament ni périoste alvéolo-dentaire, et l'inflammation de cette membrane ni arthrite ni périostite alvéolo-dentaire. On pourrait avec beaucoup de raison, comme le propose P. F. Gires (*Revue de Stomatologie*, juillet 1901, à propos de la communication de *Ferrier et Robin* sur *la nature de la membrane alvéolo-dentaire*), appeler cette membrane *péricément* et dire *péricēmentite*. Cependant nous préférons employer le mot *périodonte* auquel on est déjà un peu habitué depuis plus de quarante ans que *Coleman* l'a proposé et dire *périodontite*.

unes d'entre elles ; le kyste radiculaire rarement suivi de complications sérieuses, mais provoquant fréquemment la perte de la dent sur laquelle il est implanté.

Les trois formes de périodontite que distingue nettement la clinique sont :

1° La périodontite aiguë simple ;
2° La périodontite aiguë suppurée ;
3° La périodontite chronique.

La périodontite aiguë simple est caractérisée par une congestion intense du ligament qui augmente de volume et fait légèrement saillir la dent hors de son alvéole (sensation d'allongement, dent molle, caoutchoutée). Les chocs masticatoires, la percussion exercée dans le sens du grand axe de la dent provoquent une vive douleur. Son sourd à la percussion.

La périondontite aiguë suppurée succède généralement à la périondontite aiguë simple. La membrane alvéolo-dentaire suppure, se détruit dans une plus ou moins grande partie, la suppuration s'étend au tissu osseux alvéolaire qui se nécrose et le pus s'écoule par le canal radiculaire quand il est libre, mais le plus généralement après s'être collecté, il s'échappe au dehors par une fistule. La dent est très mobile, la mastication impossible et la percussion très douloureuse.

Mais la terminaison générale, presque fatale, de la périodontite aiguë ou d'une série de périodontites aiguës est la *périodontite chronique du sommet*. Cette périodontite est caractérisée par l'épaississement considérable de la membrane alvéolo-dentaire (épaississement pouvant atteindre un demicentimètre) qui suppure, nécrose l'apex dont le foramen largement ouvert baigne dans le pus. Ici peu de douleurs sauf quand une poussée aiguë de périodontite vient donner un coup de fouet à l'infection latente.

C'est par ses complications que la périodontite est intéressante. Les plus fréquentes sont la fluxion, les abcès, les fistules, les adénites, les adéno-phlegmons, le trismus.

La *fluxion* accompagne quelquefois la périodontite aiguë simple et habituellement la périodontite aiguë suppurée et la périodontite chronique. L'inflammation du ligament se propage aux différents tissus entourant l'articulation, gencive, périoste osseux, joue, qui augmentent de volume par infiltration de sérosité dans leur tissu cellulaire. La fluxion évolue en quelques jours (de 48 heures à 8 jours) pour se terminer :

1° Soit par *résolution* ce qui n'est pas rare dans la périodontite aiguë simple ;

2° Soit par *phlegmon diffus* ce qui est heureusement exceptionnel ;

3° Soit par *phlegmon circonscrit*, ce qui est général dans la périodontite aiguë suppurée et dans les poussées aiguës de périodontite chronique.

La résolution c'est la guérison naturelle de la fluxion, elle n'intéresse donc que médiocrement le thérapeute. Le phlegmon diffus qui est très grave puisqu'il emporte souvent les malades doit être connu du dentiste qui aura parfois à le diagnostiquer et qui n'interviendra que pour prévenir le malade du danger qu'il court et pour réclamer l'aide de la grande chirurgie. Il n'en est pas de même pour le *phlegmon circonscrit* pour l'*abcès dentaire* au sujet dnquel le praticien sera journellement consulté.

On appelle abcès d'après la définition classique : « une suppuration collectée, bien limitée, généralement entourée d'une membrane *pyogène* (1) » Les suppurations causées par les caries pénétrantes du quatrième degré représentent le type même du phlegmon circonscrit, de l'abcès chaud. L'abcès dentaire se produit de la façon suivante. La membrane alvéolodentaire suppure et par continuité enflamme l'os qui se nécrose et suppure à son tour. La suppuration creuse dans l'os une cavité bien limitée *(abcès intra-osseux, abcès borgne)* qui s'agrandit au fur et à mesure que la nécrose périphérique gagne du terrain (fig. 39).

A un certain moment la paroi alvéolaire se perfore et le pus s'échappant par l'orifice ainsi formé soulève le périoste osseux et se collecte au-dessous de lui formant une tumeur très limitée, dure, arrondie, pouvant en imposer pour une tumeur os-

---

(1) H. Roger. Introduction à l'étude de la médecine, 2ᵉ édit., Ch. XIV, p. 330.

seuse *(abcès sous-périostal, abcès en bouton de chemise de Velpeau)* (fig 40). Enfin le périoste distendu par le pus finit par céder en un point. Par cette déchirure le pus vient se collecter sous la gencive tandis que le périoste s'affaisse sur l'os

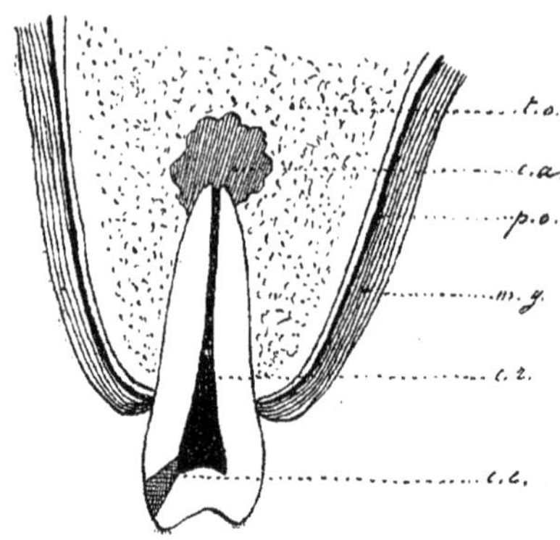

Fig. 39.

Abcès borgne. — *t. o.* tissu osseux, *p. o.* périoste osseux, *m. g* muqueuse gingivale, *c. c.* cavité cariée, *c. r.* canal radiculaire; *c. a.* cavité abcèdaire.

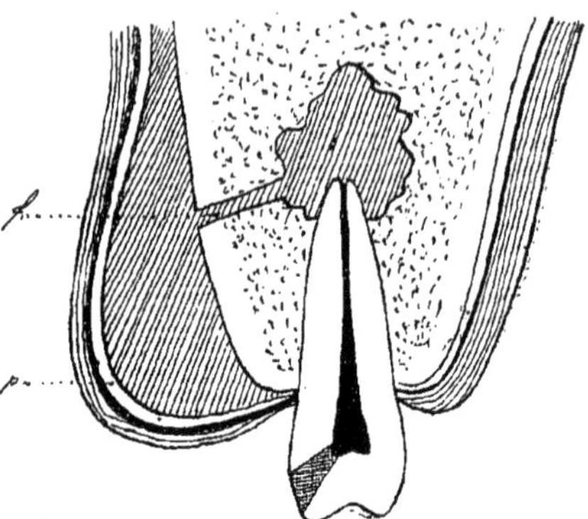

Fig. 40.

Abcès sous-périosté. — *f.* fistule osseuse, *p.* périoste soulevé par la collection purulente.

(abcès sus-périostal, abcès sous-gingival). On a alors une tuméfaction très limitée, mais très dépressible, à fluctuation nette (fig. 41).

L'abcès au lieu de se collecter sous la gencive, ce qui est fréquent, peut évoluer du côté du sillon gingival, ou du côté de la peau. Aussi au point de vue de leur siège peut-on classer les abcès en :

1° Abcès de la gencive (très fréquent) ;
2° Abcès vestibulaire (fréquent) ;
3° Abcès palatin (assez fréquent) ;
4° Abcès lingual (très rare) ;
5° Abcès cutané (assez fréquent) ;
6° Abcès vestibulo-palatin
7° Abcès vestibulo-lingual   ou abcès doubles.
8° Abcès vestibulo-cutané

Mais une fois le pus collecté tout n'est pas fini et l'évolution n'est pas terminée. Dans quelques cas excessivement rares (petits abcès) le pus est résorbé et la guérison survient naturellement. Dans la grande majorité des cas, au contraire, l'abcès s'ouvre et le pus se répand au dehors. En d'autres termes l'abcès se termine par *fistulisation*. Les

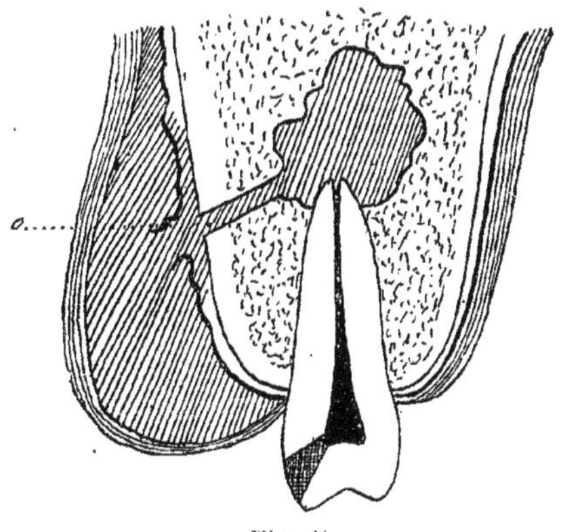

Fig 4l

Abcès sous muqueux. o, point où s'est rompu le périoste très tendu par le pus qui est alors venu se collecter sous la gencive à la faveur de la déchirure périostée.

fistules dentaires sont des conduits morbides étroits et tortueux qui déversent à l'extérieur (peau, muqueuse) le pus d'un abcès. Elles s'ouvrent tantôt à proximité de l'abcès qui leur a donné naissance, en regard de la dent causale, tantôt au contraire assez loin du siège de la collection purulente. C'est ainsi que l'on peut voir le pus d'un abcès causé par la carie pénétrante de la dent de sagesse inférieure s'ouvrir en avant, dans la région des prémolaires ; d'autres fois le pus d'un abcès de la mâchoire supérieure, descendant à l'aide d'un trajet fistuleux dans le tissu cellulaire de la joue, vient s'ouvrir dans le sillon gingival inférieur *(fistule circulaire)* (fig. 42) ; enfin certaines fistules cutanées causées par des abcès d'origine dentaire ont un trajet excessivement long et peuvent s'ouvrir par un ou plusieurs orifices, au-dessous de la clavicule par exemple (fig. 43).

Quand les fistules se trouvent dans le voisinage des dents

qui leur ont donné naissance on peut assez facilement en reconnaître la provenance.

Ainsi, en général, les fistules des *incisives supérieures* s'ouvrent autour des ailes du nez, dans les fosses nasales, au palais.

Les fistules des *canines* dans le voisinage des ailes du nez, dans le sillon naso-génien.

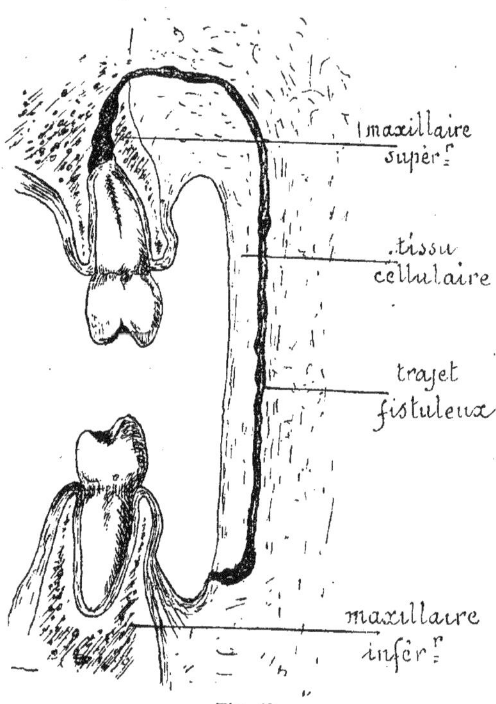

Fig. 42

Fistule circulaire. (Figure empruntée à Frey et Lemerle, *in-Pathologie de la bouche et des dents.*

Les fistules des *molaires supérieures* à la fosse canine, à la joue, à l'orbite, à la fosse temporale.

Les fistules de la *seconde prémolaire et de la dent de six ans* supérieures peuvent s'ouvrir daus le sinus.

Les fistules des *incisives et canines inférieures*, au menton, à la région sus-hyoïdienne.

Les fistules des *molaires inférieures*, à la région cervicale.

Les fistules de la *dent de sagesse inférieure*, à l'angle de la mâchoire.

L'orifice des fistules dentaires présente des aspects différents suivant que la fistule s'ouvre à la muqueuse ou à la joue.

Sur la muqueuse on constate quelquefois un simple petit trou fait comme à l'emporte pièce et entouré d'une zône de tissu violacé. Mais le plus souvent la fistule muqueuse s'ouvre

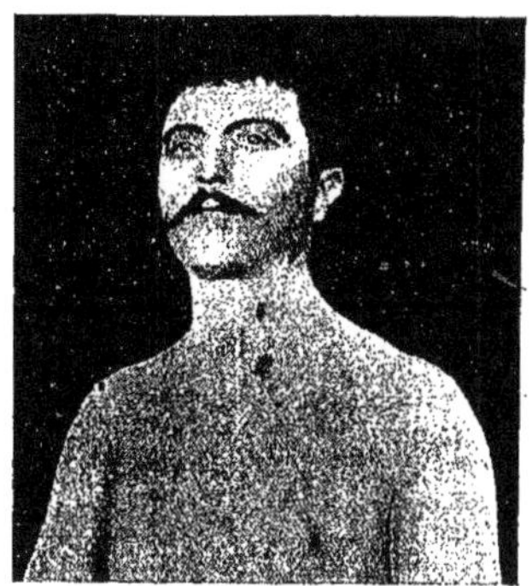

Fig. 43
Fistules sous hyoïdiennes d'origine dentaire.
(Cliché extrait de la thèse de **Prudhomme**).

au sommet d'une petite papille (fig. 44) analogue à la papille normale par laquelle se termine et s'ouvre le canal de Stenon. Cette papille généralement petite peut cependant faire une saillie très appréciable au-dessus du niveau de la gencive (un demi à un centimètre). A la peau l'orifice des fistules se trouve généralement au fond d'un petit entonnoir plissé, rappelant l'aspect du cul de poule ou du capiton. Quand la fistule ne jette pas il se forme une petite croûte jaunâtre ou rougeâtre qui en obture momentanément l'orifice.

Il n'est pas rare que les ganglions lymphatiques qui se trouvent en rapport avec des dents atteintes de périodontite s'enflamment. D'où les *adénites* souvent constatées : adénites géniennes, sous-angulo-maxillaires, sous-maxillaires, sous-mentonnières, sterno-cléido-mastoïdiennes. Dans un certain nombre de cas, quand l'infection partie de la membrane alvéolo-dentaire est violente, les ganglions peuvent se mettre à suppurer. On a alors l'*adéno-phlegmon* dont la variété sous-maxillaire est fréquente. Enfin il n'est pas rare de voir une périodontite aiguë suppurée ou une périodontite chronique déterminer une contracture passagère des muscles masticateurs, du masseter en particulier, par pro-

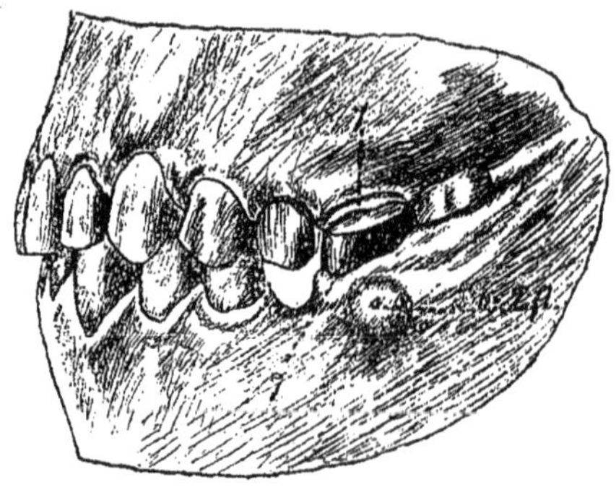

Fig. 41

Alv. Zfl. — Orifice fistulaire au sommet d'une papille gingivale.
(D'après A. Witzel).

pagation de l'inflammation alvéolaire au tissu cellulaire qui sert de gaine aux faisceaux musculaires. C'est le *trismus* (fig. 45).

Si à toutes ces complications de l'arthrite alvéolo-dentaire on ajoute la possibilité pour le pus de certaines dents supérieures (la seconde prémolaire et la première molaire en particulier) d'évoluer vers le sinus-maxillaire, de faire irruption dans cette cavité naturelle et d'y séjourner en déterminant les effets communs aux épanchements de cette nature *(empyème maxillaire)* on aura passé en revue les principales des complications engendrées par les périodontites.

Mais nous avons vu au début qu'au lieu de déterminer l'inflammation du ligament, l'infection partie du canal pouvait aller irriter quelque débris épithélial paradentaire situé dans le voisinage de l'apex. Sous l'influence de cette irritation les cellules épithéliales prolifèrent, abordent l'extrémité apicale de la racine infectée, adhèrent à son pourtour et s'organisent en une tumeur à contenu liquide qui est le *kyste radiculaire* ou le *kyste alvéolo-dentaire*. Le kyste, complication bénigne en elle-même pour l'individu, est grave pour la dent qui le porte. La stérilisation des canaux n'amène pas en effet la guérison des kystes, et c'est chirurgicalement seulement qu'on peut les faire disparaître. Aussi, dans la plupart des cas, la perte de l'organe survient rapidement. Quel-

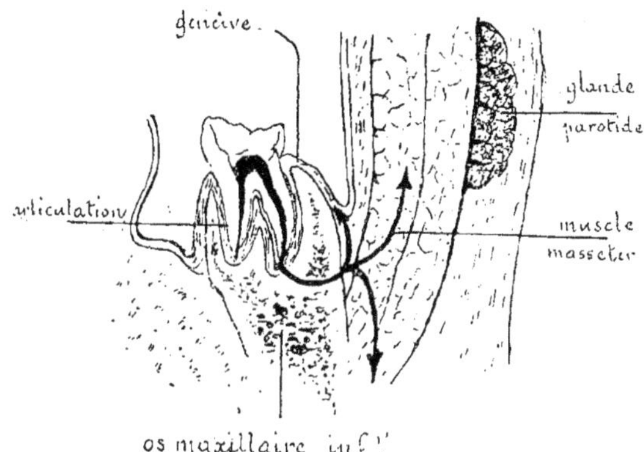

Fig. 45

Trajets suivis par l'infection partie du canal radiculaire et déterminant le trismus
(Figure empruntée à Frey et Lemerle, *in-Pathologie de la bouche et des dents.*)

quefois le kyste peut s'enflammer, produire du pus, s'abcéder, s'ouvrir par une fistule, et l'on rentre alors dans le cadre de l'abcès et de ses complications.

Nous étudierons ces différentes complications de la carie pénétrante en les groupant de la façon suivante :

1° Dans un premier chapitre nous exposerons le traitement des périodontites non compliquées ;

2° Dans un second chapitre, la fluxion, l'abcès, les fistules, les adénites, les adéno-phlegmons, le trismus, l'ostéo-périostite et la nécrose ;

3° Un chapitre spécial sera réservé au traitement de l'empyème du sinus-maxillaire ;

4° Un autre enfin au traitement des kystes alvéolo-dentaires.

Chapitre VII

TRAITEMENT DES PERIODONTITES

PÉRIODONTITE AIGUE SIMPLE. — PÉRIODONTITE AIGUE SUPPURÉE
PÉRIODONTITE CHRONIQUE

Nous envisagerons dans ce chapitre le traitement des périodontites *non-compliquées*, c'est-à-dire celles n'ayant pas encore donné lieu à des accidents consécutifs comme la fluxion, l'abcès, etc... (périodontites aiguës simple et suppurée), et celles n'y donnant plus lieu actuellement (périodontites chroniques).

I. — PÉRIODONTITE AIGUE SIMPLE

Comme nous l'avons vu, la périodontite est une maladie très douloureuse, déterminant parfois des souffrances intolérables. En face d'une périodontite aiguë la première indication consistera donc à *calmer la douleur*. La seconde sera d'entreprendre la *désinfection des canaux radiculaires* de la dent intéressée, comme dans la carie pénétrante du quatrième degré non compliqué. Telle est du moins la méthode classique, celle qu'emploie en France la majorité des praticiens. Cependant nous verrons que les adeptes de la méthode de *Buchley* faisant tout l'inverse des classiques arrivent, dans un certain nombre de cas du moins, beaucoup plus facilement et beaucoup plus vite au résultat cherché : cessation de la douleur et stérilisation des canaux. Enfin, *E. Fourquet* a signalé récemment un procédé tenant à la fois de la méthode classique et de la méthode de Buckley, mais ayant un temps qui lui est assez particulier pour mériter d'être mentionné à part. Aussi décrirons-nous pour le traitement de la périodontite aiguë trois méthodes différentes :

1° La méthode classique ;
2° La méthode de Buckley ;
3° La méthode de E. Fourquet.

A. — Méthode classique

Elle satisfait aux deux indications suivantes : calmer la douleur et combattre l'infection. D'où deux médications différentes :

1° La médication de la douleur ;
2° La médication de l'infection.

1° MÉDICATION DE LA DOULEUR. — Dans la douleur déterminée par la périodontite aiguë simple entrent plusieurs éléments. Il y a d'abord la douleur résultant de l'inflammation même du périodonte ; il y a souvent l'action de la pression exercée sur la membrane alvéolo-dentaire par les gaz septiques enfermés dans le canal radiculaire ; il y a la douleur ressortissant à l'inflammation concomitante du tissu gingival ; il y a l'irritation continuelle du périodonte par les chocs masticatoires ; enfin des réactions nerveuses secondaires sous forme de névralgies réflexes. Chacun de ces éléments constitutifs de la douleur déterminée par l'inflammation du périodonte doit être combattu spécialement par des moyens locaux et généraux.

a) *Médication locale.* — Elle s'adresse à la fois :
1° A la dent atteinte de périodontite ;
2° Aux dents antagonistes ;
3° A la gencive ;
4° A l'état buccal.

Traitement de la dent malade. — La première indication à remplir quand on se trouve en face d'une périodontite aiguë est de faire disparaître les accidents occasionnés par la pression exercée sur le périodonte par les gaz putrides intra-canaliculaires. Pour cela il suffit d'*ouvrir la chambre pulpaire.* Mais la dent atteinte de périodontite aiguë est très douloureuse. Il faudra donc, dans l'intervention pratiquée, laisser de côté le tour à fraiser et se servir tout simplement des excavateurs ou des curettes maniés avec une extrême délicatesse. On maintiendra fortement la dent entre le pouce et l'index de la main gauche de façon à ce que les mouvements d'excession de la dentine ne se communiquent pas au périodonte, On pourra même faire une véritable atelle comprenant trois ou quatre dents, à l'aide de substance à empreinte qu'on introduira molle dans un porte empreinte préalablement huilé. On retirera ensuite le porte empreinte et on maintiendra l'atelle entre les doigts de la main gauche jusqu'à complet durcissement. Pendant le durcissement, la main droite armée d'une spatule enlèvera des particules de cire de façon à dégager la face triturante de la dent atteinte et en particulier l'orifice de la carie. On débarrassera alors grosso-modo la cavité cariée des débris qui l'encombrent, de la dentine ramollie supra-pulpaire et la chambre pulpaire elle-même du magma putréfié qui la comble souvent. On aidera au nettoyage en recourant à de copieuses et fréquentes irrigations de la cavité à l'aide d'eau tiède. Enfin, à l'aide d'un stylet on s'assurera de l'ouverture des canaux. Il ne sera pas rare de voir ce simple traitement amener une baisse considérable dans le taux des douleurs et ceci presque immédiatement.

Traitement de la dent ou des dents antagonistes. — Nous avons dit que l'inflammation du périodonte était entretenue par les chocs masticatoires, l'irritation mécanique venant s'ajouter à l'irritation inflammatoire. Pour empêcher cette irritation mécanique de s'exercer il suffit de meuler légèrement les cuspides de la dent ou des dents antagonistes, jusqu'à ce que la dent malade n'articule plus. Après le meulage il faut avoir soin de polir convenablement les surfaces meulées, à l'aide de la ponce et du feutre.

Traitement de l'inflammation gingivale. — Dans la périodontite aiguë l'iflammation se propage souvent à la gencive qui est rouge, congestionnée, turgescente, surtout au niveau de l'apex de la dent intéressée. On combattra la phlegmasie gingivale à l'aide de *révulsion* et de *scarifications*.

La révulsion peut être chimique ou physique. La *révulsion*

chimique consiste en applications de substances révulsives. Mais, avant de faire de la révulsion, il faut placer un bourrelet d'ouate dans le sillon gingival, sécher complètement la gencive à l'aide d'ouate ou même d'un courant d'air chaud. Ce faisant on permet une pénétration réelle du médicament, qui ne se trouve ainsi ni dilué dans la salive ni entraîné par elle. On peut se servir pour la révulsion de teinture d'iode pure qu'on applique sur la gencive jusqu'à coloration brou de noix.

On peut employer :

$$\left.\begin{array}{l}\text{Teinture d'iode . . .}\\\text{Teinture d'aconit . .}\end{array}\right\}\ \hat{a}\,\hat{a}$$

La teinture d'iode cloroformée donne aussi de bons résultats. Sa formule est :

Iode bisublimé. . . .   1 gr.
Chloroforme pur. . .   10 cc.

Enfin on peut associer dans une même formule l'iode, l'aconit, le chloroforme :

$$(1)\ \left.\begin{array}{l}\text{Teinture d'iode. . . .}\\\text{Teinture d'aconit . .}\\\text{Chloroforme. . . . .}\end{array}\right\}\ \hat{a}\,\hat{a}\ 5\ \text{grs.}$$

Certains praticiens préfèrent la *révulsion physique* à la révulsion chimique. D'autres associent l'une et l'autre. On se sert du thermocautère ou du galvano cautère et à l'aide d'une pointe fine on fait sur la gencive en allant du collet vers l'apex quatre ou cinq rangées de très légères pointes de feu.

La *saignée gingivale* est un décongestionnant de grande valeur dans l'inflammation de la muqueuse buccale. On la pratique à l'aide d'un petit scarificateur (scarificateur à lupus par exemple) en lignes verticales et profondes. On obtient une grande quantité de sang en enfonçant d'un centimètre le scarificateur dans le sillon gingivo-buccal. Le malade doit ensuite se rincer la bouche avec de l'eau bouillie tiède.

---

(1) Allyre Chassevant. La teinture d'iode chloroformique. *Revue générale de médecine et de chirurgie.*

Traitement du milieu buccal. — L'état de congestion général des tissus para-dentaires sera heureusement combattu par des gargarismes émollients.

On pourra prescrire :

Feuille de morelle . .
Capsule de pavot. . . } ââ 10 grs.
Racine de guimauve .
Eau bouillante . . . . . 1.000 grs.

Le malade emploiera cette solution chaude gardant pendant plusieurs minutes dans la bouche un quart de verre de la solution, de façon à baigner parfaitement les tissus et obtenir une action durable.

b) *Médication générale.* — Les deux inconvénients généraux de la périodontite sont les névralgies et l'insomnie.

On combattra les névralgies à l'aide de substances appropriées, en particulier l'antipyrine et le pyramidon (1) ; on prescrira un gramme de l'un et de l'autre de ces médicaments en quatre cachets. On pourra associer antipyrine et pyramidon et prescrire :

Antipyrine . . . . . . }
Pyramidon . . . . . . } ââ 0 gr. 50 centigr.

En quatre cachets de 25 centigrammes chaque. A prendre de demi-heure en demi-heure jusqu'à effet calmant.

Mais le meilleur mode d'administration est celui recommandé par *Pouchet*.

Pyramidon . . . . 1 gr.
Sirop d'écorce d'oranges . . . 25 »
Eau distillée . . . . 75 »

A prendre en 24 heures par cuillerées à soupe.

---

(1) « Employé à des doses de moins d'un gramme, par doses répétées en vingt-quatre heures, le pyramidon n'exerce aucune action sur le cœur et la circulation et on peut l'administrer pendant plusieurs jours consécutifs. Chez les néphrétiques il n'est pas contre indiqué et n'augmente pas l'albuminurie. Par contre chez les tuberculeux, il provoque rapidement l'apparition de sueurs profuses et, malgré l'emploi du camphorate acide de pyramidon, qui atténue cet inconvénient, il vaut mieux renoncer à son emploi chez ces individus, en raison de l'action excitante qu'il exerce sur les combustions organiques » (POUCHET).

Le manque de sommeil sera combattu par les hypnotiques, le chloral par exemple. Une potion calmante agréable est celle de *Dieulafoy* :

Sirop de chloral . . . . . .
Sirop de morphine. . . . . } *ââ* 30 gr.
Eau distillée de tilleul . . .
Eau de fleurs d'oranger . . } *ââ* 10 gr.

Une cuillerée à bouche toutes les *trois* heures.

2° MÉDICATION DE L'INFECTION. — Dans la périodontite aiguë on se trouve au point de vue canaliculaire dans les mêmes conditions d'infection que dans la carie pénétrante du quatrième degré non compliqué. C'est dire que tous les agents antiseptiques que nous avons préconisés dans la P3 peuvent à la rigueur être utilisés dans la périodontite. Cependant il est juste de remarquer que le périodonte est un tissu extrêmement sensible, facilement irritable. Il n'est pas rare de voir la créosote, le phénol, le formol, l'acide sulfurique déterminer des réactions périodontiques douloureuses. A tous ces médicaments il faudra préférer l'iode qui jouit de grandes propriétés antiseptiques sans être irritant. On nettoiera donc les canaux à l'aide de mèches de teinture d'iode.

On pourra encore associer l'iode métallique et l'iodure de potassium :

Iode métalliqne . . . . . .
Iodure de potassium. . . . } *ââ* 1 gr.
Eau distillée . . . . 10 »

Puis dans l'intervalle des séances on laissera dans les canaux des mèches d'éther iodoformé (iodoforme à saturation dans l'éther sulfurique). On poursuivra le nettoyage des canaux jusqu'à ce que la mèche retirée après vingt-quatre heures ressorte avec sa coloration jaune. Si au contraire la mèche retirée du canal est blanche, « cela prouve qu'il y a un dégagement d'iode et cela prouve aussi qu'il faut renouveler le pansement » (1).

____

(1) O. AMOEDO. Technique de l'obturation des canaux radiculaires. *Odontologie*, 30 mars 1907, p. 273.

Le traitement achevé, il reste à obturer les canaux comme dans le quatrième degré non compliqué. Dans la périodontite les récidives infectieuses sont plus à craindre que dans le quatrième degré non compliqué. Aussi est-il nécessaire de laisser dans le canal une substance antiseptique active sous forme de pansement facile à retirer en cas de récidive. C'est encore à l'action de l'iode qu'il faut recourir comme pansement permanent. Les deux substances à employer sont l'éther iodoformé ou la traumaticine iodée.

L'éther iodoformé préconisé par *Amoëdo* (1) ou plus exactement l'iodoforme a la propriété de se décomposer dans l'organisme en iode naissant, c'est-à-dire en un antiseptique des plus puissants. On l'introduit dans le canal à l'aide d'une mèche qu'on trempe dans la solution d'éther iodoformé. Ces mèches sont préparées d'avance et stérilisées au trioxyméthylène. On laisse l'éther s'évaporer et on obture la chambre pulpaire à la gutta-percha.

La *traumaticine iodée* préconisée par *Siffre* (2) a le gros avantage de donner une obturation hermétique et pourtant facile à enlever en l'humectant d'un peu de chloroforme. La traumaticine sera portée dans le canal à l'aide d'une mèche d'ouate stérilisée que cette dernière comblera complètement.

La traumaticine iodée s'obtient en mélangeant :

> Gutta-percha purifiée . . . . .   3 gr.
> Chloroforme. . . . .   12 »
> Iode métallique . . . .   1 »

à ajouter après dissolution.

Si l'on veut rendre le mélange plus fluide et bénéficier de l'action de l'oxygène naissant on pourra employer la formule suivante :

> Chloroforme. . . . .   15 gr.
> Peroxyde de zinc . . . .   5 »
> Gutta-percha. . . . .   3 »
> Iode métallique . . . .   1 »   (Siffre).

---

(1) *Loco. cit.*
(2) A. Siffre. La traumaticine iodée. *Revue Générale de l'Art dentaire*, mai 1907, p. 154.

Dissoudre la gutta dans le chloroforme, ajouter l'iode puis le peroxyde de zinc.

Bien entendu dans le traitement de la périodontite aiguë l'obturation d'essai sera de rigueur. Il faudra laisser la dent obturée à la gutta-percha pendant plusieurs semaines (quinze jours à un mois) avant de procéder à l'obturation définitive.

B. — Méthode de Buckley

Alors que dans la méthode classique on attend pour intervenir sur les canaux radiculaires que la crise soit passée et les douleurs à peu près calmées, alors que la dent doit rester ouverte tant que le périodonte réagit à la percussion, dans la méthode de Buckley on intervient immédiatement sur la dent qu'on obture à la première séance. Le traitement se résume de la façon suivante :

Première séance, pansement à l'aide du mélange de Buckley (1) recouvert de ciment provisoire (vingt-quatre heures d'application) ;

Deuxième séance, pansement à la pâte de Buckley (2), obturation au ciment provisoire (huit jours d'application) ;

Troisième séance, obturation définitive, sans enlever la pâte.

Ce traitement qui a pour lui sa grande simplicité procurera, dans un certain nombre de cas, *la cessation presque immédiate de la douleur*. Malheureusement les résultats ne sont pas constants. Néanmoins dans les dents à carie de sièges difficilement accessibles, et à canaux ténus, la méthode de Buckley sera le traitement de choix.

C. — Méthode de Fourquet (3)

Le point particulier de la méthode de Fourquet consiste dans le *cathétérisme systématique du foramen radiculaire*. Le

---

(1) Voir p. 94.
(2) Voir p. 95
(3) E. FOURQUET. Les arthrites alvéolo-dentaires.

traitement complet de la périodontite suivant cette méthode peut se résumer ainsi :

Première séance. — Cathétérisme des canaux et du *foramen* à l'aide d'une sonde. Laisser ensuite la dent ouverte pendant un laps de temps variant de vingt-quatre à quarante-huit heures, en priant le malade de placer avant chaque repas, dans la cavité cariée un simple tampon d'ouate qui devra être retiré le repas terminé, afin d'éviter que les aliments ne viennent, au cours de la mastication, obturer à nouveau le canal. Le cathétérisme du foramen est douloureux et il faut avertir le patient avant de l'entreprendre, mais son importance est capitale et suffisante pour amener une sédation progressive des phénomènes douloureux ; sédation qui devient complète au bout de quelques heures.

Deuxième séance et séances suivantes. — Pansements à l'aide du mélange :

> Formol à 40 0/0 . . . . ⎧ ââ
> Créosote . . . . ⎨

placé sous gutta-percha.

II. — PÉRIODONTITE AIGUE SUPPURÉE

Le traitement de la périodontite aiguë suppurée a beaucoup d'analogie avec le traitement de la périodontite aiguë simple. Il n'y a, en plus, que la suppuration à combattre, ce qui donne d'ailleurs au traitement une physionomie propre.

Le traitement se résume en :

1° Médication de la douleur ;

2° Médication de la suppuration ;

3° Médication de l'infection post-suppurative.

1° *Médication de la douleur.* — La même que dans la périodontite aiguë. A noter qu'ici la désobturation des canaux et l'issue du pus amèneront la cessation immédiate des phénomènes douloureux.

2° *Médication de la suppuration.* — Les meilleurs agents pour combattre la suppuration sont les substances dégageant de l'oxygène. Suivant la violence de la suppuration on emploie l'eau oxygénée à 12 volumes (1), l'eau oxygénée obtenue spontanément à l'aide du perborate de soude mélangé à la glycérine selon la méthode de *Siffre* (2), ou à l'eau distillée selon la méthode de *Pache* (3), l'eau oxygénée à 100 volumes ou perhydrol (4). Ces diverses substances sont introduites dans le canal à l'aide de mèches d'ouate et laissées en place tant

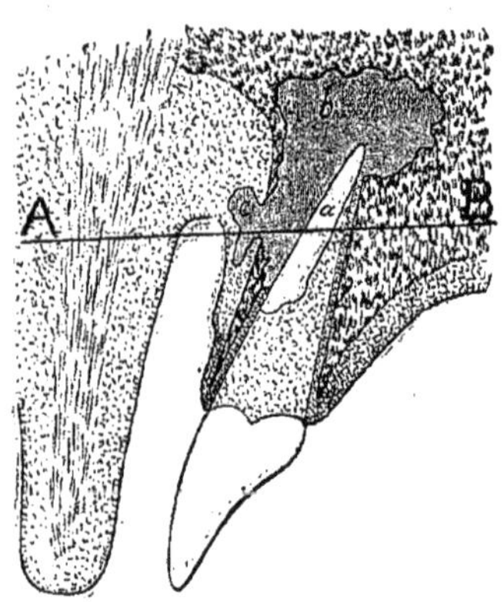

Fig. 46

Schéma montrant la topographie des lésions dans l'abcès alvéolaire chronique, d'après M. Roy. (*Arthrite chronique suppurée avec nécrose alvéolaire limitée*).

LÉGENDE : *a*, portion de la racine où le ligament a été détruit [; *b*, cavité de nécrose alvéolaire ; *c*, cavité sous-gingivale de l'abcès alvéolaire

A. B. Ligne montrant le niveau auquel se fait la résection apicale dans l'opération de Cl. Martin. On peut voir, qu'au-dessus de cette ligne, une portion de ligament sain est enlevée et, qu'au-dessous de cette même ligne, subsiste une portion étendue de racine dénudée de son ligament.

qu'il se dégage de l'oxygène. Retirées, elles seront alors remplacées par d'autres. Dans l'intervalle des séances on laissera le canal libre, en obturant seulement la cavité à l'aide d'une boulette d'ouate.

3° *Médication de l'infection.* — La suppuration tarie, pour en prévenir le retour et aider à la cicatrisation rapide des lé-

---

(1) Voir p. 90.
(2) Voir p. 91.
(3) Voir p. 92.
(4) Voir p. 91.

sions périodontiques, on traitera le canal au moyen de l'iode selon le mode usité dans la périodontite aiguë simple ou selon la méthode de *Buckley*.

III. — PÉRIODONTITE CHRONIQUE

Le traitement de la périodontite chronique est le même que celui de la périodontite aiguë, il se résume dans la désinfection

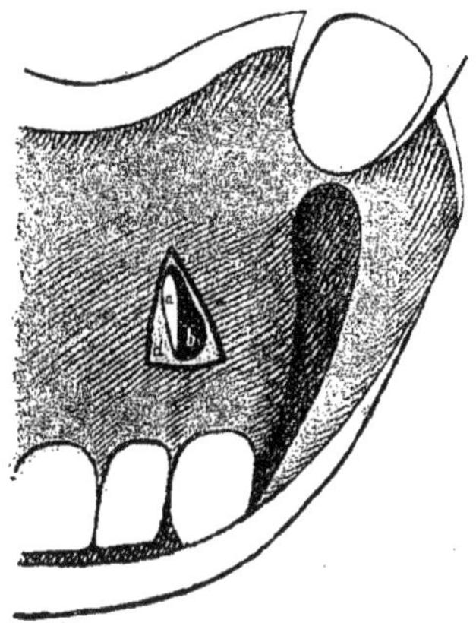

Fig. 47

Schéma montrant la paroi alvéolaire trépanée en vue du curettage alvéolo-radiculaire (d'après Maurice Roy).

LÉGENDE : *a*, portion de la racine dénudée de son ligament (région de l'apex) ; *b*, cavité de nécrose alvéolaire ; *c*, paroi alvéolaire antérieure.

des canaux radiculaires. Cependant, deux cas peuvent se présenter : ou le cément a été respecté par la suppuration ou il a été touché par elle (nécrose péri-apicale). Dans le premier cas le simple traitement médical (stérilisation des canaux) peut amener la guérison. Dans le second cas, il faut recourir à un traitement chirurgical, soit à la résection, par la voie externe, de l'extrémité apicale nécrosée, soit au curettage alvéolo-radiculaire. Mais quand l'infection a envahi le cément dans une grande partie de sa hauteur, quand la racine se trouve mobile et réduite à un fragment inutilisable pour toute restauration, il faut recourir à l'avulsion de la dent.

La *résection apicale* qui sera décrite ultérieurement à propos du traitement des kystes radiculaires a l'inconvénient de constituer parfois une opération incomplète, comme le montre nettement le schéma de M. Roy (fig. 46). Aussi faut-il préférer à la résection apicale, le curettage *alvéolo-radiculaire*. Cette opération imaginée par Roy (1) se décompose en quatre temps :

1° *Incision de la fibro-muqueuse*, au niveau de l'extrémité apicale de la racine, à l'aide du thermo-cautère ;

2° *Trépanation de la paroi alvéolaire* (fig. 47), avec agrandissement de l'orifice produit par le nécrose, quand il existe à l'aide d'une fraise ronde montée sur le tour ;

3° *Curettage alvéolo-radiculaire proprement dit*, à l'aide d'une fraise ronde en ayant soin de ne pas entamer les parties saines et sans réséquer l'apex ;

4° *Lavages antiseptiques* de la plaie alvéolaire à l'aide de la solution de chlorure de zinc à 1 pour 1.000. La cicatrice survient d'elle-même au bout d'un mois environ.

———

A consulter : Le travail d'ensemble très complet de *E. Fourquet*, Les Arthrites alvéolo-dentaires.

(1) M. Roy. Le curettage alvéolo-radiculaire dans les abcès alvéolaires chroniques. A. F. A. S. Congrès de Lille, noût 1909.

Chapitre VIII

TRAITEMENT
DES COMPLICATIONS DE LA PÉRIODONTITE

I. — FLUXION

La *fluxion* est la plus banale des complications de la carie dentaire. Elle survient généralement à la suite de la périodontite aiguë suppurée ou de la périodontite chronique. Elle peut siéger en tous les points de la face riches en tissu cellulaire dont les mailles s'infiltrent de sérosité : à la joue, à la région sous-orbitaire, aux lèvres, etc.

Toute fluxion guérit naturellement avec l'extraction de la dent point de départ de l'infection. Mais il est de nombreux cas où le traitement de la fluxion peut marcher de pair avec le traitement de la dent, avec, comme résultat final, la conservation de celle-ci. Dans la fluxion, l'infiltration cellulaire est due à l'obstruction camérale du canal radiculaire qui ne permet pas aux produits putrides de s'échapper par la voie naturelle. Le premier temps du traitement doit donc consister à rendre perméable le canal radiculaire et à donner issue au pus. Il faut dégager la lumière du canal à l'aide d'une sonde radiculaire poussée jusqu'au delà de l'apex. Cette petite manœuvre détermine une douleur assez vive mais passagère et, dans les cas de périodontite aiguë suppurée surtout, elle est suivie de la cessation rapide des phénomènes douloureux.

Doit-on, en même temps qu'on pratique le cathétérisme du canal radiculaire, intervenir du côté de la fluxion et comment? Il faut d'abord se garder des enveloppements et des cataplasmes chauds qui constituent en quelque sorte la thérapeutique populaire de cette affection. Les enveloppements d'ouate, les cataplasmes, par la chaleur qu'ils entretiennent favorisent l'évolution de la fluxion vers l'extérieur. Il en est de même des applications de teinture d'iode ou de pommades résolutives. On se trouvera, au contraire, très bien de l'emploi de compresses froides et humides et de gargarismes émollients aussi chauds que les malades pourront les supporter. On prescrira :

Iodure de potassium	10 gr.
Eau de laurier cerise	50 »
Eau chloroformée	150 »
Eau stérilisée	300 »

Ou bien :

Sel d'ammoniaque	2 gr.
Alcool camphré	20 »
Infusion de quinquina	300 »

Cette médication établie et la dent laissée ouverte (1) la fluxion ne tarde pas à disparaître. Quand elle est complètement résolue et quand le calme est revenu au niveau de l'articulation alvéolo-dentaire, alors seulement on peut commencer le traitement de la dent avec précaution et selon les règles indiquées dans la P3.

II. — ABCÈS

Le traitement des abcès varie suivant que l'on a affaire à un abcès alvéolaire, à un abcès gingival, à un abcès vestibulaire ou à un abcès cutané.

L'abcès alvéolaire est une collection purulente située dans une cavité osseuse et développée à l'extrémité apicale d'une racine. L'abcès alvéolaire est donc un abcès borgne, c'est-à-dire sans communication avec l'extérieur.

On peut le traiter de deux façons : soit par la voie canaliculaire, soit par la voie osseuse.

---

(1) Sauf au moment des repas où il est bon de recommander au malade d'introduire dans la cavité cariée un petit tampon d'ouate, qui empêchera l'irruption des aliments pendant la mastication, et qui sera enlevé le repas terminé.

Pour atteindre l'abcès par la voie canaliculaire, il suffit d'agrandir le foramen apical à l'aide de fraises flexibles. Le pus s'écoule alors par cette voie. Puis on lave largement la poche osseuse à travers le foramen à l'aide d'eau oxygénée ou d'une solution aqueuse de perborate de soude. Mais cette méthode est loin d'être parfaite. La poche purulente ne siège pas toujours juste à l'extrémité de la racine, de plus, elle est anfractueuse et peut se diverticuliser dans plusieurs directions. Il en résulte qu'il est impossible de laver parfaitement la cavité osseuse par la voie canaliculaire et que la suppuration tarie en partie peut continuer en un point que les lavages n'ont pu atteindre.

Pour ces raisons, il vaut mieux aborder l'abcès par la voie osseuse et créer une fistule muqueuse artificielle. A cet effet, on se sert d'un forêt monté sur la pièce à main et on perfore à la fois gencive, périoste et os au niveau de l'apex dont on a au préalable répéré la hauteur (1). On peut alors laver la fistule par la double voie canaliculaire et gingivale à l'aide d'eau distillée, d'eau oxygénée, d'eau phéniquée, etc., ce qui amène la guérison rapide de l'abcès. Il ne reste plus alors qu'à parachever le traitement par l'obturation du canal radiculaire.

L'abcès gingival est un abcès primitivement borgne qui en évoluant a perforé la table osseuse et est venu se collecter sous la gencive, réalisant l'abcès en bouton de chemise de Velpeau avec deux poches, l'une osseuse, l'autre sous-périostée ou sus-périostée suivant les cas, poches réunies entre elles par un petit conduit osseux. Que l'abcès gingival siège du côté palatin ou du côté buccal, le traitement est le même : on incise profondément jusqu'à l'os à l'aide du bistouri, on lave abondamment par la voie muqueuse et par la voie canaliculaire et l'on injecte par l'une ou l'autre des voies ou par les deux à la fois quelques gouttes de teinture d'iode.

Les abcès vestibulaires seront incisés profondément dans le sens du vestibule et de dehors en dedans pour aller dans la

---

(1) Voir : traitement des kystes radiculaires.

direction de la poche osseuse. Ensuite, même traitement que dans les abcès gingivaux.

La plupart des *abcès cutanés* sont à la fois vestibulaires et cutanés. Il faudra donc chaque fois que cela sera possible, pour éviter l'ouverture externe, les inciser du côté vestibulaire, c'est-à-dire dans le sillon gingival. L'incision gingivale ne donnera parfois issue qu'à du sang. Il ne faudra pas alors s'en tenir à l'incision. A l'aide d'une sonde canelée il faudra à travers l'incision aller à la recherche de la collection purulente qu'on finira souvent par atteindre et par évacuer par cette voie. Dans certains cas cependant l'évolution de l'abcès sous la peau a été telle qu'il n'est plus possible de songer à l'ouvrir par la bouche. On doit alors intervenir du côté de la peau, au point le plus saillant, dont la couleur vive et luisante tranche sur le reste du gonflement cutané. Pour ouvrir ces abcès, il vaut mieux employer le thermo-cautère que le bistouri. Avec le thermo-cautère, qui détermine une ouverture arrondie et de petit diamètre, aucun danger de trancher à la joue un des filets du facial (incision verticale faite pour éviter artère et veine faciales) ou l'artère ou la veine faciale (incision horizontale faite pour éviter les filets du facial). De plus, les ouvertures au fer rouge ont moins de tendance à se fermer que les incisions au bistouri qui se réunissent souvent très rapidement par première intention. L'abcès ouvert, il faut le vider avec précaution en pressant les tissus à l'aide des deux mains, de la périphérie vers le centre. Comme cette manœuvre est douloureuse on se trouvera bien de ne l'exécuter qu'après insensibilisation de la région à l'aide d'une pulvérisation de chlorure d'éthyle.

Quant à la dent qui a déterminé un abcès vestibulaire ou un abcès cutané, il sera bien rare de pouvoir la conserver et elle devra être extraite dans beaucoup de cas.

III. — FISTULES

Les fistules dentaires s'ouvrent soit à la muqueuse, soit à la peau. A la muqueuse, l'orifice fistulaire se trouve généralement au centre d'une petite papille plus ou moins allongée ; à la peau, on constate généralement un orifice déprimé du fond duquel émerge un bourgeon charnu d'où sort une gouttelette de pus.

Les fistules gingivales ont un trajet généralement très court; les fistules cutanées peuvent avoir un trajet très long, soit qu'elles s'ouvrent à la joue, au-dessous de l'œil, à la région temporale ou occipitale, à la région parotidienne, à l'angle de la mâchoire, à la région sus-hyoïdienne, à la région sous-hyoïdienne, le long du sterno-mastoïdien, dans le creux sus-claviculaire ou même dans la région thoracique supérieure. La longueur du trajet détermine le choix du traitement des fistules. Toutes les fistules muqueuses et les fistules cutanées à court trajet (fistules du menton dues aux incisives inférieures par exemple) pourront être traitées, avec conservation de la dent causale, par les injections médicamenteuses effectuées par la voie radiculaire. Toutes les fistules cutanées à long trajet seront traitées par l'extraction de la dent.

La technique des injections médicamenteuses intra-canaliculaires est très simple. Elle comprend trois temps principaux :

1° Le nettoyage de la dent et des canaux radiculaires ;

2° Le lavage explorateur ;

3° Les injections médicamenteuses.

Le nettoyage de la dent et des canaux radiculaires se fera selon les règles indiquées au chapitre concernant le traitement du quatrième degré. Le lavage explorateur permet de s'assurer de la perméabilité du trajet fistuleux. Il se fait à l'aide d'un liquide inoffensif comme l'eau bouillie, l'eau oxygénée, etc. A cet effet on se sert d'une petite seringue munie d'une canule en argent qu'on introduit après dessication de la dent dans le canal radiculaire. Puis on obture, tout autour de l'aiguille, la cavité cariée à l'aide de gutta-percha, de cire à modeler ou de plâtre à prise rapide. On pousse alors le liquide qui ressort par la fistule quand le trajet est perméable. Dans le cas contraire, on retire la seringue et on cathétérise le foramen apical qui est souvent obstrué. On recommence le lavage explorateur jusqu'à ce que le liquide ressorte par la fistule.

La perméabilité du trajet fistuleux assurée, on procède à l'injection médicamenteuse.

On se sert pour cela d'une seringue à piston mue par une vis, de façon à pouvoir n'injecter à la fois que de très petites quantités de liquide modificateur. On tourne la vis jusqu'à ce

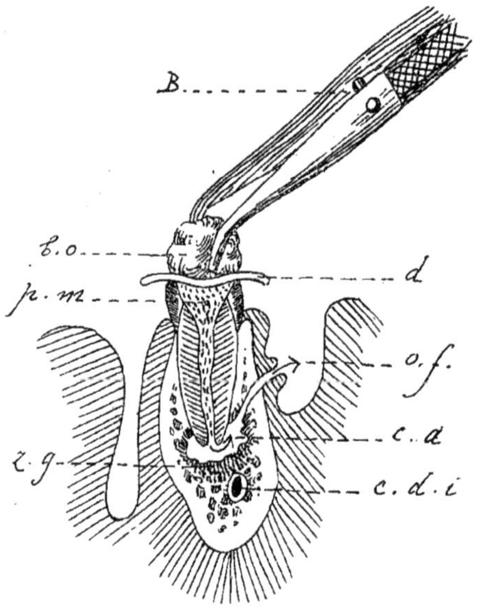

Fig. 48

(D'après A. Witzel). *B.* brucelles ; *b. o,* houlette d'ouate ; *d,* morceau de digue ; *p. m,* pâte médicamenteuse ; *o. f,* orifice fistulaire ; *c. a,* cavité abcédaire ; *z. g,* zône granuleuse entourant l'abcès ; *c. d. i,* canal dentaire inférieur.

que le liquide injecté ressorte par l'orifice fistulaire, qu'on a au préalable entouré d'ouate hydrophyle. On a préconisé divers agents modificateurs comme la teinture d'iode, l'acide phénique. La créosote, recommandée par *Gaillard*, est le médicament de choix.

S'il est impossible de se servir de la seringue pour procéder à l'injection comme cela arrive souvent du niveau des molaires, en particulier à la machoire inférieure, on a recours au procédé suivant, qui est d'une extrême simplicité. Au lieu d'employer un liquide, on se sert d'une pâte semi-liquide, par exemple de créosote mélangée à l'oxyde de zinc. On remplit la chambre pulpaire et la cavité cariée à l'aide de cette pâte, on recouvre la dent d'un petit morceau de digue en caoutchouc (fig. 48), puis. à l'aide d'une boulette d'ouate suffisamment volumineuse et très serrée portée à l'extrémité de la brucelle, on exerce une pression sur la digue. Sous l'influence de cette pression, la pâte descend dans les canaux radiculaires et s'engage dans la fistule. Quand elle sort à l'orifice fistulaire on arrête la pression, on nettoie la cavité cariée et on l'obture à l'aide de gutta-percha.

Quand le trajet fistuleux n'a pu être rendu perméable, on peut recourir au procédé imaginé par *Ovize* et qui consiste à remplacer le liquide irritant par des vapeurs antiseptiques. On remplit le canal radiculaire avec un mélange composé de :

Oxyde de zinc	98 parties
Trioxyméthylène	2 parties
Créosote	ââ et Q.S. pour pâte consistante
Formol	

On recouvre le tout d'une mince couche de ciment. Puis on chauffe la couronne et surtout la couche de ciment avec un courant d'air très chaud jusqu'à ce que l'opération soit désagréable au patient. A ce moment, la chaleur a suffi pour provoquer un dégagement de vapeurs de formol et de créosote à une pression suffisante pour traverser entièrement le trajet fistuleux.

IV. — ADENITES, ADENO-PHLEGMONS

Les *adénites* d'origine dentaire ne demandent aucun traitement spécial. Elles guérissent par l'extraction ou les soins de la dent qui les entretenait.

Quant aux *adeno-phlegmons*, leur traitement est le même que celui des abcès cutanés, c'est l'ouverture au bistouri ou au thermo-cautère, précédé de l'extractiou de la dent.

V. — TRISMUS

La constriction aiguë des mâchoires est souvent causée par la carie pénétrante des molaires inférieures, des dents de sagesse en particulier. Elle cesse avec l'extraction de la dent qui la provoque. Mais le trismus est parfois si marqué qu'il est impossible d'opérer. Pour en diminuer l'intensité et permettre l'ouverture suffisante pour l'introduction du davier, il faut ordonner de grands lavages antiseptiques. On recommandera en particulier la solution phéniquée chaude à 5/1000. Le malade devra à l'aide d'une canule reliée à un irrigateur et enfoncée profondément dans le sillon gingival, faire passer toutes les demi-heures, un litre de la solution. Ce traitement amène parfois dans les vingt-quatre heures la cessation du trismus ou du moins en diminue notablement l'intensité. On peut le combiner avec la dilatation mécanique que le malade pratique lui-même, progressivement, à l'aide d'un coin de bois. Dans le cas où ce traitemeet échouerait et où il importerait d'intervenir rapidement du côté de la lésion dentaire, on aurait recours à l'anesthésie générale au chloroforme. L'action résolutive de cet agent, alliée à l'emploi du dilatateur mécanique permettrait alors l'intervention chirurgicale.

VI. — OSTEO-PÉRIOSTITE ET NÉCROSE

L'extraction de la dent, suivie de grands lavages antiseptiques pratiqués par la plaie alvéolaire, aura souvent raison de l'osteo-périostite et l'empêchera d'évoluer vers la nécrose. Si la nécrose est établie, il faut se garder d'intervenir du côté du séquestre tant qu'il n'est pas mobile. Il faut favoriser son élimination par l'ouverture large de la muqueuse permettant l'extraction du séquestre à l'aide d'une pince sans résection ni manœuvre chirurgicale aucune. Le séquestre éliminé, la plaie alvéolaire sera lavée plusieurs fois par jour jusqu'à cicatrisation complète. Enfin, dans les cas de nécrose étendue, avec phénomènes généraux graves, le malade sera adressé au chirurgien qui a seul qualité pour intervenir.

Chapitre IX

TRAITEMENT DE L'EMPYÈME MAXILLAIRE D'ORIGINE DENTAIRE

L'os maxillaire est creusé d'une vaste cavitée appelé sinus-maxillaire.

Cette cavité répond en haut à la paroi inférieure de l'orbite, en avant à la fosse canine, en dehors à la fosse zygomatique, en dedans aux fosses nasales, en arrière, à la fosse pterygo maxillaire, en bas à l'arcade alvéolaire supérieure.

La cavité du sinus-maxillaire est de forme très irrégulière. On peut cependant la comparer à une pyramide triangulaire. Elle est circonscrite par quatre parois. Trois de ces parois sont à peu près verticales, l'autre horizontale. Des trois parois verticales, l'une est antérieure, c'est la paroi jugale ; l'autre est postéro-externe, c'est la paroi zygomatique ; la troisième est interne, c'est la paroi nasale qui est percée dans son tiers supérieur d'un petit orifice faisant communiquer le sinus-maxillaire avec le méat moyen des fosses nasales, c'est *l'ostium maxillaire*. Ces trois parois verticales convergent vers le bord alvéolaire qui constitue en quelque sorte le sommet de la pyramide. La base de la pyramide est constituée par la paroi horizontale supérieure ou paroi orbitaire.

Des bords du sinus, l'inférieur seul est intéressant pour le dentiste. Ce bord inférieur, en effet, n'est autre chose que le sommet tronqué de la pyramide. Il affecte la forme d'une gouttière allongée dans le sens de l'arcade alvéolaire, gouttière dont la concavité regarde le sinus.

Cette gouttière est irrégulièrement concave, elle présente souvent de petites éminences mousses, arrondies, mamelonnant le bord inférieur du sinus. Ces saillies correspondent aux racines des molaires supérieures qui soulèvent le bord inférieur du sinus. Il s'ensuit que la cavité du sinus est séparée des racines des grosses molaires par une mince couche de tissu osseux, qui manque parfois tout à fait. C'est pour cette raison qu'il arrive que le sinus se trouve ouvert par l'extraction d'une grosse molaire. La gouttière alvéolaire est plus ou moins éten-

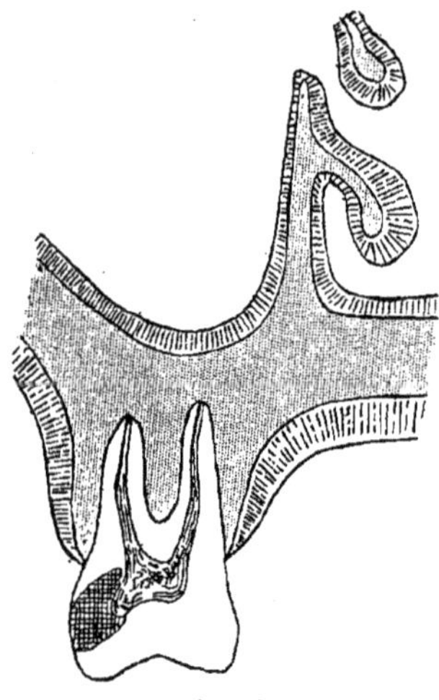

Fig. 49

Premier stade de l'empyème, carie pénétrante avec destruction de la pulpe.

due suivant les sujets, cependant il est bien rare qu'elle dépasse en avant le niveau apical de la première prémolaire.

Cette cavité osseuse est tapissée dans toute son étendue par une muqueuse qui n'est que la continuation de la membrane pituitaire au niveau de l'ostium maxillaire. Elle a d'ailleurs beaucoup d'analogie avec cette muqueuse bien qu'elle soit plus vasculaire et qu'elle renferme plus de glandes que la muqueuse nasale.

La cavité du sinus est normalement vide de liquide ; elle est remplie d'air. Mais il arrive que sous l'influence de causes pathologiques diverses elle se remplisse plus ou moins de pus. Ce pus peut provenir de deux sources. Ou bien il est secrété par la muqueuse du sinus elle-même ; c'est la *sinusite-maxillaire chronique, la pyosinusite de Mahu*. Ou bien le pus vient d'une région voisine du sinus, des cellules ethmoïdales, du sinus frontal, du nez, des dents, c'est *l'empyème maxillaire, le pyosinus de Mahu*.

Dans le premier cas, selon l'expression imagée de *Lermoyer* (1), le sinus est une *fabrique* de pus, dans le second cas, le

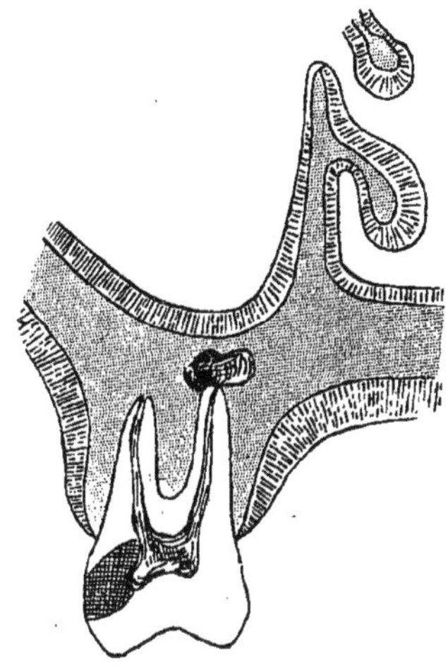

Fig. 50

Deuxième stade de l'empyème : périodontite chronique du sommet avec abcès apical.

sinus n'est qu'un *entrepôt* de pus. Comme on le voit, c'est à tort qu'on parle de sinusites dentaires. Les sinusites dentaires sont à proprement parler des empyèmes, des pyosinus. C'est le traitement seul de ces empyèmes que nous exposerons ici, les sinusites n'étant causées qu'exceptionnellement par les dents. Mais auparavant, il est nécessaire de décrire par quel mécanisme une suppuration dentaire peut ouvrir le sinus.

Ce mécanisme a été parfaitement étudié par *G. Mahu* (2).

---

(1) *Lermoyer.* — De la guérison spontanée de l'empyème vrai du sinus maxillaire. *Ann. des mal. de l'oreille, du larynx et du nez*, janvier et avril 1904.

(2) *Mahu.* — Pathogénie de l'empyème maxillaire. *Ann. des mal. de l'oreille, du larynx et du nez*, mai 1905 et mai 1906.

Cet auteur a montré que l'empyème du sinus s'établissait en quatre étapes successives. Le premier stade est représenté par une carie pénétrante avec destruction de la pulpe (fig. 49). Dans le second stade l'infection pulpaire qui était restée localisée dans le canal radiculaire pendant le stade précédent gagne le périodonte (périodontite du sommet) et il se forme consécutivement un abcès apical (fig. 50). Cet abcès, resté borgne

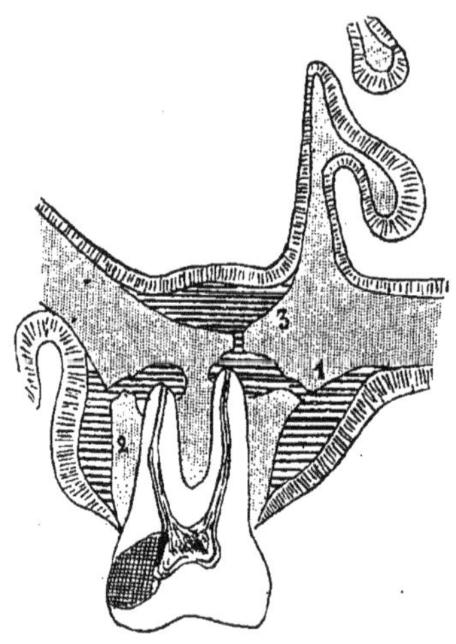

Fig. 51

Troisième stade de l'empyème : le pus s'est collecté sous la membrane sinusienne (3). C'est un abcès sous-muqueux analogue à l'abcès vestibulaire (2) ou à l'abcès palatin (1).

pendant tout le second stade, se fistiluse dans le troisième stade. Le pus perfore la paroi sinusienne, décolle la muqueuse antrale dans une plus ou moins grande étendue et se collecte sous elle (fig. 51). Le pus n'est donc pas alors dans le sinus. Il y a à ce moment tout simplement un abcès sous-muqueux, analogue à l'abcès sous-périosté, la muqueuse du sinus n'étant d'ailleurs pas doublée de périoste. Dans le quatrième stade enfin, la muqueuse fortement tendue par le pus cède en un point, et le pus envahit la cavité du sinus par l'orifice de la muqueuse, qui est toujours de dimensions très restreintes à bords déchiquetés, mais sans fongosités (fig. 52). C'est ce qui

a permis à *Cruet* (1) de dire que les empyèmes d'origine dentaire, n'étaient autre chose que la rétention de produits de suppuration sur un point dilaté (sinus) d'un trajet fistuleux qui
s'étend de la racine d'une dent jusqu'au méat moyen des fosses nasales et à *Lermoyer* que « l'empyème n'est qu'une épisode
sans gravité au cours d'une affection d'à côté ». Car le pus
d'un abcès dentaire peut séjourner fort longtemps dans le

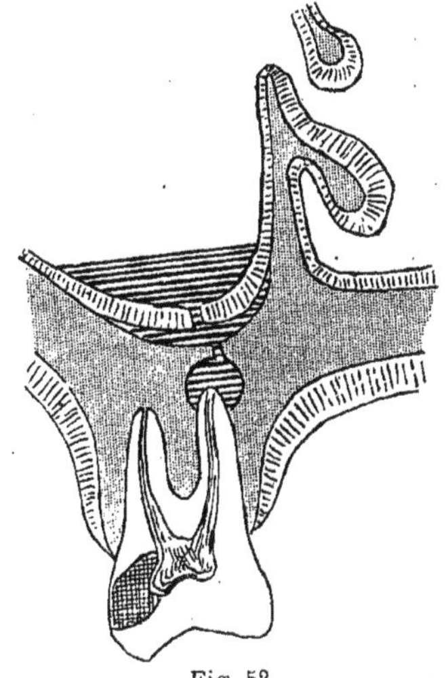

Fig. 52

Quatrième stade de l'empyème : la muqueuse antrale s'étant rompue en un
point, le pus a envahi le sinus (Mahu).

sinus sans grand danger pour la muqueuse antrale elle-
même (2). La clinique et les examens anatomo-pathologiques ont
bien montré la grande tolérance de la muqueuse sinusale pour
un corps étranger. Il n'en est pas moins vrai que l'empyème
peut dans quelques cas se transformer en sinusite, mais cette
transformation est excessivement lente et dans la majorité des
cas elle ne survient pas.

---

(1) *Cruet.* — Une méthode de traitement des sinusites d'origine dentaire. *Revue
de Stomatologie.*

(2) « Ayant trépané autrefois un sinus-maxillaire qui suppurait depuis *17 ans*
par l'ostium, je trouvai, au cours de l'opération, dit *Mahu*, les parois intactes et
ne découvris qu'une petite solution de continuité de la muqueuse en face de l'endroit où l'alvéole s'était nécrosé. La racine cariée correspondante enlevée, plus
jamais de pus ».

A côté de ce mécanisme qui est le plus fréquent, il faut en mentionner un autre signalé par *Moure* (1) et vérifié anathomo-pathologiquement par *Mahu* (2) au cours d'un examen nécropsique. C'est l'empyème déterminé par le développement et la suppuration d'un kyste radiculaire. La paroi du kyste soulève d'abord la muqueuse du sinus, exactement comme nous avons vu le pus la soulever tout à l'heure dans le

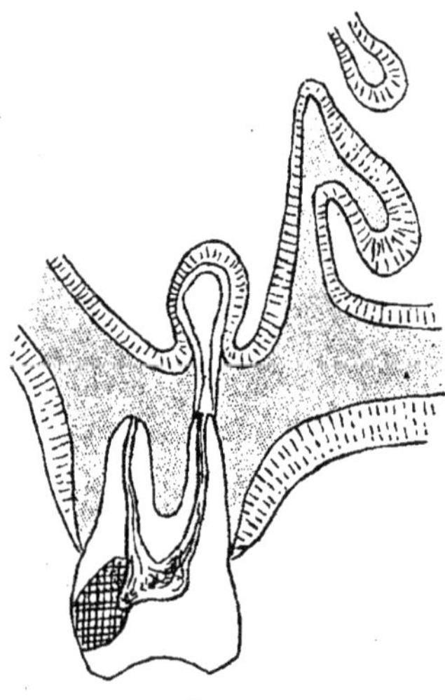

Fig. 53

La muqueuse antrale est soulevée par un kyste radiculaire (Mahu).

cas d'abcès dentaire (fig. 53). Puis le kyste venant à suppurer sous une influence quelconque, infection secondaire partie du canal radiculaire par exemple, la poche kystique se rompt, en même temps que la muqueuse sinusienne fortement tendue qui la revêtait à la manière d'un capuchon. Le pus fait alors irruption dans le sinus et l'empyème se trouve constitué (fig. 54).

L'empyème d'origine dentaire est fréquent, On peut même dire que c'est la plus fréquente des affections sinusales. *Ashley*

____

(1) *Moure*. — Des formes cliniques des sinusites maxillaires. *Rev. hebd. de laryngol,* etc., 5 mai 1908.

(2) *G. Mahu.* — Pathogénie de l'empyème maxillaire. *Rev. gén. de l'Art Dentaire,* février 1907, page 43.

Faught de Philadelphie (1) sur 60 cas de suppuration antrale a pu incriminer 49 fois les dents (81, 6 %) et 11 fois seulement d'autres causes (19, 3 %). Les examens sur le cadavre de *Mahu* révèlent sur seize cas d'accidents sinusiens, cinq sinusites d'origine nasale et onze empyèmes (2) d'origine dentaire, soit plus de 65 °/₀ des cas.

Toutes les dents peuvent déterminer l'empyème comme le

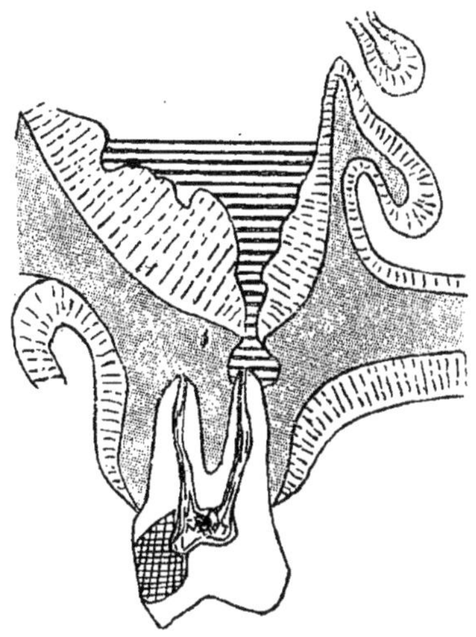

Figure 54
Constitution de l'empyème par rupture de la muqueuse antrale
et de la poche kystique radiculaire (Mahu).

démontre la statistique de *Faught* qui a pu rapporter la suppuration antrale :

    3 fois à l'incisive centrale ;
    3 fois à l'incisive latérale ;
    1 fois à la canine ;
    1 fois à la première bicuspide ;
    10 fois à la seconde bicuspide ;

(1) ASKLEY FAUGHT. — Etude statistique de l'empyème du sinus maxillaire, *Dental Cosmos*, août 1906, page 831.
(2) Exactement 10 empyèmes et un sinusite maxillaire chronique.

15 fois à la première molaire ;

3 fois à la seconde molaire ;

3 fois à la dent de sagesse.

Mais comme le montre cette statistique, qui s'accorde avec toutes les autres, c'est dans la grande majorité des cas à la première molaire ou à la seconde bicuspide qu'il faut rapporter l'empyème d'origine dentaire. Notons que les dents permanentes ne sont pas les seules susceptibles par leurs complications infectieuses de déterminer l'empyème du sinus. Les dents temporaires, la deuxième molaire en particulier, peuvent aussi provoquer un empyème. Ces cas, pour être excessivement rares, peuvent cependant se remontrer et nous avons nous-même rapporté une observation d'empyème du à une molaire de lait chez une petite fille de 9 ans (1).

L'empyème s'établit en général insidieusement sans symptômes bien marqués et il peut arriver, quand la suppuration n'est pas assez abondante pour atteindre l'ostium maxillaire et s'écouler par les fosses nasales, que son existence ne soit même pas soupçonnée. Ceci montre bien la bénignité de l'empyème comparée à la gravité de la sinusite maxillaire chronique. L'existence d'une dent cariée ne suffit évidemment pas pour faire le diagnostic de sinusite. Il faudra, dans tous les cas, contrôler son diagnostic de présomption par la recherche des signes de probabilité et de certitude nombreux dont dispose le rhinologiste. Il sera même bon de ne pas faire cette recherche soi-même et de la confier au rhinologiste qui seul est suffisamment outillé et a qualité pour confirmer ou infirmer le diagnostic du dentiste, en un mot pour juger en dernier ressort.

Quoiqu'il en soit, le diagnostic d'empyème établi, le traitement est simple. Il comprend :

1° L'extraction de la dent causale ;

2° Le curettage de l'alvéole ;

3° L'agrandissement du pertuis sinusien ;

---

(1) A. BARDEN. — Empyème du sinus maxillaire causé par la deuxième molaire temporaire chez une enfant de 9 ans. *Société Odontologique de France.*

4° Les lavages intra-sinusiens ;
5° L'hygiène de la cavité buccale ;
6° Le port d'un appareil obturateur.

I. *Extraction de la dent causale*. — Ce serait utopie de vouloir conserver une dent cause d'empyème, car il est impossible de vider le sinus par les canaux radiculaires, l'extraction s'impose. Mais cette extraction doit être faite avec le maximum de précautions pour éviter la fracture des racines qu'il serait quelquefois très difficile d'extraire ensuite. Il faut, après une bonne anesthésie locale à l'aide de la cocaïne, décoller convenablement la muqueuse entourant la dent intéressée et, sur une assez grande hauteur, assurer le passage des mors du davier entre l'os et la dent en se servant d'un ciseau à émail introduit à l'aide d'un petit maillet, puis luxer très lentement la dent en se conformant absolument aux règles classiques. Remarquons d'ailleurs que, dans nombre de cas, ces précautions sont superflues, la dent étant plus ou moins mobile dans son alvéole en raison des nombreuses poussées de périodondite qu'elle a déterminées.

II. *Curettage de l'alvéole*. — Quelquefois, le pus s'écoule immédiatement après l'extraction de la dent, d'autres fois il est plus ou moins arrêté par les débris nécrosés de l'alvéole qui opposent une barrière à l'écoulement. Il faut enlever ces débris avec précaution, en évitant de les refouler dans le sinus. On peut se servir pour cela de petites pinces et de curettes fines. Parfois on tombe sur un véritable séquestre alvéolaire qu'il sera nécessaire d'extraire pour donner accès au pus.

III. *Agrandissement du pertuis sinusien*. — Quelquefois l'orifice de pénétration est si petit, dans le cas de kyste radiculaire en particulier, qu'il est nécessaire de l'agrandir pour pouvoir vider le sinus. Pour cela on se servira d'un trépan spécial ou d'une fraise de gros calibre introduite dans l'alvéole de la racine intéressée et on pratiquera de la sorte un évidement suffisant pour l'écoulement du pus et pour l'introduction du liquide laveur.

IV. *Lavages intra-sinusiens*. — Ces lavages sont destinés à faire sortir le pus accumulé dans le sinus. Ce sont de grands lavages évacuateurs. Ils ne sont pas destinés à combattre une infection de la membrane du sinus qui n'est pas malade ; il est donc absolument inutile qu'ils soient antiseptiques ; il suffit qu'ils soient aseptiques. Ces lavages se font à l'aide d'une seringue ordinaire. On pourra employer simplement l'eau bouillie, l'eau bouillie savonneuse (excellente pour dissoudre le pus), l'eau boriquée ou une solution antiseptique faible, par exemple le thymol à 0,25 pour 1.000. Il vaut mieux faire les lavages à une température modérée 30-35, la chaleur aidant à dissolution les produits de suppuration.

Généralement un premier lavage bien fait débarrasse entièrement le sinus du pus. Les jours suivants des lavages quotidiens entraîneront les dernières particules de pus plus ou moins cachées dans les anfractuosités du sinus. Pendant quelque temps l'eau ramènera des parcelles d'os nécrosé qui ne viennent naturellement pas du sinus, mais simplement du bord alvéolaire même dont les esquilles s'éliminent peu à peu. Il n'est pas rare de voir le liquide laveur ressortir très rapidement clair. Au bout de deux ou trois lavages il est parfois parfaitement limpide. Enfin il est rare que la guérison ne soit pas survenue au bout de quinze jours.

Si au bout de ce laps de temps elle ne survient pas, c'est que vraisemblablement il y a eu erreur de diagnostic et qu'on a affaire non pas à un empyème mais à une sinusite maxillaire chronique. La muqueuse sinusienne fabrique du pus qui se reforme entre chaque lavage et l'on pourrait laver ainsi le sinus pendant des années sans tarir la suppuration. Il faut alors faire appel au rhinologiste qui pratiquera le curettage de l'antre, seul traitement radical de la sinusite maxillaire chronique

V. *Hygiène de la cavité buccale,* — Pendant toute la durée du traitement et mieux jusqu'à ce que la fermeture de la plaie alvéolaire soit achevée, il faudra astreindre le malade à une hygiène buccale rigoureuse. Comme toujours, les brossages et savonnages bi-quotidiens des dents et des gencives en formeront la base. Aux brossages et savonnages on ajoutera l'usage répété six à huit fois par jour d'un gargarisme légèrement antiseptique. Il sera d'ailleurs bon avant d'entreprendre le traitement d'un empyème maxillaire d'avoir mis la bouche du malade en parfait état à l'aide de nettoyages, extractions, obturations, etc., et de n'intervenir du côté du sinus que dans de bonnes conditions buccales.

VI. *Appareil obturateur*. — Aux lavages et aux soins hygiéniques buccaux il faut joindre le port d'un appareil obturateur. *Cet appareil ne doit servir qu'au moment des repas.* Il remplit le rôle d'un bouchon fermant *momentanément* l'ouverture sinusienne et empêchant de ce fait la pénétration des aliments solides ou liquides. Cet appareil sera dans la plupart des cas une simple cuvette de caoutchouc tenant d'elle-même sans moyen de rétention spécial. Elle devra passer *comme un pont* au-dessus de la perforation, la recouvrant entièrement en venant déborder sur le bord alvéolaire externe. *Mais elle ne doit posséder aucun prolongement destiné à pénétrer dans le sinus.* Il est absolument inutile de retarder par ce moyen la guérison de la plaie alvéolaire qui se comble toujours en cas d'empyème après la guérison du sinus lui-même. Il faut laisser la cicatrisation s'accomplir normalement. On évitera ainsi ces bourgeonnements muqueux et cet état de congestion permanente de la gencive qu'entraîne le port d'appareils à tube sinusien et qui se traduit par une petite hémorrhagie survenant inévitablement chaque fois qu'on enlève l'obturateur.

Chapitre X

TRAITEMENT DES KYSTES RADICULAIRES

Le kyste radiculaire est une complication fréquente de la carie pénétrante. C'est aussi une affection d'un pronostic grave pour l'avenir de la dent qui le porte, soit qu'on ait affaire à un kyste simple, non compliqué, soit qu'il s'agisse d'un kyste suppuré.

Le traitement des kystes radiculaires varie suivant que le kyste est ou n'est pas suppuré. Un kyste non suppuré ne peut être traité que chirurgicalement, par l'ablation. Un kyste suppuré avec nécrose périapicale et fistule peut au contraire être guéri médicalement.

1. — TRAITEMENT DES KYSTES RADICULAIRES NON SUPPURÉS : L'APICECTOMIE

Deux moyens très différents sont susceptibles d'être employés pour l'ablation des kystes radiculaires. L'un consiste dans l'extraction suivie de la réimplantation de la dent après résection de la portion radiculaire intéressée par le kyste. L'autre consiste dans la résection *sur place* de la partie de la racine portant le kyste. Le premier est un moyen de fortune, un expédient, véritable chirurgie d'extrême urgence, ne donnant que de rares succès et susceptible d'amener de sérieuses complications dont la moindre est l'élimination pure et simple de la dent réimplantée. Le second constitue au contraire une opération rationnelle, sûre et sans danger. Nous le décrirons seul.

La résection apicale, préconisée en France par *Claude-Martin* il y a trente ans, est une opération aisée au niveau des dents antérieures, très délicate au niveau des molaires.

En pratique — et sauf quelques cas exceptionnels — l'apicecto-mie doit être réservée aux seules incisives, canines et prémo-laires.

La résection apicale demande, pour être menée à bien, d'être faite dans une bouche en bon état. Il sera donc nécessaire de n'entreprendre cette opération qu'après avoir nettoyé conve-nablement les dents, extrait les racines non guérissables et obturé les cavités cariées. Le patient pour se préparer à l'opéra-tion devra, la veille, faire, sous forme de gargarismes, un usage répété d'une solution antiseptique faible (eau boriquée, solution d'acide phénique à 1/1000). Le jour de l'intervention, au réveil, savonnage parfait des dents et des gencives pendant cinq minutes au moins.

Ces prescriptions étant remplies, on pourra procéder à la résection apicale qui sera précédée elle-même de l'anesthésie du champ opératoire.

A. ANESTHÉSIE DU CHAMP OPÉRATOIRE. La résection apicale est une opération assez sanglante, surtout quand l'incision doit être faite très haut, dans le tissu cellulaire avoisinant le sillon gingigal. On se trouve donc bien de l'emploi d'un anes-thésique local, à action vaso-constrictive puissante, permet-tant d'opérer avec un écoulement sanguin minimum. Le mélange cocaïne-adrénaline (1) convient parfaitement dans ce cas.

On peut employer la solution suivante :

> Chlorhydrate de cocaïne : 0 gr. 01 centigr.;
> Chlorhydrate d'adrénaline au 1/1000 : 1 goutte ;
> Eau distillée : 3 gr.

On injectera les trois centimètres cubes de cette solution de la manière suivante :

Une injection à la face buccale de la gencive ;

Trois injections à la face vestibulaire, dont deux injections *traçantes*, à droite et à gauche de la dent sur laquelle on doit opérer, et dirigées du collet vers l'apex et une injection *punc-*

---

(1) Ou le mélange novocaïne-adrénaline.

tiforme dans la région apicale (fig. 55). Cette quadruple injection permettra d'opérer sans douleur et sans infliger aux patients les ennuis et inconvénients d'une anesthésîe générale.

B. Résection apicale. — Elle comprend six temps ou manœuvres successives :

1° Le repérage du lieu de l'incision ;

2° L'incision de la muqueuse et du périoste osseux ;

3° La résection proprement dite ;

4° Le curettage de la loge kystique ;

5° L'évidement du canal radiculaire ;

6° L'obturation définitive du canal radiculaire.

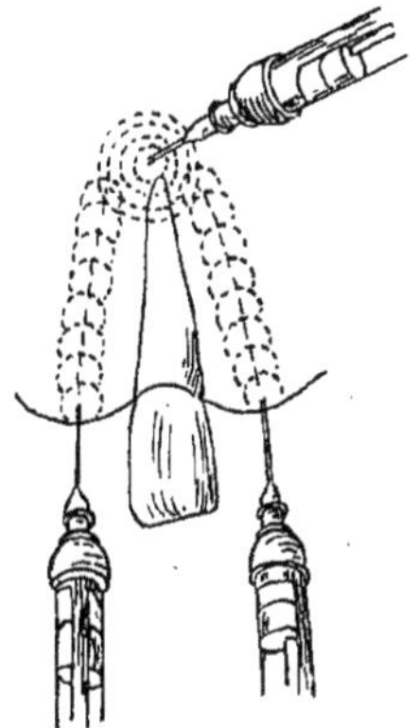

Fig. 55
Technique de l'anesthésie en vue de l'apicectomie.

1° *Repérage du lieu de l'incision.* — L'incision, on le conçoit, doit se faire un peu au-dessous du niveau de l'apex radiculaire. Pour trouver le lieu exact de l'incision il suffit donc de connaître la longueur de la racine. Un moyen fort simple consiste à introduire une sonde radiculaire à l'intérieur de la dent, dans le canal radiculaire le plus profondément possible. Ceci fait à l'aide d'un instrument chauffé sur la lampe à alcool et passé dans la cire collante, on laisse tomber au point d'émergence de la sonde une goutte de cire qui se prend aussitôt. On retire alors la sonde et on porte la longueur obtenue sur la dent et la gencive à partir du bord triturant. Un peu au-dessous du point correspondant à l'extrémité de la sonde, on trace une droite parallèle au bord libre de la gencive, à l'aide d'un petit pinceau trempé dans la traumaticine par exemple. Le chloroforme évaporé, il reste une ligne blanche saillante qui servira de guide pour l'incision.

2° *Incision de la gencive et du périoste.* — La lèvre supérieure étant fortement attirée en haut, à l'aide d'un miroir à

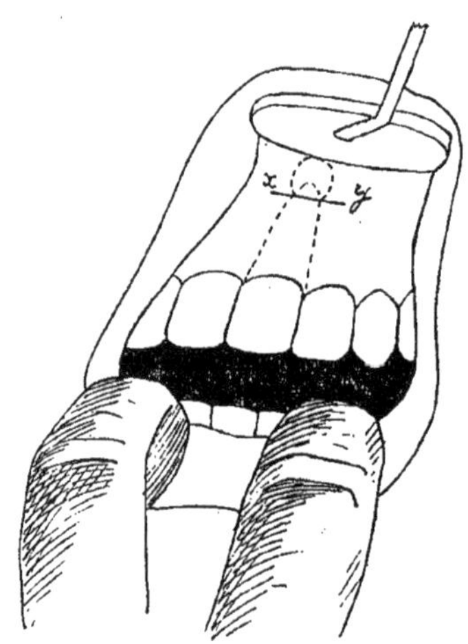

Fig. 56
Tracé de l'incision (x y).

bouche, par exemple, on pratique avec un bistouri à lame courte et à manche solide, une incision profonde jusqu'à l'os, suivant la ligne tracée d'avance et longue de un centimètre et demi environ (fig. 56). A ce moment il se produit généralement une hémorrhagie abondante dont on a généralement raison à l'aide de la compression. Cependant, dans quelques cas, l'écoulement sanguin est si abondant, qu'il vaut mieux remettre à une séance ultérieure la suite de l'opération. A cet effet, pour conserver le bénéfice de l'incision, on introduit entre les deux lèvres de la plaie un peu de gaze stérilisée, que l'on tasse fortement. On procède alors le lendemain à l'opération qui se termine d'habitude dans une seule séance.

3° *Résection osseuse et apicale.* — Certains opérateurs l'exécutent en deux temps. Dans un premier temps ils pratiquent la trépanation osseuse, font sauter un volet osseux et mettent à nu la racine. Dans le second temps ils resèquent l'extrémité apicale. Pratiquement, ces deux temps peuvent être confondus en un seul, c'est-à-dire qu'il est procédé du même coup à la perforation osseuse et à la résection apicale à l'aide du trépan de Beutelrock de gros diamètre. On monte le foret sur la pièce à

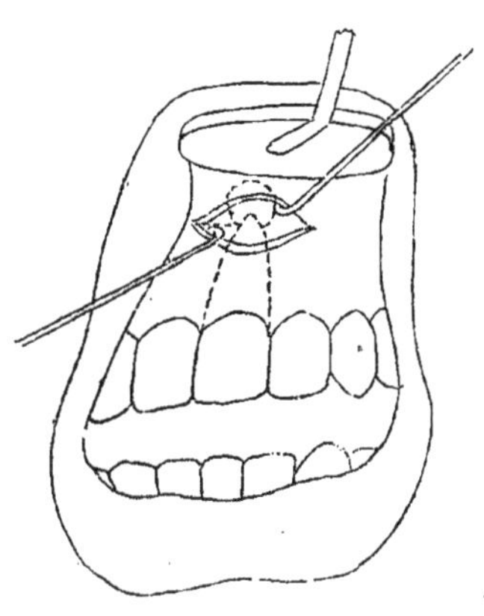

Fig. 57

Gencive et périoste étant écartés à l'aide de crochets, la table osseuse se trouve à nu.

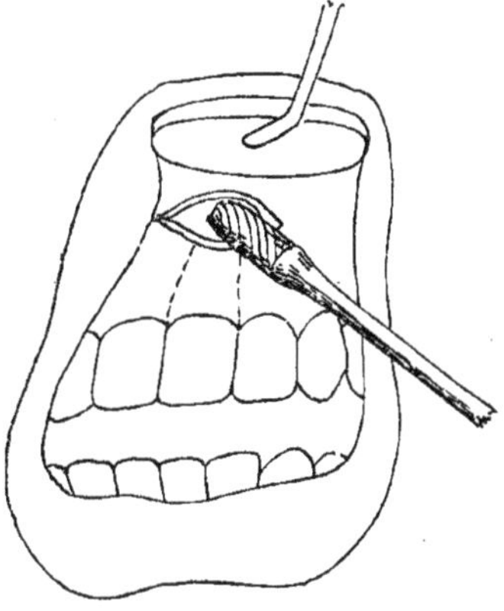

Fig 58

Résection osseuse et radiculaire à l'aide du trépan.

main, on écarte les deux lèvres de la plaie à l'aide de crochets mousses (fig. 57), ce qui met à nu une surface osseuse d'un centimètre environ et on dirige l'instrument perpendiculairement à la surface osseuse (fig. 58). Le foret doit du même coup perforer la table externe de l'os, pénétrer dans le diploé et reséquer l'apex radiculaire. C'est dire qu'il faut pratiquer une perforation profonde, de plusieurs millimètres, d'un centimètre parfois. Quand on juge la perforation assez profonde, on lave, on sèche et on regarde à l'intérieur si l'on aperçoit la section de la racine. C'est quelquefois assez difficile. Mais il est un moyen qui permet de ne pas se tromper. Il consiste à introduire une sonde dans le canal radiculaire : quand la racine a été atteinte par l'instrument tranchant, on voit l'extrémité de la sonde se détacher nettement sur la blancheur de la cavité osseuse (fig. 59). Ceci ne veut d'ailleurs pas dire que la racine soit entièrement reséquée, la fraise peut n'avoir qu'entaillé en sifflet l'extrémité radiculaire. Dans ce cas, on peut achever la résection à l'aide d'une petite fraise ronde.

4° *Curettage de la loge kystique.* — Dans certains cas la trépanation a donné accès juste sur le kyste et la tumeur s'est

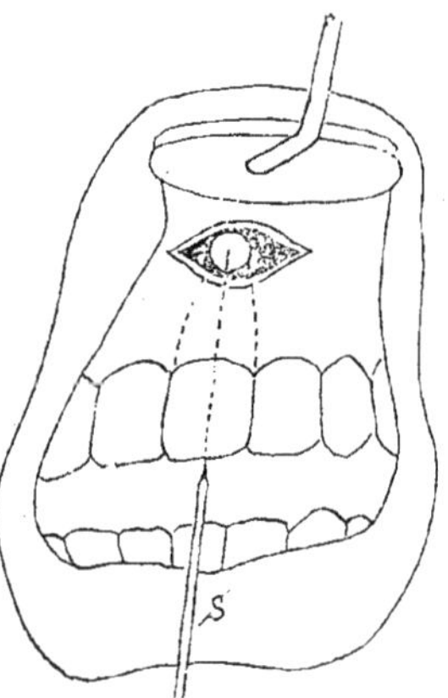

Fig. 59

Dans la brèche osseuse, on voit l'extrémité de la sonde.

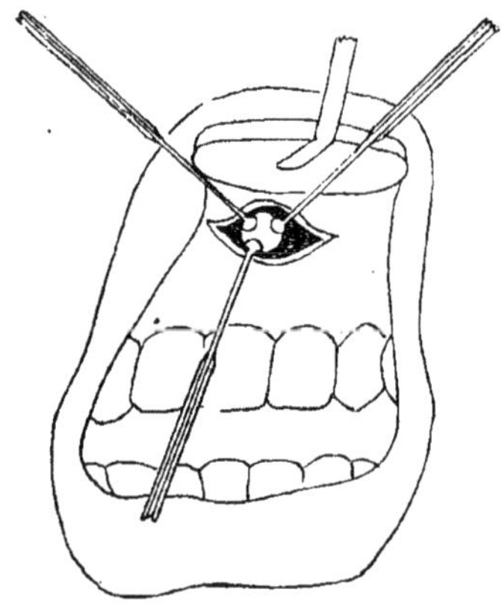

Fig. 60

Énucléation du kyste et curettage de la loge kystique.

trouvée énuclée en même temps qu'était excisée l'extrémité de la racine. Dans d'autres cas, au contraire, l'orifice de trépanation se trouve situé plus ou moins au-dessous (1) de lui et le kyste est resté entièrement ou en partie dans son diverticule osseux. Il faut alors aller l'énucléer dans cette loge à l'aide d'une petite curette à manche résistant (fig. 60), à laquelle on imprime des mouvements de va et vient dans tous les sens. Puis à l'aide d'un courant d'eau distillée on entraîne toutes les parcelles molles ou osseuses jusqu'à avoir une cavité à parois nettes.

---

(1) Ou au-dessus, si c'est à la mâchoire inférieure.

5° *Evidement du canal radiculaire.* — L'énucléation effectuée, il faut procéder immédiatement à l'évidement du canal radiculaire, évidement qui est singulièrement facilité par la connaissance de la direction exacte de la racine. Les forets flexibles sont les instruments de choix pour ce genre de travail. On commencera par le plus petit pour s'arrêter à celui dont la grosseur correspond au volume général de la racine. A l'aide d'une seringue on lavera les poussières qui encombrent le canal. Entraînées par le jet, elles s'échapperont par le foramen largement ouvert. Chaque lavage du canal sera suivi d'un lavage de la cavité osseuse pour éviter qu'aucune parcelle d'ivoire infecté ne vienne la souiller. Le canal radiculaire évidé et propre, on pourra procéder alors à son obturation définitive.

6° *Obturation du canal radiculaire.* — A l'aide d'ouate hydrophile, on séchera le plus parfaitement possible la cavité osseuse, puis on fera passer dans le canal quelques mèches chargées d'alcool à 90 et un courant d'air chaud. Ceci fait, on lubrifiera le canal à l'aide d'une mèche chargée de chloroforme, on choisira un cône en gutta-percha d'un diamètre correspondant à peu près à celui du canal et à l'aide de la brucelle on l'enfoncera d'une manière progressive, mais franche. On attendra quelques secondes pour que le chloroforme ayant dissous quelque peu la gutta-percha, l'obturation soit hermétique, puis on réséquera à l'aide d'un instrument dont on aura chauffé la pointe, l'extrémité du cône en gutta-percha qui fait saillie dans la cavité osseuse. Enfin, on parachèvera le traitement par l'obturation de la cavité cariée à la gutta, en attendant la restauration ultérieure, sous forme d'aurification, d'émail, de ciment, de couronne artificielle.

A ce moment l'opération est entièrement terminée et sans récidive possible. Il est inutile d'aller cautériser les surfaces osseuses, comme il est inutile d'obturer à la gaze la petite cavité. Il faut laisser la cicatrisation se faire seule. On doit se borner simplement à éviter toute complication infectieuse ultérieure à l'aide de savonnages bi-quotidiens de la plaie et de lavages antiseptiques avant et après chaque repas. La cicatrisation se fera peu à peu et il n'y aura pas de dépression à ce niveau, car petit à petit l'os se reformera, comblera la brèche sous-muqueuse et consolidera solidement la dent dans l'alvéole.

Accidents consécutifs

A la suite de la résection apicale, on constate quelquefois l'apparition de douleurs post-opératoires assez vives. Il faudra recommander les bains de bouche chauds, en particulier avec l'hydrate de chloral, et les antinévralgiques, la *trijémine* en particulier. Mais l'accident le plus fréquent, l'accident constant est l'œdème post-opératoire. Cet œdème est d'autant plus marqué que l'incision a été faite plus près du sillon gingival. À la mâchoire supérieure cet œdème est surtout important à la région incisive. D'ailleurs, plus ennuyeux que grave pour le patient, il disparaît de lui-même au bout de quelques jours et la cicatrisation et la réparation osseuse suivent leur cours normal.

II. — TRAITEMENT DES KYSTES SUPPURÉS

Quand un kyste s'est abcédé et qu'il s'ouvre à l'extérieur par une fistule, on peut obtenir la guérison sans procéder à la résection apicale. On se trouve ramené dans ce cas au traitement des fistules gingivales. La meilleure méthode consiste à faire deux injections de teinture d'iode, l'une par le canal radiculaire, l'autre par le trajet fistuleux et à répéter cette opération tous les deux jours jusqu'à la fermeture de la fistule. On peut employer pour ces injections toutes sortes de solutions, mais les injections de teinture d'iode sont inoffensives tout en étant très efficaces. Si le traitement médical échouait, il serait toujours temps d'ailleurs de procéder au grattage de la cavité nécrosée et à la résection de l'apex, ce qui est très aisé dans ce cas, l'effondrement de la table externe étant facilité par la nécrose qui l'a amincie ou détruite entièrement par suppuration.

A consulter : au sujet de la pathogénie des kystes radiculaires :

1°) Le travail classique de Malassez « *sur le prétendu périoste alvéolo-dentaire et sur les débris épithéliaux* », in *Archives de Physiologie,* numéros de février-mai et août 1885;

2°) Les travaux récents de Cavalié, de Bordeaux, sur les kystes dentaires, en particulier la communication faite à l'A. F. A. S., à Lille, en 1907, sur « *les kystes dentaires* ».

3°) *Les débris épithéliaux,* par Galippe.

Chapitre XI

THÉRAPEUTIQUE DE LA CARIE
DES DENTS TEMPORAIRES

La plupart des praticiens affectent un dédain marqué à l'endroit des dents temporaires cariées. Leur seule thérapeutique est dans la plupart des cas l'extraction. La qualité d'organe transitoire des dents temporaires ne suffit cependant pas à justifier ce mépris du dentiste à leur égard. A notre avis on peut soutenir sans paradoxe qu'il est peut-être plus important de soigner et de conserver en parfait état jusqu'à sa chute la denture temporaire d'un individu que sa denture permanente.

Qu'est-ce donc en effet que soigner les dents temporaires ?

1° C'est aider à la bonne nutrition de l'enfant, corollaire obligé d'une bonne mastication, c'est aider à son développement physiologique normal, c'est conséquemment aider à la formation d'organes permanents bien calcifiés et résistants ;

2° C'est au point de vue de l'hygiène locale, entretenir et maintenir cet état d'équilibre biologique de la cavité buccale grâce auquel évolueront sans accident les dents permanentes ; c'est aussi préserver ces dernières de la contagion, de ces caries de contact qui minent précocement, en particulier, les dents de six ans ;

3° C'est enfin éviter les malpositions des dents permanentes qui ne sont souvent que la conséquence de l'extraction prématurée d'organes temporaires. On connaît le mécanisme de ces malpositions si bien étudié par *Siffre* à de multiples reprises (1). Par suite de l'extraction prématurée des molaires de

---

(1) Voir notamment : Les conséquences de l'extraction des dents temporaires. *Revue Générale de l'Art Dentaire*, décembre 1908.

lait, de la deuxième molaire en particulier, la dent de six ans accomplit un mouvement de migration dans le sens antérieur de l'arcade. Elle se rapproche ainsi plus ou moins de la première molaire de lait, au contact de laquelle elle arrive parfois. Or, comme l'arc dentaire permanent ne s'agrandit pas, comme il est égal normalement à l'arc dentaire temporaire, comme les dents permanentes remplacent exactement les temporaires dans l'espace qu'occupaient celles-ci, il en résulte, qu'en cas de migration en avant de la dent de six ans, la longueur de cet arc diminue et que les dents permanentes doivent se placer sur un arc de rayon moindre que l'arc normal, doivent en d'autres termes se placer dans un espace plus petit. Comme cela n'est mathématiquement pas possible, une ou plusieurs de ces dents se rangent hors de l'arcade, soit en dedans, soit en dehors, en créant ces trois cas si fréquents de malposition : la rétroversion ou l'antéversion des incisives et surtout la saillie de la canine. Quelquefois aussi on observe pour les mêmes causes la déviation d'une prémolaire, généralement en dedans, à la mâchoire supérieure, en dehors, à la mâchoire inférieure.

A côté de ces raisons constantes qui plaident éloquemment en faveur de la conservation des organes de lait jusqu'à l'époque de leur chute normale, il y en a d'autres qui pour n'être pas fatales, n'en sont pas moins importantes. Nous voulons parler des conséquences graves que peuvent avoir chez l'enfant les complications de la carie pénétrante des dents temporaires. Sans parler de ces journées de larmes, de ces nuits d'insomnie qui mettent les jeunes enfants en état de réceptivité morbide et les exposent à la contagion de toutes les maladies endémiques et épidémiques qui guettent la première enfance, on voit souvent s'engorger leurs ganglions sous maxillaires. Or, des recherches diverses ont montré que la tuberculose ganglionnaire locale, que l'abcès froid sous-maxillaire n'avaient dans la plupart des cas d'autre origine que cet engorgement ganglionnaire banal préalable. Cet engorgement ganglionnaire banal dû à l'invasion du ganglion par les micro-organismes de la carie dentaire ou par leurs toxines prépare le terrain au bacille de Koch qui trouve dans la carie dentaire une porte d'entrée naturelle qui le conduit au ganglion affaibli sur lequel il se greffe aisément à son tour. Ainsi se tuberculisent secondairement les ganglions infectés par les divers microbes de la carie dentaire. C'est à ce titre qu'on peut considérer la carie dentaire comme un véritable fléau social, comme un danger public. C'est à l'envisager sous cet angle qu'on se pénètre de la nécessité de combattre la carie dentaire dès son apparition, c'est-à-dire en premier lieu pendant toute la durée de la denture temporaire.

Mais à conserver les dents temporaires il y a de grosses difficultés. La première vient du manque de docilité de la plupart des enfants. Or, ce manque de docilité est plus apparent que réel et il est la plupart du temps non imputable à l'enfant mais aux parents et au dentiste lui-même. La faiblesse maternelle, quelquefois la faiblesse paternelle sont causes que l'enfant se refuse obstinément à se laisser soigner. Il faudra d'abord réclamer pour accompagner l'enfant la personne de la famille qui aura sur lui le plus d'autorité. Si à la première visite et durant les visites suivantes l'enfant est dans de mauvaises dispositions, mieux vaudra ne pas insister. Il faut laisser l'enfant s'habituer au praticien, le faire bavarder, le gagner par quelque friandise, l'intéresser par le jeu du fauteuil, l'amener à désirer lui-même s'y installer. Une fois là se bien garder de lui faire mal. Lui montrer le miroir, l'introduire dans sa bouche, en faire l'inspection, rien de plus. Terminer par exemple en lui disant : «Eh bien, je ne t'ai pas fait de mal, tu n'auras plus peur la prochaine fois, n'est-ce pas»? Généralement le bambin s'en ira rassuré et reviendra plus confiant. S'il ne souffre pas on commencera par curetter la carie la moins susceptible de provoquer de réaction et autant que possible sans employer le tour à fraiser. A la moindre douleur il faudra s'arrêter et mettre un pansement. Les tampons légèrement imbibés d'essence aromatique conviennent parfaitement chez les enfants. Si le petit patient souffre, ce sera d'une pulpite ou d'un abcès. En cas de pulpite, un lavage de la cavité à l'eau tiède suivi d'un pansement à l'acide phénique pur cocaïné amèneront rapidement la cessation des douleurs et l'enfant, entré en pleurant chez le praticien, s'en ira en riant et reviendra docile. En cas d'abcès ne pas enlever la dent brutalement, à chaud. Avec un tout petit instrument bien effilé ouvrir l'abcès, prescrire un gargarisme émollient et n'enlever la dent que plus tard, quand le calme sera revenu au niveau de l'articulation, et à l'aide de la réfrigération. A ce propos, il sera bon d'accoutumer l'enfant au froid du chlorure d'éthyle, en lui siphonnant d'abord légèrement la main, et ensuite la gencive en prenant bien garde de ne pas diriger le jet sur quelque dent voisine sensible au froid. Ces considérations paraîtront peut-être puériles au premier abord, mais elles éviteront bien des échecs aux jeunes praticiens souvent peu patients, nerveux, et elles sont de très grande importance en clientèle. Telle mère dont vous aurez réussi, grâce à vos qualités de douceur, de patience et de savoir faire, à soigner l'enfant, vous gardera une reconnaissance qui compensera largement le temps que vous aurez perdu à vous concilier l'amitié de celui-ci (1).

Ceci dit, le traitement des dents temporaires varie naturellement suivant que l'on a affaire à une carie non pénétrante, à une carie pénétrante ou à une carie compliquée.

Caries non pénétrantes. — La cavité cariée sera naturellement curettée le plus profondément possible. Cependant il sera permis parfois de laisser dans le fond de la cavité une couche de tissu ramolli. L'obturation, même faite dans ces conditions, sera suffisante pour permettre à la dent temporaire d'atteindre sans encombre l'apparition de celle qui doit lui succéder dans l'arcade.

Si l'on a affaire aux dents antérieures où la carie revêt une forme spéciale et détruit généralement les tissus durs en s'invaginant dans tous les sens, mieux vaudra ne pas songer à entamer fortement la dentine de façon à tailler une

---

(1). A ce propos nous sommes très étonné de voir que parmi les déjà nombreuses femmes exerçant l'art dentaire, aucune n'ait songé à se spécialiser, à être dentiste pour enfants, exactement comme il y a des médecins d'enfants ? Il y a là, nous semble-t-il, un champ tout trouvé à l'emploi de leurs qualités particulières, ataviques, et qui au moins n'enlèverait rien à leur grâce féminine à laquelle le soin des enfants ajoute au contraire tant de charmes.

cavité classique à contours définis. Il faudra tout simplement, après un curettage superficiel, remplir cavité principale et diverticules au moyen de ciment qu'on recouvrira d'une forte couche de vernis [sous laquelle il pourra durcir convenablement, malgré l'irruption presque forcée de la salive.

S'il sagit des molaires on se trouvera en présence ou de caries centrales ou de caries contiguës des faces mésio ou disto-triturantes.

Dans les cavités centrales superficielles intéressant les sillons intercuspidiens, on emploiera le ciment. Dans les cavités centrales de moyenne profondeur où il sera possible de préparer convenablement une cavité rétentive, on se servira d'amalgames divers, en particulier d'amalgames riches en cuivre. Dans les cavités profondes où le voisinage de la pulpe ne permet pas une préparation correcte, il faudra recourir au ciment. Si l'on a affaire à un patient docile, on pourra dans une première séance mettre au fond de la cavité une couche de ciment et, dans une séance ultérieure, tailler dans ce ciment une cavité rétentive qu'on comblera à l'aide d'amalgame. Certains enfants se laissent parfaitement soigner et les parents soucieux de leur santé nous les amènent de bonne heure alors que les molaires ont à peine sur leurs faces triturantes quelques petites atteinte de carie,.. Chez les enfants qui se laissent poser la digue on pourra faire de petites aurifications. La prétendue moindre résistance des tissus temporaires n'existe pas. Il y a longtemps que l'on a montré que l'ivoire des dents temporaires était beaucoup plus dur que toutes les matières obturatrices susceptibles d'être employées.

Dans les caries intéressant la face distale de la première molaire de lait et la face mésiale de la seconde molaire en même temps que leurs faces triturantes, il sera souvent nécessaire de combler les deux cavités triturantes par une seule et même obturation, par un seul amalgame. En effet les molaires de lait en raison de la forme globuleuse de leur couronne, laissent entre elles, au niveau du collet, un important espace à base gingivale qui traumatisé constamment au cours de la mastification par les aliments qui s'y insinuent s'enflamme et devient le siège de vives douleurs, souvent plus considérables que celles que détermine la carie elle-même. Si l'on se contente d'obturer indépendamment la carie distale de la première molaire et la carie mésiale de la seconde, l'espace subsiste avec tous ses inconvénients et l'enfant continue à souffrir comme avant. C'est pour cette raison qu'il faut créer une sorte de pont d'amalgame protecteur en obturant d'un seul coup les deux cavités. Cette manière de faire que nous pratiquons depuis dix ans bientôt sur les conseils de *Siffre*, et que recommande aussi *C.N. Jonhson*, nous a toujours donné satisfaction.

Carie pénétrante du troisième degré. — Comme nous l'avons vu plus haut le traitement d'une carie pénétrante du 3ᵉ degré des dents permanentes se résume dans les deux indications suivantes : dévitaliser la pulpe et l'extraire partiellement ou totalement. Ces deux principes sont applicables au traitement des caries pénétrantes du troisième degré des dents temporaires. En ce qui concerne la dévitalisation on a écrit et répété à satiété qu'il était dangereux d'employer l'acide arsénieux chez les enfants. Cette opinion est un vulgaire préjugé et rien de plus : l'acide arsénieux employé selon les règles est aussi inoffensif chez les enfants que chez les adultes (1). Bien entendu il faudra chez les enfants comme chez les adultes prendre toutes les précautions contre le fusement. Dans les caries des faces intersticielles on se trouvera bien, avant la mise en place d'un pansement arsenical, d'obturer avec de la gutta-percha l'espace interproximal. Cette petite manœuvre, dépourvue d'inconvénients, est parfaitement suffisante pour éviter toute diffusion. Bien entendu il faut se conformer aussi à l'âge de la dent intéressée. Si l'on a affaire à une dent devant tomber quelques mois plus tard, dont les racines sont aux trois quarts détruites par la résorption, l'acide arsénieux aurait vite fait par cette voie de fuser dans les tissus articulaires. En règle générale, on pourra faire usage d'acide arsénieux tant que la

---

(1) C'est d'ailleurs l'opinion de F. Ducournau que la question de la conservation des dents temporaires a toujours préoccupé. Voir à ce sujet sa communication au 14ᵉ Congrès Dentaire International de Paris (1900), parue dans le tome II du *Compte-rendu*, page 331 sous le titre : *De l'importance du traitement des dents temporaires.*

résorption radiculaire n'aura pas commencé et sera peu important et on évitera toute erreur en n'employant plus d'acide arsénieux deux ans avant la chute normale de la dent. Dans le cas contraire on se bornera à l'aide de pansements à l'acide phénique à calmer les douleurs de l'enfant et à lui permettre d'attendre patiemment la chute normale de l'organe malade.

La pulpe dévitalisée, doit être extraite entièrement si l'on a affaire à une dent monoradiculée, il faut pratiquer simplement la pulpectomie coronaire si l'on a affaire à une molaire. Chez les enfants, la pulpectomie coronaire, méthode rapide, est la seule méthode permettant de conserver les molaires atteintes de carie pénétrante du troisième degré. La pulpe extraite dans les dents uniradiculées, il faut se garder d'obturer les canaux. L'obturation canaliculaire jouant le rôle de corps étranger serait en effet susceptible d'amener des désordres lors de la résorption radiculaire.

Dans toutes les caries pénétrantes du troisième degré, quel que soit la dent intéressée, l'obturation de choix sera l'amalgame. Chez les patients dociles on pourra placer, le cas échéant, dans les grandes cavités, des blocs d'or coulé.

Carie pénétrante du quatrième degré non compliquée. — Il ne faut pas songer à faire subir aux enfants les longues séances que nécessite le nettoyage minutieux des canaux radiculaires. Une seule méthode peut être employée avec succès, la méthode de *Buckley* pratiquée comme chez les adultes en deux séances. Première séance : nettoyage de la cavité cariée et de la chambre pulpaire, pansement au tricrésol-formol sous obturation au ciment spécial. Deuxième séance, pansement à la pâte *Buckley*, obturation définitive à l'aide d'amalgame ou mieux à l'aide du mélange ciment-amalgame.

Caries pénétrantes compliquées. — La périodontite aiguë avec abcès complique souvent la carie pénétrante du quatrième degré des dents temporaires. On combattra aisément l'abcès par son ouverture et la périodontite par les applications de teinture d'iode. La crise passée, la dent pourra être traitée avec avantage selon la méthode de *Buckley*. S'il y a fistule, on pourra cautériser son trajet à l'aide d'un peu d'essence de girofle ou de cannelle qu'on fera pénétrer par pression, dans les canaux radiculaires et de là dans la fistule. La dent traitée, la seule obturation qui convienne dans ce cas où la guérison complète est rare en raison des soins hâtifs qu'on est obligé de faire, est une obturation facilement enlevable, c'est-à-dire faite à l'aide de gutta-percha.

Il faut, en effet, à la moindre reprise des douleurs périodontiques, à la moindre menace d'abcès, pouvoir donner issue au pus par la voie naturelle canaliculaire. Car, ainsi que nous le disions en commençant, il faut toujours redouter les complications infectieuses de la carie des dents temporaires et éviter l'atteinte ganglionaire. Chaque fois qu'un ganglion s'engorgera d'une manière sérieuse, il faudra — et ce sera d'ailleurs là la seule excuse du dentiste, — recourir à l'extraction qui n'est indiquée que dans ce cas, et à la mâchoire supérieure dans les très rares cas où chez les enfants une suppuration dentaire évolue du côté du sinus maxillaire.

THÉRAPEUTIQUE DES AFFECTIONS GINGIVO-DENTAIRES COMMUNES

CHAPITRE XII

TRAITEMENT DES MORTIFICATIONS PULPAIRES SANS CARIE

L'étiologie des mortifications pulpaires survenant en l'absence de toute carie, a été récemment étudiée par *Siffre* (1). *Siffre* a décrit à la mortification des causes physiologique, des causes pathologiques locales et des causes pathologiques générales.

Dans la classe des mortifications pulpaires physiologiques, il a fait entrer les mortifications déterminées par la diminution de résistance et les modifications cellulaires qui sont le propre de la sélinilité et les diverses abrasions mécaniques ou chimiques. Comme cause pathologiques locales, il décrit le traumatisme et l'infection. Le traumatisme peut être violent comme dans les cas de fracture, de luxation, de résoction apicale au cours d'une opération portant sur le maxillaire. Il peut être lent comme dans les cas de malposition dentaire déterminant des pressions et des mobilisations continuelles et anormales ou comme dans l'usure mécanique. L'infection peut se faire soit

---

(1) A. SIFFRE. La mortification de la pulpe dentaire, sans carie. Section d'Odontologie du Congrès de l'A. F. A. S., session de Clermont-Ferrand, août 1908.

par propagation inter-alvéolaire (1) d'abcès dentaires banals, soit par la voie gingivo-alvéolaire, comme dans la périodontite expulsive. Quant aux causes pathologiques générales, elles relèvent de l'intoxication et de l'infection. Parmi les intoxications, il faut citer le saturnisme, l'alcoolisme, l'hydrargisme, le phosphorisme ; parmi les infections, les fièvres infectieuses en général, la fièvre typhoïde, le rhumatisme, la syphilis.

Comme on le voit, les causes prétendues des mortifications pulpaires sont multiples. On peut se demander si en réalité elles sont aussi nombreuses que les auteurs veulent bien le dire. Quand on décrit une si grande variété de causes à un même processus pathologique, c'est souvent parce que ce processus est mal ou imparfaitement connu.

N'est-ce pas le cas des mortifications pulpaires dont le mécanisme intime a été peu étudié jusqu'ici et que seule pourra nous révéler une connaissance approfondie de l'histo-pathologie pulpaire, science encore rudimentaire malgré les beaux travaux de *Arkoevy* et de *Hopewel Smith*.

Quoiqu'il en soit, c'est le traumatisme vif ou lent qui est le principal facteur des mortifications populaires. Sur dix cas de mortifications pulpaires, il n'est pas exagéré de dire qu'il y en a bien huit où l'on peut trouver dans les antécédents du malade un traumatisme de la région buccale ou d'une dent en particulier. Les dents à pulpes mortifiées se reconnaissent généralement à la teinte spéciale qu'elles prennent à la longue et qui contraste souvent avec la teinte des autres dents. La dent à pulpe mortifiée bleuit, rougit ou jaunit, ou restant dans le même ton que les autres dents perd son éclat et prend une coloration mate. La coloration anormale n'est d'ailleurs pas un signe constant de mortification pulpaire et elle peut manquer tout à fait, surtout au début. C'est la percussion qui, mieux que tout autre symptôme, est susceptible de révéler la mortification pulpaire. La percussion doit être faite méthodique-

---

(1) Voir la communication de *Siffre* à la Société de Stomatologie, et l'article de *R. Kern* sur la *Confluence interalvéolaire des abcès dentaires*. In. *Revue Générale de l'Art Dentaire*.

ment. Admettons que l'on soupçonne une dent de la mâchoire
inférieure d'avoir une pulpe mortifiée, il faudra percuter chaque dent dans le sens de l'axe vertical avec la même force et le
même instrument, en commençant par l'incisive et en continuant ainsi jusqu'à la dernière molaire. Si une dent percutée
semble avoir un son moins clair ou plus mat que les autres, il
sera bon de recommencer l'épreuve en partant cette fois de
la troisième molaire et continuer ainsi jusqu'à l'incisive centrale. Supposons que la percussion de la canine nous ait dans
les deux cas révélé une matité anormale. Il ne faudra pas s'en
tenir là et l'on devra comparer le son de la dent supposée
malade avec le son de dent homologue, du côté opposé. Si
nous notons une différence de sonorité appréciable entre les
deux dents, la contre-épreuve sera décisive et l'on pourra porter un diagnostic positif, deux dents symétriques se trouvant
dans des conditions physiques à peu près identiques. Cet contre-épreuve est absolument nécessaire car toutes les dents n'ont
pas la même sonorité. En règle générale la sonorité diminue à
mesure que l'on s'éloigne de l'incisive, de sorte que si l'on com-
pare entre eux les sons déterminés par la percussion d'une incisive et d'une molaire, le son de la molaire paraît plus mat que
celui de l'incisive. Il en résulte que ces deux sons ne sont qu'approximativement comparables tandis que les sons des deux
dents homologues sont parfaitement superposables (1).

Le diagnostic établi, quelle thérapeutique instituer? Le principe du traitement réside tout entier dans la trépanation de la dent
suivie soit de l'extirpation de la pulpe en train de se mortifier,
soit de la stérilisation du canal contenant les débris de l'organe
pulpaire. Car la mortification de la pulpe est rarement spontanée. Elle ne s'établit pas d'emblée. C'est le plus souvent
insensiblement que marchent les lésions et c'est parfois plusieurs années après le traumatisme que la mortification pulpaire se trouve constituée. Jusqu'à ce stade ultime, la pulpe
passe par une série d'états inflammatoires successifs, donnant
lieu à de véritables crises de pulpite ou ne déterminant ab-

---

(1) On pourra se servir avec avantage des réactions des dents à l'électricité,
procédé dont nous avons parlé plus haut. (Ch. III, pages 41 et suivantes).

solument aucune réaction pour aboutir à une mortification
dont les effets ou bien restent limités au système canaliculo-
caméral, ou bien déterminent des complications alvéolaires
analogues à celles engendrées par la carie pénétrante à son
dernier stade.

Le traitement des dents à pulpes mortifiées ou en voie de
mortification comprend cinq temps ;

   1° La trépanation et l'évidement ;

   2° L'extraction de la pulpe ou la stérilisation des canaux ;

   3° L'obturation d'essai ;

   4° L'obturation des canaux ;

   5° L'obturation de l'orifice de trépanation.

I. — TRÉPANATION ET ÉVIDEMENT

La trépanation est le temps essentiel du traitement. C'est
aussi le plus délicat. Le plus souvent, en effet, quand un malade vient réclamer les soins du praticien pour une mortification
pulpaire, c'est en raison des phénomènes douloureux ressen-
tis, soit que la mortification commençant on ait affaire à une pulpite, soir que la mortification s'achevant apparaissent les complications périodontiques. Dans le premier cas (pulpite) la trépanation s'effectue facilement tant qu'on reste dans l'émail
tissu insensible, mais elle devient douloureuse dès qu'on aborde la zône d'ivoire sous-jacente à l'émail et en général n'importe quelle portion de l'ivoire, tissu normalement sensible.
Arrivé à une certaine hauteur dans la dentine, il est bon de
s'arrêter et d'essayer d'anesthésier ivoire et pulpe à l'aide de
la compression cocaïnique. Ou bien on peut avoir recours à
l'application d'un escharotique placé au fond du pertuis de trépanation et remettre la fin de l'opération à une séance ultérieure. Mais l'anesthésie préopératoire novo-cocaïnique est
surtout indiquée. Dans le second cas (périodontite aiguë, abcès
alvéolaire), le moindre attouchement de la dent est douloureux. On pourra alors recourir à l'atelle dont nous avons déjà
indiqué l'emploi (1). De toutes façons, il faut réclamer du

----

(1) Voir Ch. VII, page 115..

malade l'immobilité la plus complète, l'opération faite par une
main experte et de bons outils étant d'ailleurs généralement
très rapide.

Pour exécuter correctement cette opération. il faut avoir
des forêts de calibre divers très coupants, mais il faut aussi
bien connaître les lieux de trépanation. La trépanation ne doit
pas être faite au hasard, elle doit être dirigée de façon à donner
facilement et directement accès dans les canaux de la dent
intéressée.

Les lieux de trépanation n'étant pas les mêmes pour chaque
sorte de dents nous allons les passer en revue en les étudiant
d'abord dans les dents supérieures, ensuite dans les dents
inférieures.

A. — Mâchoire supérieure

1° *Incisives centrales et incisives latérales*. — Le lieu
d'élection pour la trépanation des incisives supérieures se
trouve un peu au-dessous de la gouttière de la face vestibulaire
de la dent, gouttière bordée par le cingulum. La pointe du foret

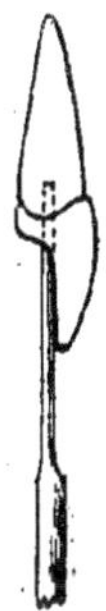

Fig. 61
Position du foret pour la trépanation d'une incisive supérieure.

doit être introduite dans cette fossette, le trépan restant constamment parallèle à l'axe général de la dent et pour plus de
sûreté frottant doucement contre l'arête buccale du bord triturant de l'incisive (fig. 61). Il n'est jamais nécessaire d'enfoncer le foret de plus de cinq millimètres. On a généralement
rencontré la cavité pulpaire avant d'avoir atteint cette profon-

deur. La chambre pulpaire ouverte, on retire le foret, on agrandit si besoin est le diamètre de la perforation à l'aide d'une fraise à fissure terminée en pointe et l'on achève l'évidement intérieur à l'aide d'une fraise en boule, de façon à supprimer les angles rentrants de la cavité pulpaire.

2° *Canine.* — C'est la dent la plus facile à trépaner. Le lieu de trépanation de la canine supérieure se trouve exactement à la pointe de la cuspide. Il est représenté chez tous les sujets âgés par une petite facette d'usure montrant deux cercles concentriques, l'un intérieur, petit et jaune foncé formé par l'ivoire, l'autre extérieur, plus grand et blanc brillant formé par l'émail. Chez les sujets jeunes ou l'usure n'a pas détruit cette

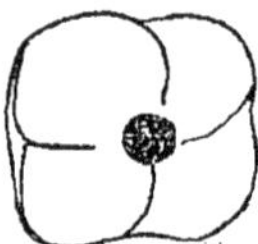

Fig. 62
Centre théorique de trépanation.

pointe, il est nécessaire de la meuler jusqu'à l'apparition d'une petite tache jaune d'ivoire. Le foret est alors placé en ce point et dirigé normalement selon l'axe de la dent. L'évidement se fait de la même façon que pour les incisives.

3° *Prémolaires* — Le point d'élection pour la trépanation des prémolaires supérieures se trouve sur la face triturante, au centre de cette face, exactement entre les deux cuspides. La trépanation faite dans le sens de l'axe de la dent donne directement accès dans la chambre pulpaire de la deuxième prémolaire, dent habituellement monoradiculée. Il n'en est pas de même pour la première prémolaire. Cette dent présente normalement deux canaux correspondant l'un à la cuspide vestibulaire, l'autre à la cuspide buccale. La trépanation centrale donnerait bien accès dans la chambre pulpaire, mais plus difficilement dans les canaux. Il faut donc compléter la trépanation centrale par un évidement assez large qui doit entamer fortement la portion des cuspides regardant l'orifice de trépanation centrale.

4° *Molaires supérieures.* — Théoriquement le centre de trépanation se trouve à la jonction des deux branches de l'X représenté par les sillons intercuspidiens des molaires supérieures (fig. 62). Pourtant ce point ne saurait être choisi, car il serait impossible de pénétrer dans tous les canaux et en particulier dans le canal vestibulo-mésial sans reséquer les trois quarts de la couronne. Il faut donc recourir à un autre procédé très ingénieux imaginé par *Siffre* (1) qui consiste à découvrir d'abord le canal vestibulo-mésial et à faire, partant de cet orifice de trépanation, un évidement consécutif dans la direc-

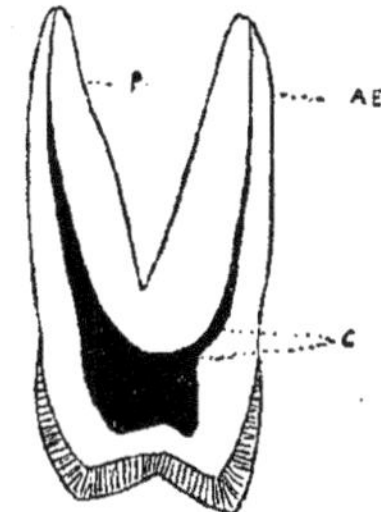

Fig. 63

(D'après *Siffre*). — Coupe d'une première grosse molaire supérieure gauche, passant par l'angle meso-externe (vestibulo-mésial) et la portion postérieure (distale) du canal palatin P, racine palatine (buccale); A E, racine antéro-externe (vestibulo-mésiale); C, conduit canaliculo-caméral.

tion des autres canaux.« Le canal vestibulo-mésial, comme l'a démontré *Siffre*, à qui nous empruntons cette description, ne s'ouvre pas directement dans la chambre pulpaire. Son origine présente une disposition très spéciale. L'angle vestibulo-mésial de la chambre pulpaire s'effile en un petit canal à peu près horizontal de 2 m/m. environ et qui se dirige d'abord en dedans et en arrière, en longeant la face mésiale, puis il s'infléchit en haut et en dehors pour aboutir enfin dans le véritable canal radiculaire (fig. 63). C'est le conduit *canaliculo-caméral* faisant suite au canal proprement dit qui se dirige de

---

(1) A. Siffre. Le point d'élection pour la trépanation coronaire en vue du cathérisme des canaux radiculaires. *Revue Générale de l'Art Dentaire*, mars 1906, page 1.

11

bas en haut, un peu de dehors en dedans, et surtout *d'arrière en avant*... Or, une sonde introduite exactement dans la direction décrite ne *pénétrera pas dans le canal*. Le conduit canaliculo-caméral s'y oppose en effet et la sonde insinuée dans

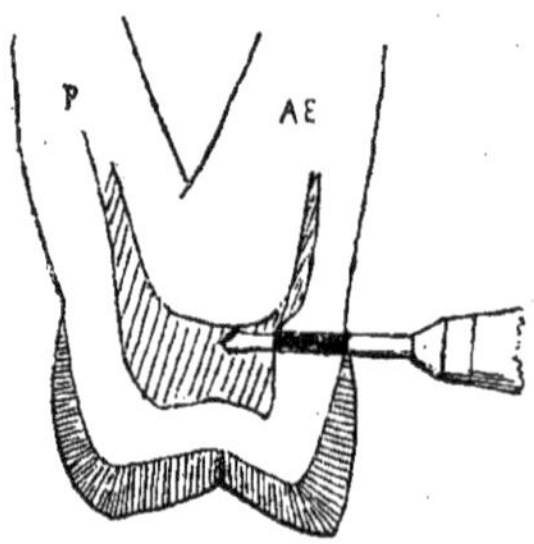

Fig. 64

(D'après *Siffre*). — Coupe de première grosse molaire supérieure. On voit sur cette figure le foret qui pénètre dans la chambre pulpaire au-dessous du trajet canaliculo-caméral. A E, racine antéro externe (vestibulo-mésiale) ; P, racine palatine (buccale).

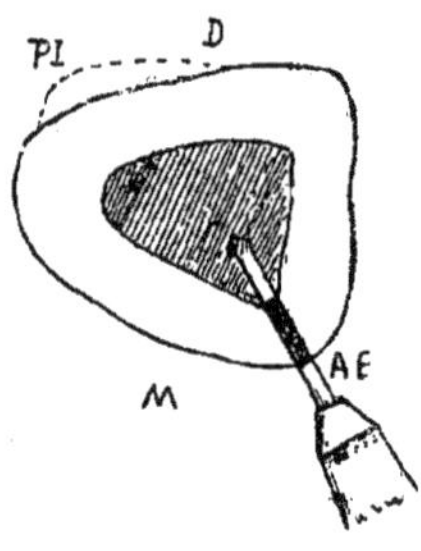

Fig. 65

(D'après *A. Siffre*). — Coupe au niveau du collet et parallèle à la face triturante d'une première grosse molaire supérieure gauche. M, face mésiale ; D, face distale ; A E. angle meso-externe (vestibulo-mésial) par lequel pénètre le foret pour entrer dans la chambre pulpaire.

ce conduit va buter par son extrémité au point précis ou s'ouvre le véritable canal, mais elle ne peut y pénétrer à cause de l'angle très marqué selon lequel ce canal s'abouche avec le conduit canaliculo-caméral.

Il est donc nécessaire de détruire d'abord *l'éperon* de dentine formé par la juxtaposition du conduit et du canal et de ménager ainsi un estuaire qui se confonde avec les parois vestibulaire et mésiale de la chambre. En détruisant cet éperon, on se ménage un accès facile dans le canal, mais au prix d'un délabrement considérable. On crée une cavité énorme et on met la dent hors d'état de supporter longtemps les pressions qu'elle subit normalement au cours de la mastication.

Or, il existe un moyen très simple d'obtenir l'accès du canal sans affaiblir notablement la résistance de la dent. L'orifice du canal vestibulo-mésial est situé à une distance variant de 1 m/m. à 1 m/m. 5 de l'angle formé par les faces vestibu-

laire et mésiale, et dans un plan horizontal qui répond
sensiblement au collet de la dent. Cette position relativement peu profonde autorise à aller à sa recherche par la *voie
vestibulaire*. L'opération consiste simplement à trépaner la

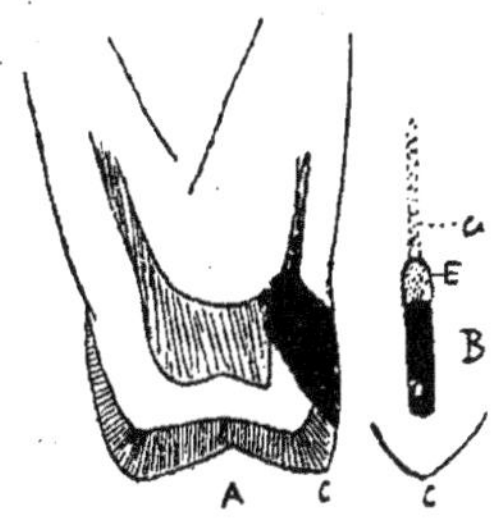

Fig. 65

(D'après *A. Siffre*). — Coupe d'une première grosse molaire supérieure gauche
(semblable à la figure 64). En A ont voit l'évidement produit par la fraise
du point de pénétration du foret vers la cuspide C ; au-dessus de la partie
noire, le canal radiculaire qui suit le trajet canaliculo-caméral lui-même formant le fond de l'évidement. En B, l'évidement vu par l'angle méso-externe
(vestibulo-mésial) ; C, cuspide antéro-externe (vestibulo-mésiale) ; E, partie de
l'évidement qui mène dans le canal.

dent au point indiqué et à pratiquer l'évidement sous-jacent à
cette trépanation.

Avec un foret d'un millimètre de lame, perforer la dent en
appliquant la pointe du foret exactement au sommet formé
par les faces vestibulaire et mésiale, juste sur la ligne ou s'arrête l'émail. L'axe du foret doit être dirigé de telle sorte qu'il
vise directement le centre de la chambre pulpaire. Cet axe, et
par suite la pièce à main qui le porte, doivent être parallèles
au plan de la face triturante de la dent (fig. 64.) L'ouverture
ainsi pratiquée doit être telle qu'une sonde qu'on y introduit
gagne directement l'angle bucco-distal de la dent : en un mot
la ligne de trépanation suit exactement la diagonale AE. PI du
quadrilatère formé par la face triturante (fig. 65). Puis avec une
fraise en boule du même diamètre que le foret, on agrandit le
trajet de trépanation, dans le sens suivant : on agit d'abord
verticalement en suivant le sommet de l'angle formé par
les faces mésiale et vestibulaire, en se dirigeant vers la pointe
de la cuspide vestibulo-mésiale. Cette ligne verticale s'arrête

à *mi distance* entre le trajet primitif de trépanation et l'extrémité de la cuspide. Ce point inférieur est ensuite réuni par un mouvement de va et vient à l'orifice buccal, ou caméral de la trépanation, *lequel ne doit pas être agrandi*. On obtient ainsi un orifice en forme de pyramide aplatie dont la *base* est représentée par une ligne verticale *vestibulaire*, le sommet par l'orifice *buccal* de la trépanation, la face *supérieure* par le *trajet primitif de la trépanation* et la face *inférieure* par la *ligne* qui rejoint le sommet à l'extrémité inférieure de la base. (fig. 66).

Une sonde glissée le long de cette base et introduite par l'orifice buccal, pénètre directement dans l'orifice du canal cherché (1) ». Pour arriver dans les deux autres canaux il suffit alors de poursuivre l'évidement dans le sens de la face triturante en s'arrêtant à l'entrecroisement des sillons intercuspidiens.

Dent de sagesse supérieure. — Le lieu de trépanation se trouve au centre de la face triturante. Ce point mène directement dans la chambre pulpaire. Quand on l'a atteinte à l'aide du foret, on prend une fraise à fissure de même calibre qu'on introduit dans le sillon creusé par le foret et qu'on dirige dans tous les sens, en avant, en arrière, en dehors, en dedans, agrandissant la perforation non au niveau de son orifice inférieur, triturant, mais au niveau de son orifice caméral. On obtient ainsi une ouverture cônique dont le sommet est situé sur la face triturante et dont la base se confond avec les parois de la chambre pulpaire.

B. — Mâchoire inférieure

1) *Incisives*. — Le lieu d'élection pour la trépanation des incisives inférieures se trouve sur le bord triturant de la dent, au milieu de ce bord. Le foret monté sur l'angle droit doit être dirigé verticalement, dans le sens de l'axe de la dent. Il faut bien entendu se servir d'un foret très fin, sans cela on risquerait d'avoir une ouverture en bec de flûte entamant à la fois la face buc-

---

(1) A. SIFFRE. Loco cit, pages 2-4.

cale et la face vestibulaire, ce qui obligerait à une restauration disgracieuse.

2) *Canines.* — Même lieu de trépanation que les canines supérieures : partie la plus saillante de la pointe.

3) *Prémolaires.* — Les cuspides des prémolaires inférieures sont réunies par un pont d'émail. La trépanation doit par suite être double. On fera deux pertuis intercuspidiens, de chaque côté de l'arête d'émail. On les réunira ensuite en un seul en faisant sauter le pont d'émail.

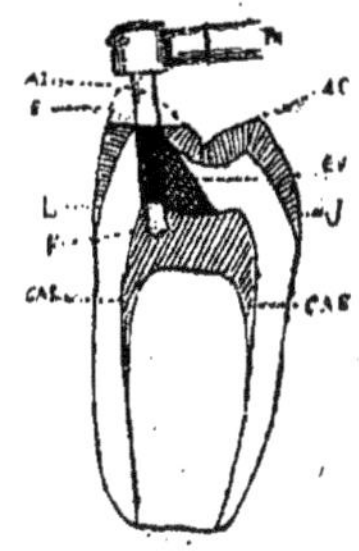

Fig. 67

(D'après A. *Siffre*). — Coupe de première grosse molaire inférieure gauche, passant par les cuspides antérieures externe et interne (vestibulo et bucco-mésiales). A I, cupide antérieure linguale (bucco-mésiale) dont l'émail, en pointillé E, a été enlevé pour découvrir l'ivoire dans lequel pénètre le foret F, supporté par l'angle droit de la machine à fraiser Fr. Le foret vient d'entrer dans la chambre pulpaire. C A I, canal antéro-interne (bucco-mésial) ; C A E, canal antéro-externe (vestibulo-mésial) ; L, face linguale (buccale) de la dent ; P, face jugale (vestibulaire) ; A E, cuspide antero externe (vestibulo-mésiale) ; E V, trace de l'évidement qui, du point d'entrée de la trépanation (E), ira joindre le canal antéro-externe (vestibulo-mésia') C A E.

4) *Molaires inférieures.* — Ces molaires ont deux racines. La racine mésiale est aplatie et renferme deux canaux : bucco-mésial et vestibulo-mésial. La racine distale conique renferme un seul canal. La direction de ces canaux est telle, que prolongés en haut, ils se réunissent au-dessus de la face triturante dans un point qui correspond exactement à l'axe de la racine mésiale. Cette disposition a été utilisée par *Siffre* auquel nous devons un procédé de trépanation des molaires inférieures qui permet, grâce un seul coup de foret, d'avoir accès dans les orifices des trois canaux.

L'opération, telle que la décrit *Siffre*, comporte trois temps :

1ᵉʳ temps. — *Découvrir l'ivoire au niveau de la cuspide bucco-mésiale.* — C'est en effet en ce point précis que passe l'axe commun qui représente la base du procédé. Ce temps de l'opération s'accomplit facilement et rapidement à l'aide d'une petite meule en carborindon à l'aide de laquelle on use la

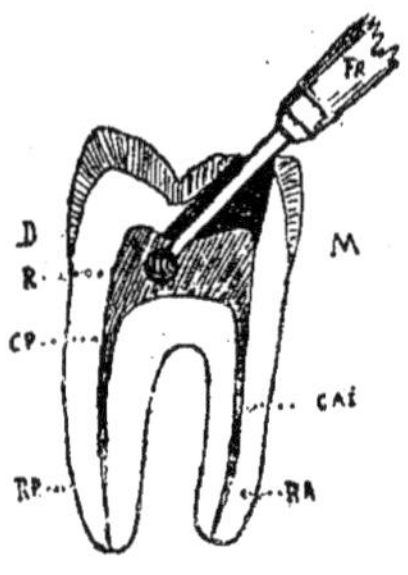

Fig. 63

(D'après *A. Siffre*). — Coupe méso-distale d'une première grosse molaire passant par le canal antéro-externe (vestibulo-mésial) et le postérieur, (distal) vue par la face linguale (buccale). La fraise R, montée sur la pièce à main Fr, a pratiqué l'évidement pour aller au canal postérieur (distal) C P ; M, face mésiale ; D, face distale ; R P, racine postérieure (distale) ; R A, racine antérieure (mésiale), partie linguale (buccale) dans laquelle se trouve le canal antérieur interne (bucco-mésial) C A I.

pointe d'émail jusqu'à ce que l'ivoire sous-jacent soit mis à nu (fig. 67 AI).

2ᵉ temps. — *Trépanation.* — Trépaner au point précité avec un foret large d'un millimètre (fig. 67 F), en tendant à gagner le centre de la couronne parallèlement à la ligne qui forme le sommet de l'angle dièdre vestibulo-mésial.

3ᵉ temps. — *Évidement.* — Avec une fraise cylindrique à taille transversale introduite dans le trou du foret, réséquer le plafond de la chambre pulpaire en poussant la pointe de la fraise parallèlement au *plan antérieur* et vers le *point cervical* de la ligne qui forme *l'angle vestibulo-mésial.* Cette manœuvre doit se faire *sans agrandir l'orifice produit primitivement par le foret au point de trépanation* (fig. 68).

Ensuite avec une fraise ronde du diamètre du foret et toujours sans agrandir l'orifice primitif, tailler dans le plafond de la chambre en se dirigeant directement vers le point mésial de la face triturante, c'est-à-dire juste vers l'orifice du canal distal (fig. 69).

Le trou du foret mène juste sur le canal bucco-mésial, l'évidement selon le plan mésial conduit directement sur le canal vestibulo-mésial et la résection vers le point médian de la face

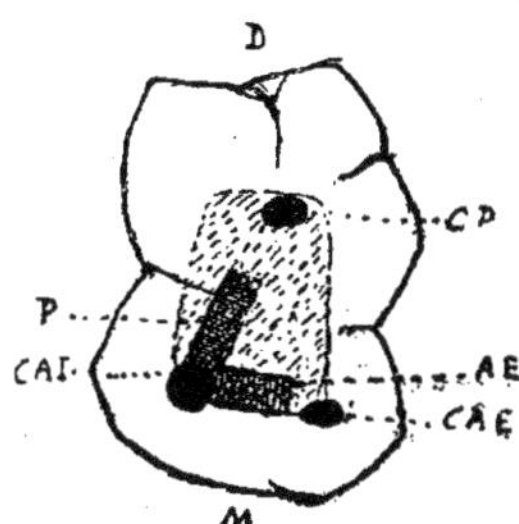

Fig. 69

(D'après *A. Siffre*). — Face triturante de première grosse molaire inférieure gauche sur laquelle, en pointillé, on voit : la chambre pulpaire ; C A, le canal antéro-interne (bucco-mésial) avec l'évidement P pour joindre le canal postérieur (distal) C P et l'évidement A E selon le plan externe, joignant le canal antéro-externe (vestibulo-mésial) C A E ; M, face mésiale ; D, face distale.

triturante donne accès dans le canal distal (fig. 68 CP et fig. 69 CP). (1).

II. — EXTRACTION DE LA PULPE
ET STÉRILISATION DES CANAUX

La trépanation et l'évidement étant effectués selon la règle de chaque cas particulier, il est alors facile d'extraire la pulpe, si la mortification n'est pas complète, selon la technique indiquée plus haut (2). De même, en cas de mortification complète, on aura le choix entre les nombreux traitements indiqués dans la carie pénétrante du 4ᵉ stade ou dans la périodontite. Il est donc inutile d'insister.

III. — OBTURATION D'ESSAI

L'épreuve d'essai s'impose dans les cas de mortification pulpaire comme dans la carie pénétrante du 4ᵉ stade, comme

---

(1). A. Siffre, loco citato, pages 7-8.
(2) Voir : Ch. IV, page 71.

dans la périodontite. Elle se fera commodément en laissant une mèche stérilisée dans les canaux et en obturant l'orifice de trépanation à l'aide de gutta-percha.

IV. — OBTURATION DES CANAUX

On peut utiliser un quelconque des procédés décrits antérieurement, en remarquant que les cônes en gutta sont tout indiqués dans les dents uniradiculées et sont faciles à glisser par l'orifice de trépanation.

V. — OBTURATION DÉFINITIVE DE L'ORIFICE DE TRÉPANATION

Les matériaux employés dans cette obturation varient pour des raisons d'esthétique suivant le siège des dents intéressées. C'est ainsi que dans les canines supérieures et inférieures à parois épaisses on pourra combler les orifices de trépanation à l'aide d'une aurification ou y sceller un bloc de Dall ; la perforation de la face palatine des incisives pourra être obturée avec de l'or, de l'amalgame et même du ciment quand, l'articulation étant très élevée, on n'a pas à craindre l'usure produite en ce point par les dents antagonistes. Dans les prémolaires supérieures et inférieures, les aurifications, les amalgames, les blocs de porcelaine sont indiqués ; dans les molaires du haut et du bas on emploiera de préférence l'amalgame ou l'or. Enfin, les obturations les plus délicates sont celles des incisives inférieures. La minceur des parois empêchera d'y faire des aurifications qui seraient d'ailleurs peu esthétiques. Pour les mêmes raisons, l'emploi de l'amalgame est contre-indiqué. Il ne reste guère que les ciments, les ciments — porcelaine en parttculier, les émaux en baguettes faciles à utiliser et les blocs de Dall.

A consulter : En ce qui concerne *l'étiologie* des mortifications pulpaires :

1°) *A. Siffre.* La mortification de la pulpe dentaire sans carie. A. F. A. S., session de Clermont-Ferrand.

2°) En ce qui concerne la *symptomatologie :*

M. Roy. Etude sympthomatologique sur les altérations pulpaires sans carie. *Odontologie*, mai 1911, page 433.

3°) Pour l'ensemble de la question, la thèse de *A. Jossu :* Sur la mortification de la pulpe dentaire d'apparence spontanée et ses complications. Paris, 1908.

Chapitre XIII

TRAITEMENT DES GINGIVO-STOMATITES
SEPTIQUES POLYMICROBIENNES

Depuis la publication de la thèse inaugurable de *Lebedinsky* (1) on divise très simplement et très judicieusement les gingivo-stomatites en deux grands groupes :

1° Les gingivo-stomatites spécifiques.

2° Les gingivo-stomatites septiques.

La *gingivo-stomatite spécifique*, selon la définition même de *Lebedinsky*, est une affection de la muqueuse buccale qui n'est qu'une manifestation locale d'une maladie générale et qui a le même agent pathogène spécifique, connu ou inconnu, que la maladie générale qui lui a donné naissance. Telles sont les gingivo-stomatites que peuvent produire la syphilis, la tuberculose, la dyphtérie, la fièvre aphteuse, la rougeole, la variole, la scarlatine, le scorbut, etc.

Sous le nom de *gingivo-stomatite septique*, il faut entendre, au contraire, toutes les infections primitives ou secondaires de la muqueuse buccale, qui ont pour agent pathogène le polymicrobisme buccal. Telles sont les gingivo-stomatites engendrées par le mauvais état buccal, à la période d'état des pyrexies ou dans le cours du diabète, du mal de Bright, de la grossesse ou sous l'influence des intoxications générales hydrargiriques, bismuthiques, bromo-potassiques, etc.

Les gingivo-stomatites spécifiques n'intéressent que médiocrement le dentiste qui n'a pas souvent l'occasion de traiter les malades qui en sont atteints. Les gingivo-stomatistes spécifi-

---

(1) J. LEBEDINSKY. *Les gingivo-stomatites et le polymicrobisme buccal*. Thèse, Paris, 1898.

ques sont l'apanage du praticien de la médecine générale qui aura à les combattre en même temps qu'il soignera la maladie générale qui leur aura donné naissance. Il en est autrement des gingivo-stomatites septiques que les diverses affections du système maxillo-dentaire engendrent constamment. Celles-là intéressent le dentiste au premier chef. Souvent, en effet, lui seul soupçonne leur existence, les découvre et les traite. C'est le cas, en particulier, des gingivo-stomatites dues à l'action septique du tartre salivaire, à l'existence de racines ou à l'évolution anormale d'une dent. D'autres fois, le médecin les découvre et réclame le concours du dentiste pour les enrayer, C'est ce qui arrive fréquemment dans les cas de stomatite mercurielle.

Toutes les gingivo-stomatites septiques évoluent de façon à peu près semblable en passant successivement, quand elles sont livrées à elles-mêmes, par les phases érythémateuse, exsudative, ulcéreuse et gangréneuse. Aussi décrirons-nous le traitement de la gingivo-stomatite septique en général qui pourra s'appliquer à toutes les stomatites septiques, sans distinction d'origine. Cependant il nous semble bon de réserver un paragraphe spécial à la stomatite ulcéro-membraneues et à la stomatite mercurielle dont le traitement présente quelques points de détail un peu particuliers.

I. — TRAITEMENT DE LA GINGIVO-STOMATITE SEPTIQUE

Quelle que soit la forme de la stomatite considérée, qu'elle soit érythémateuse, exsudative, ulcéreuse ou gangréneuse, le traitement préalable sera la mise en état de la cavité buccale. Il faudra commencer par traiter et obturer toutes les dents susceptibles de l'être, extraire au contraire celles dont l'état n'est justiciable d'aucun traitement, en particulier les dents découronnées dont les racines sont des foyers constants d'irritation et d'infection. Puis il faudra procéder à un nettoyage minutieux des dents et des espaces interdentaires, enlever toutes les parcelles de tartre, c'est-à-dire non seulement les concrétions apparentes et qui font saillie au niveau du collet, mais celles qui se trouvent recouvertes par les gencives et sont situées quelquefois très profondément. Ce traitement préalable achevé, il faudra s'occuper des lésions gingivales elles-mêmes.

Si l'on a affaire à une *stomatite érythémateuse* ou à une *stomatite exsudative*, il arrivera souvent que la mise en état de la bouche aura fait disparaître la stomatite que causait le mauvais état buccal, ce qui se conçoit facilement. Cependant dans quelque cas, en particulier, dans la stomatite érythémateuse chronique, qu'on rencontre chez les gens qui ignorent les prescriptions de l'hygiène buccale, il sera nécessaire de faire quelques attouchements à la teinture d'iode, de prescrire des gargarismes antiseptiques. On pourra employer les formules suivantes :

1°
| Chlorate de potasse . . | 10 gr. |
| Eau de roses. . . . . | 300 gr. |

ou bien :

2°
Acide salicylique . . .	5 gr.
Alcool à 60°.	15 gr.
Eau distillée	550 gr.

Contre les phénomènes aigus on prescrira le gargarisme suivant, préconisé par *Magitot* :

3
Borate de soude . . .	20 gr.
Thymol	0 20
Eau distillée.	1.000 gr.

En dehors des lavages buccaux répétés cinq ou six fois par jour, le malade devra s'astreindre matin et soir au nettoyage parfait de la cavité buccale à l'aide de la brosse et du savon qui est un germicide puissant.

Dans la *forme ulcéreuse* il sera nécessaire de cautériser les ulcérations soit à l'aide du fer rouge, soit à l'aide de substances chimiques comme le nitrate d'argent, le chlorure de zinc, l'acide chromique, etc.

Dans la *forme gangréneuse*, il faudra enlever à la pince et à mesure de leur formation les lambeaux de tissu sphacélé et cautériser les ulcères sous-jacents.

Dans ces deux formes, il faudra prescrire de grands bains de bouche. On se trouve très bien pour ces lavages de l'emploi du bock qui permet de faire passer chaque fois une grande quantité de liquide antiseptique. Aussi pourra-t-on prescrire des lavages à l'aide d'eau oxygénée (250 gr. par litre d'eau bouillie), de permanganate de potasse (0 gr. 50 par litre d'eau) ou d'acide phénique (5 gr. par litre avec quelques gouttes de glycérine pour solubiliser le phénol).

II. — TRAITEMENT DE LA STOMATITE
ULCÉRO-MEMBRANEUSE

Les classiques prétendent que le *chlorate de potasse* est le médicament spécifique de la stomatite ulcéro-membraneuse. Cette opinion est exagérée et il y a des formes de stomatites ulcéreuses, les formes chroniques en particulier qui résistent à son action. Cependant il est dans de nombreux cas d'un précieux secours. Comme il s'élimine par les glandes salivaires, on peut donner le chlorate de potasse à l'intérieur. On prescrira 2 à 5 grammes suivant l'âge, dans 125 grammes de julep, à prendre en 24 heures.

En gargarismes on aura le choix entre les solutions suivantes : (1)

	Décoction de racines de guimauve. .	300 gr.
1°	Eau chloroformée	100 »
	Chlorate de potasse	10 »
	Teinture de badiane.	10 »

	Chlorate de potasse	6 gr.
2°	Alcoolature de cochléaria.	60 »
	Sirop de quinquina	90 »
	Décoction de quinquina.	250 »

Si l'on veut ne pas employer le chlorate de potasse on ordonnera :

	Borax.	10 gr.
3°	Salol	6 »
	Eau de menthe.	500 »

---

(1). Toutes ces formules sont empruntées à l'excellent *Formulaire* pour les maladies de la bouche et des dents, de G. Viau.

Mais les cautérisations chimiques des ulcérations représentent à notre avis la partie la plus importante du traitement. L'*acide chromique*, le *nitrate d'argent*, le *bleu de méthylène* donnent d'excellents résultats. Mais il semble que le meilleur agent de cautérisation soit l'*acide chlorydrïque* employé selon la méthode de *Faré* (1). On se sert d'une solution au 1/10 ou au 1/15. A l'aide d'une pince on prend une petite boulette de coton, on la trempe dans la solution et on touche légèrement chaque ulcération.

« Il est très important, dit *Cruet*, de ne laisser échapper aucune ulcération et la plus extrême attention doit être apportée à leur recherche (espaces interdentaires). La boulette de coton doit être changée plusieurs fois suivant le nombre et l'étendue des ulcérations. L'application du topique laisse à la surface de l'ulcération un magma noirâtre produit par le sang et le caustique ; le tout doit être immédiatement balayé avec le jet d'une solution antiseptique ou simplement alcaline. Il est à peine besoin de dire qu'on évitera de toucher la surface des dents et qu'on fera dans tous les cas le lavage alcalin. Il est rare que deux applications tout au plus de l'acide à un ou deux jours d'intervalle n'amènent pas la guérison définitive » (2).

III. — TRAITEMENT DE LA STOMATITE MERCURIELLE

Deux cas sont à considérer dans le traitement de la stomatite mercurielle suivant que celle-ci est légère et localisée ou suivant qu'elle est au contraire intense et généralisée. Nous empruntons à *Berdal* (3) les indications relatives au traitement de ces deux cas :

A. — Stomatite légère localisée

Prescrire dans ce cas :

1° § Des *lavages* fréquents de la bouche avec la solution de chlorate de potasse à 5/1.000. .

---

(1) Société de Stomatologie, 1898.
(2) Cruet, *Hygiène des maladies de la bouche et des dents*, page 74.
(3) H. Berdal, *Traité pratique de la syphilis*, page 770

2° § Un *nettoyage minutieux des interstices dentaires* avec une allumette autour de laquelle on aura enroulé un peu d'ouate et qu'on a trempée dans la solution de chlorate.

3° § Une *cautérisation* des ulcérations (qui doit être pratiquée tous les quatre ou cinq jours) avec, soit le nitrate acide de mercure, soit la solution de sublimé :

> Sublimé . . . .   1 gramme
> Eau distillée   20   »

soit avec la solution d'acide chromique au 1/3 ou à parties égales, soit avec le crayon de nitrate d'argent. Lorsqu'on est obligé de confier le traitement aux malades, on leur donnera l'une des formules suivantes en leur recommandant de ne pas épargner la gencive dans l'interstice des dents :

> Acide lactique . . . .   4 grammes
> Eau distillée.   8   »   (Tenesson)

en badigeonnages sur les gencives deux fois par jour.

> Acide chromique. . .   1 gramme
> Eau distillée.   20   »

pour toucher les gencives une fois par jour, puis tous les deux jours seulement.

4° § Faire sucer, tous les jours, cinq ou six comprimés de chlorate de potasse.

B. — Stomatite intense généralisée

Dans les stomatites un peu intenses, le traitement doit être modifié comme il suit :

1° § *Lavages fréquents* (15 ou 20 fois dans la journée) de la bouche avec un mélange, parties égales, d'une décoction de racines de guimauve et de têtes de pavot à laquelle on ajoutera, par verre, 4 grammes de borate de soude. Quand l'inflammation est assez vive pour gêner les mouvements de la bouche, on se servira pour faire ces lavages, d'un bock ou d'un irrigateur.

2° § *Toucher les ulcérations* avec la solution d'acide lactique au tiers ; si cette solution n'est pas tolérée, employer un cellutoire au borax. Si la douleur est trop vive, employer une solution de cocaïne au 20°.

3° § La nuit, maintenir *la muqueuse des joues séparée des gencives* à l'aide d'un petit tampon d'ouate hydrophile imbibée d'eau boriquée.

Le médecin en outre :

4° § ordonnera des bains de vapeur.

5° § prescrira un laxatif tous les soirs.

6° § fera prendre à l'intérieur 2 grammes de *chlorate de potasse* par jour, ou encore 2 grammes d'iodure de potassium.

7° § Comme alimentation, on se bornera à recommander des aliments liquides, et plus spécialement le bouillon.

Le traitement mercuriel qui avait été supprimé, bien entendu, dès la reconnaissance de la stomatite, ne sera repris qu'après la guérison et d'une façon légère, au début.

A consulter : La thèse très complète de *J. Lebedinsky* : Les gingivo-stomatites et le polymicrobisme buccal, Paris, 1898.

Chapitre XIV

TRAITEMENT DE LA PÉRIODONTITE EXPULSIVE

Aucune question n'a soulevé plus de controverses que celle de l'étiologie de la périodontite expulsive. Certains auteurs ont voulu faire dériver la périodontite expulsive d'une affection générale, en faire un symptôme de la diathèse arthritique. D'autres n'ont voulu retenir que les causes locales, infectieuses pour les uns, mécaniques pour les autres, incriminant les premiers l'action du tartre salivaire, les seconds les vices d'articulation dus aux irrégularités dentaires ou acquis par la chute de certaines séries de dents. (1)

Or, il se trouve que ni les partisans d'une origine générale de la périodontite expulsive, ni les partisans de l'origine locale n'ont tort. Du moins, au point de vue clinique, et toutes réserves étant faites sur la nature même de la périodontite expulsive, on peut décrire une périodontite expulsive diathésique et une périodontite expulsive locale. Si l'on suit en effet attentivement la marche de la périodontite expulsive, on la voit tantôt prendre naissance vers le bord libre du périodonte, au niveau du collet des dents et se développer en progressant dans le sens de l'apex, c'est la *périodontite expulsive locale* ; tantôt, au contraire, on voit la maladie prendre naissance au niveau du tiers apical de la racine et gagner de proche en proche la partie cervicale, c'est la *périodontite expulsive diathésique.*

La première, la périodontite expulsive locale est due aux dépôts de tartre salivaire, au niveau du collet des dents.

La seconde, la périodontite expulsive diathésique, est due

---

(1). Sans parler de l'atrophie alvéolaire, sénile ou non, souvent confondue en clinique avec la pyorrhée à forme sèche.

aux dépôts de tartre sérique, c'est-à-dire à la précipitation et aux dépôts de sels uratiques dans la portion apicale de la racine.

Comment agit le tartre salivaire déposé au collet des dents ? A la fois mécaniquement et infectieusement. Mécaniquement en s'insinuant entre le collet de la dent et la gencive, le tartre ouvre l'articulation alvéolo-dentaire et porte au contact du périodonte les micro-organismes pyogènes qui pullulent à sa surface. Ces migro-organismes susceptibles de déterminer la suppuration alvéolaire sont nombreux. Les principaux sont des *streptocoques* et des *staphylocoques*, le *micrococus gingivæ pyogenes* et le *bacterium gingivæ pyogènes*.

A la périodontite d'origine tartrique correspondent les grands décollements gingivaux, les culs de sac purulents et l'ébranlement des dents. Cette pyorrhée évolue lentement jusqu'à la chute spontanée des dents et avec un minimum de douleurs.

Comment se forme et comment agit le tartre sérique ?

« On sait que les urates sont maintenus en solution dans le sang en vertu de son alcalinité, et qu'ils sont précipités par des acides ou du moins par des substances ayant un degré d'alcalinité moindre que celui du dissolvant dans lequel ils se trouvent... Dans l'articulation alvéolo-dentaire, quand une dent est soumise à une activité plus que normale, le katabolisme des éléments cellulaires de la membrane péricémentaire amène la production de substances acides qui amoindrissent l'alcalinité de la membrane, particulièrement au point où le maximum de tension est senti. Dans les dents uniradiculaires, les dépôts d'urates sont situés dans la région apicale ou auprès de celle-ci ; dans les dents multiradiculaires, les dépôts siègent ou bien sur l'une des racines, en un point correspondant à celui où se déposent les urates dans les dents uniradiculaires, ou bien sur la zône de bifurcation des racines. Ces zônes de précipités d'urates s'expliquent par ce fait qu'en présence du plus léger état de suractivité des localisations se produisent dans les points qui supportent le maximum d'effort pour des raisons purement physiques et basées sur les lois de la mécanique. Les dents supportent plus souvent qu'on ne croit un effort supérieur à la normale. Une légère déviation dans la position qu'une dent doit occuper dans l'arcade suffit pour que cette dent fasse un travail plus grand qu'elle ne le devrait. Cela conduit à la suractivité, à l'excès d'oxydation, à la diminution d'alcalinité, et aussi sans doute à la formation d'acide lactique par suite de la dissociation des molécules protéiques complexes de la membrane péri-cémentaire et, finalement, à la précipitation, sur les zônes supportant un plus grand effort, d'urates qui étaient maintenus en dissolution dans le sang par son alcalinité.

« Dans beaucoup de cas de périodontite expulsive, le principal facteur étiologique déterminant est l'acidité relative ou réelle d'une partie de la membrane péri-cémentaire. Celle-ci est suivie de la précipitation d'urates qui, agissant comme des irritants, convertissent cette zone péri-cémentaire en un champ propre au développement des organismes pyogènes. Les urates déposées créent un *locus minori resistentiæ* et, avec les germes pyogéniques, ils sont la cause de la formation du pus qui, étant plus alcalin que le sang, amène la précipitation des phosphates de chaux qu'on trouve fréquemment dans les dépôts goutteux... La présence du dépôt goutteux doit être considérée comme l'irritant qui, troublant l'équilibre fonctionnel des tissus péri-cémentaires, transforme ceux-ci en un terrain propre à loger et à faire proliférer les bactéries qui peuvent arriver dans ces tissus par la circulation du sang et par le bord gingival ». (1)

A la périodontite expulsive d'origine sérique correspondent ces formes spéciales de l'affection caractérisée par la persistance de l'intégrité gingivale, la déviation des dents et la production d'abcès douloureux siégeant à différents niveaux de la racine de dents à pulpe intacte.

Comme on le voit, la périodontite expulsive locale et la périodontite expulsive diathésique ont chacune leur physionomie propre. (2). Différentes dans leurs causes, dans leur

---

(1) J. ENDELMANN. *Le probleme de l'acide urique dans ses rapports avec les inflammations péri-cémentaires.* Communication à la Société Ondotologique de New-York, 18 février 1903, et *Ondotologie*, 15 octobre 1908, pages 295-298.

(2). Il faut cependant noter que les deux processus peuvent se rencontrer chez le même individu qui fait une pyorrhée descendante due à l'action du tartre sali-

marche et dans leurs effets mêmes, la périodontite expulsive locale et la périodontite expulsive diathésique commandent des traitements différents que nous étudierons séparément.

I. — TRAITEMENT DE LA PÉRIODONTITE EXPULSIVE LOCALE DUE A L'ACTION DU TARTRE SALIVAIRE.

Le traitement de la périodontite expulsive locale est complexe. Pour être parfait il doit comprendre :

1) L'ablation du tartre (traitement mécanique) ;

2) La destruction des poches purulentes (traitement chirurgical ou chimique) ;

3) Une hygiène bucco-dentaire spéciale.

A. — Traitement mécanique

Il réside essentiellement dans l'ablation de toutes les particules de tartre salivaire, selon la technique usuelle. Le nettoyage doit être minutieux et délicat, surtout quand les dents sont fortement ébranlées. Dans une première séance, on enlèvera les particules les plus saillantes, puis, dans les séances suivantes, on s'attaquera successivement à des groupes de dents, incisives, puis canines et prémolaires, enfin molaires. Les dents doivent en effet être débarrassées de toutes les particules de tartre qui les recouvraient, leur surface doit être absolument lisse pour rendre moins aisés les dépôts futurs. Un tel nettoyage demandera donc de nombreuses séances et il ne saurait être parfaitement exécuté rapidement.

B. — Destruction des clapiers purulents

1° *Méthode chirurgicale (Cruet).* — Elle consiste à supprimer la gencive décollée sur toute la hauteur et la largeur du cul de sac. On peut se servir pour cette opération de ciseaux droits et courbes. « Avec une paire de ciseaux droits et aigus, l'une des

---

vaire, et une pyorrhée ascendante due à l'action des dépôts uratiques. Dans ces cas heureusement rares, la pyorrhée évolue avec une intensité et une rapidité maxima. (Ascendante : de l'apex vers le collet ; descendante : du collet vers l'apex.)

branches étant introduite entre la dent et la gencive, on fait
une section verticale jusqu'au fond du sillon de décollement ;
avec des ciseaux courbes, on sectionne les lambeaux latéraux,
toujours le plus près possible de la limite du décollement. La
suppression de la gencive à la partie antérieure des dents est
simple et facile, mais il n'en est pas de même en arrière pour
les prémolaires et molaires ; pour ces dents on peut se servir
exclusivement du thermo ou du galvano cautère qui accomp-
plit toute la besogne à lui seul sans l'intermédiaire de
ciseaux ». (1)

L'opération peut se faire en une fois, si quelques dents seulement sont atteintes. Dans le cas contraire, on opèrera par
groupes. Comme la destruction chirurgicale est douloureuse,
il sera bon avant d'intervenir, de faire une injection de cocaïne
ou de stovaïne qui, dans ce cas, est largement suffisante. On
pourra injecter deux ou trois centimètres cubes d'une solution
faible de cocaïne (solution à 0 cent. 25 0/0) ou deux ou trois
centimètres cubes d'une solution de stovaïne (solution à
0 cent. 50 0/0).

2°) *Méthode chimique.* — La méthode chirurgicale, qui est
la méthode rationnelle puisqu'elle enlève chirurgicalement
l'infection, à l'inconvénient d'être inesthétique. Après l'opération, les racines des dents antérieures sont parfois à nu sur
une grande partie de leur hauteur, et paraissent démesurément
longues, ce qui est évidemment d'un effet très disgracieux.
Aussi nombre de patients, (les femmes en particulier), préfè-
rent-ils garder dans la bouche une intarrissable suppuration,
plutôt que de recourir à ce qu'ils ne seraient pas loin d'appeler
une mutilation. C'est pour cette raison que bon nombre de praticiens restent fidèles à la déjà vieille méthode des cautérisations chimiques préconisée par *Magitot. Magitot* pensait en
effet avoir trouvé dans l'*acide chromique* un agent caustique
suffisamment énergique, d'un maniement facile, et d'une ino-
cuité relative assez grande. On l'emploie de la manière suivante : après avoir pris les précautions nécessaires contre l'in-

---

(1) L. CRUET. *Hygiène et thérapeutique des maladies de la bouche*, page 260.

vasion de la salive (bourrelets d'ouate) on taille, à plat et en
pointe, un petit morceau de bois d'oranger et on trempe l'extrémité dans une solution d'acide chromique monohydraté. On
promène alors autour de chaque dent à la face vestibulaire, à
la face buccale et le long des faces latérales l'extrémité du
bâtonnet. L'acide chromique très diffusible s'écoule lentement
le long de la racine et baigne ainsi la gencive, l'alvéole, le
périodonte et le cément. On attend quelques minutes, la cautérisation est faite. Elle n'entraîne que peu de douleur immédiate,
mais elle est suivie d'une réaction inflammatoire qui aboutit à
l'élimination d'une escharre superficielle. Les cautérisations
doivent être renouvelées chaque semaine.

C. — Traitement hygiénique

Pendant le cours du traitement le patient atteint de périodontite expulsive doit se conformer aux règles d'une hygiène
spéciale. La guérison obtenue, il doit dans la suite en assurer
la permanence par une hygiène buccale rigoureuse.

1°) *Hygiène concomitante au traitement*. — A l'emploi de
l'acide chromique, *Magitot* (1) ajoutait l'usage journalier du
chlorate de potasse, 1 à 3 grammes par jour.

On peut l'ordonner en pastille :

> Chlorate de potasse . . . . .   20 gr.
> Sucre . . . .   q. s.

pour faire 80 pastilles à 0,25 c. chaque de chlorate.

Aromatisez avec essence de menthe.

On prendra chaque jour six à huit pastilles, soit un gramme
et demi à deux grammes de chlorate de potasse.

En topique à l'extérieur sous forme de cellutoire, on prescrira
par exemple :

> Glycérine. . . . .   20 gr.
> Chlorate de potasse . . . . .   2 »
> Menthol 0 30

A l'emploi du chlorate de potasse nous préférons les larges
irrigations faites par le malade lui-même. A cet effet il doit se

____

(1) E. MAGITOT. *Mémoire sur l'ostéopériostique alvéolo-dentaire*, 2° édition,
1878.

munir d'une petite seringue en verre, terminée par une canule en argent à bout arrondi et très effilé, pour pouvoir pénétrer dans les culs de sac les plus minuscules. L'antiseptique de choix pour ces irrigations est sans contredit l'eau oxygénée à 12 volumes, *(Amoëdo)*. Le patient doit faire sept irrigations par jour, une au lever, une après le premier déjeuner, une avant le repas de midi et une après, une avant le repas du soir et une après, une enfin avant de se mettre au lit. On ne saurait croire de quel secours est pour le praticien la collaboration intelligente du malade atteint de périodontite expulsive.

2°) *Hygiène préventive.* — La périodontite expulsive guérie, il est nécessaire pour maintenir la permanence du résultat obtenu de recourir à une hygiène rigoureuse. Abandonnée à elle-même l'infection ne tarderait pas en effet à reparaître infailliblement. On assurera la durée de la guérison en combinant l'action mécanique et antiseptique des brossages et des savonnages.

Le savon est un merveilleux antiseptique buccal. Le meilleur de tous les savons est, sans contredit, le vulgaire savon de Marseille. On s'en sert de la façon suivante. On trempe une brosse dans l'eau tiède, on la frotte énergiquement sur un pain de savon et on l'introduit dans la bouche toute chargée de mousse. On frictionne les dents et les gencives en tous sens, verticalement surtout. Comme le savon de Marseille est d'un goût très désagréable, il sera bon, lors de son emploi, de se rincer la bouche avec une solution aromatisée et parfumée. L'eau de Botot peut parfaitement remplir ce but. Seul, le savon est susceptible de dissoudre les enduits mous qui sont précurseurs des dépôts de tartre et dont l'action infectieuse est manifeste.

Deux ou trois fois par semaine, le patient pourra faire suivre le savonnage d'un brossage à l'aide d'une poudre très finement pulvérisée. On emploiera par exemple la craie camphrée dont la formule est :

<pre>
            Craie précipitée. . . . .   30 gr.
            Camphre finement pulvérisé.   10 »
</pre>

Enfin le patient sera averti qu'à la moindre apparence de

récidive, à la constatation de l'existence à la pression gingivale de toute sérosité louche, il devra aller trouver immédiatement le dentiste qui, dans ce cas, pourra lutter avec efficacité et rapidité contre la maladie commençante.

II. — TRAITEMENT DE LA PÉRIODONTITE EXPULSIVE DUE A L'ACTION DU TARTRE SÉRIQUE.

Il comprend trois grandes indications :

1° Supprimer les dépôts uratiques ;
2° Mettre les dents atteintes au repos physiologique ;
3° Activer la circulation du périodonte et de la gencive.

A. — Suppression des dépôts uratiques

L'extraction du tartre sérique est beaucoup plus difficile que l'enlèvement du tartre salivaire. Les calculs uratiques sont logés profondément, quelquefois très près de l'apex radiculaire et doivent être enlevés par conséquent par des mouvements de raclage avec des instruments à lame élastique, étroite et mince, afin d'éviter les lésions des tissus mous. On se servira avec avantage pour détacher les calculs résisistants du *calcitrice* imaginé par *Kirk* en faisant suivre son emploi de celui d'un instrument à lame unie « qui doit laisser la surface cémentaire aussi lisse que possible pour éviter par la suite toute plaie mécanique des tissus mous environnants » (1).

Mais dans certains cas il ne sera pas possible d'enlever mécaniquement tous les dépôts. Aussi sera-t-il nécessaire de parfaire le traitement chirurgical à l'aide du traitement chimique. On aura recours aux acides susceptibles de dissoudre les dépôts. Parmi ceux-ci, les plus souvent employés sont : l'acide sulfurique, l'acide chlorydrique, l'acide lactique et l'acide trichloro-acétique.

L'acide sulfurique est le dissolvant le plus généralement employé ; ont peut se servir soit d'acide sulfurique monohydraté (*Hugenschmidt*) soit d'acide sulfurique de Nordhausen (*P. Robin*). A l'aide d'une sonde en cuivre on porte une fine

---

(1) Ed. C. KIRK. La formation et l'ablation du tartre sur les racines des dents. *Odontologie*, 15 juillet 1908.

gouttelette d'acide au fond de la poche à cautériser, on attend une ou deux minutes et l'on rince la bouche du malade à l'aide d'un courant d'eau contenant du bicarbonate de soude.

L'acide chlorydrique à 30 o/o a été préconisé par *Preiswerk* (1). On l'emploie de la même façon que l'acide sulfurique.

L'acide trichloroacétique semble être un bon dissolvant. Il agit en coagulant les surfaces molles, gencive et périodonte. Durcis, ces tissus résistent mieux aux actions mécaniques et infectieuses.

Mais le dissolvant de choix est *l'acide lactique*, préconisé par *W. J. Younger*. L'acide lactique ne doit pas être employé pur. On se servira de la solution à 30/100. Le grand avantage de l'acide lactique lui vient de ce qu'il dissout instantanément les sels calcaires, sans donner naissance par décomposition à des composés insolubles. On porte l'acide dans les culs de sac à l'aide d'une petite spatule en bois d'oranger. Quelque soit l'acide choisi, les applications doivent être répétées jusqu'à dissolution complète des dépôts.

B. — Mise des dents au repos physiologique

Mais les dépôts qu'on a souvent tant de peine à enlever ne tarderaient pas à se reformer si l'on ne prenait la précaution de mettre la dent, ou plus exactement les tissus péridentaires au repos physiologique. Les dents mobiles ou supportant des pressions exagérées pourront être mises au repos physiologique à l'aide des moyens suivants : meulages en hauteur, ligatures, pose d'un appareil prothétique ou grâce à la combinaison de ces divers moyens.

1°) *Meulage*. — Le meulage sera surtout indiqué dans le traitement de certaines périodontites expulsives localisées à une ou plusieurs dents en malposition. Il arrive fréquemment en effet qu'une dent en malposition supporte à elle seule tout le poids de l'articulation ou du moins des forces supérieures à la normale. Il faut donc supprimer cette action mécanique.

---

(1) G. PREISWERK. Atlas manuel des maladies des dents et de la bouche, édition française de *Chompret*, page 165.

On y arrive par le meulage qui s'exercera sur la dent malade ou sur ses antagonistes.

2°) *Ligatures.* — Il arrive souvent que toutes les dents étant en place, les incisives et les canines seules, les inférieures surtout soient atteintes de périodontite expulsive et fortement ébranlées par la destruction des tissus alvéolaires. Ces dents sont alors soumises à l'action de forces bien supérieures à la normale, en raison des déviations constantes que leur imprime le choc masticatoire. Il est nécessaire d'immobiliser ces dents au moyen de ligatures. Pour ces ligatures, on se servira soit de fil de soie qui est très souvent suffisant, soit de fils métalliques très fins.

3°) *Appareil prothétique.* — La périodontite expulsive résulte parfois de la perte d'une série de dents. On voit souvent en effet les dents antérieures d'un maxillaire atteintes de périodontite expulsive par suite de la disparition prématurée des molaires. Surmenées physiologiquement elles ne tardent pas à devenir malades. On remettra ces dents dans des conditions normales à l'aide d'un appareil prothétique qui remplacera les molaires perdues. Le meilleur appareil est dans ce cas la vulgaire cuvette en caoutchouc sans dents, la surface de mastication étant représentée par un bourrelet de caoutchouc articulé minutieusement avec les molaires inférieures par exemple, ou avec un appareil semblable si elles n'existent plus.

C. — Stimulation circulatoire

Les dépôts étant détruits, leur retour évité par la mise au repos des dents atteintes, il ne reste plus, pour parfaire le traitement, qu'à essayer d'enrayer les troubles trophiques en activant la circulation du périodonte et des gencives. On y arrive en combinant deux moyens très différents, l'extirpation des pulpes des dents atteintes et les massages articulaires.

1° *L'extirpation des pulpes* des dents atteintes, en même temps qu'elle prévient les accidents pulpaires de la périodontite expulsive, a en effet une grande action sur la vitalité des tissus articulaires. Cette action est facile à expliquer. L'anatomie nous apprend en effet qu'un tronc commun amène le sang à la pulpe, au cément, au périodonte, à l'alvéole et à la gencive. Des cinq branches de ce tronc, la plus importante est le rameau pulpaire. Si l'on supprime la pulpe, on supprime par conséquent 'e rameau vasculo-pulpaire. Or, le tronc débitant par la suite la même quantité de sang, la quantité de sang destinée à la pulpe se répartit sur le cément, l'os, le périodonte et la gencive, augmentant de ce fait leur circulation ralentie par la maladie. Cette explication est loin d'être hypothétique, la clinique nous montre journellement qu'une dent ébranlée se consolide à la suite d'extirpation pulpaire.

2° Enfin contre l'atonie gingivale *les massages* journaliers longtemps poursuivis sont d'un excellent effet. C'est au malade que cette besogne incombe ? Les massages seront faits matin et soir pendant dix minutes, avant les soins hygiéniques habituels, tour à tour à l'aide de la pulpe du médius droit et du médius gauche promenés horizontalement et verticalement.

Tels sont les divers moyens chirurgicaux, chimiques ou mécaniques susceptibles d'amener la guérison de la périodontite expulsive quand ils sont employés avec discernement. C'est une grosse erreur de se trouver en face d'une périodontite expulsive avec l'idée préconçue que la maladie est incurable. La maladie est au contraire souvent curable, mais à la condition que le praticien soit consciencieux, patient et jamais rebuté. L'extraction ne doit être pratiquée que dans les cas désespérés ou pour faire, en quelque sorte, la part du feu dans une denture entièrement atteinte par la maladie.

Chapitre XV

TRAITEMENT DES ACCIDENTS DE L'ÉVOLUTION DENTAIRE

On a l'habitude de décrire trois sortes d'accidents de l'évolution dentaire :

1º) des accidents déterminés par la première dentition.

2º) des accidents déterminés par la seconde dentition.

3º) des accidents déterminés par l'éruption de la dent de sagesse et de classer les troubles constatés en accidents locaux et généraux.

Cependant, à l'heure actuelle, en ce qui concerne la première dentition, les auteurs sont loin d'être d'accord sur la réalité même des accidents généraux. A cet égard, la *théorie hippocratique* a encore ses rares mais fermes partisans qui mettent volontiers sur le compte de l'évolution dentaire la plupart des affections de l'enfance : affections du système digestif, comme la gastro-entérite avec son cortège habituel : diarrhée, vomissements, diminution de poids ; affections du système respiratoire comme la laryngite, la trachéite, la bronchite et la broncho-pneumonie; affections du système nerveux, comme les convulsions et la méningite, faisant de l'évolution dentaire le pivot autour duquel gravite toute la pathologie infantile. La *théorie de Magitot* rallie un groupe de praticiens non moins irréductibles déniant à l'évolution dentaire toute influence pathogène. La *théorie de Séjournet*, dont les partisans sont nombreux, concilie les extrêmes, laissant à la dentition un rôle de cause adjuvante ou occasionnelle en terrain bien préparé aux atteintes morbides.

Pourtant la théorie hippocratique n'est plus soutenable aujourd'hui. La plupart des prétendus accidents de dentition peuvent dans la plupart des cas être rapportés au mauvais fonctionnement de l'appareil gastro-intestinal, les enfants bien alimentés et sans tares héréditaires importantes échappant toujours à ces accidents. D'un autre côté, la théorie de *Magitot* disant qu'une évolution physiologique ne peut pas être pathogène n'est plus acceptable dans sa généralité, *L. Jacquet* ayant nettement montré que l'évolution *normale* d'une dent était susceptible de provoquer des retentissements réflexes profonds et éloignés.

En réalité, les accidents de la première dentition chez les enfants bien alimentés, se réduisent dans la majorité des cas à quelques troubles locaux comme la congestion, le prurit gingival, l'hypersecrétion salivaire et à quelques phénomènes reflexes passagers ou peu marqués comme l'agitation légère, la toux et quelques troubles vaso-moteurs. D'ailleurs, ces accidents n'intéressent le dentiste que théoriquement. C'est au seul médecin que les familles font appel et souvent bien mal à propos (1).

Il n'en est pas de même heureusement pour les accidents de la seconde dentition que le dentiste a souvent l'occasion de constater. Car les accidents de la seconde dentition existent et se manifestent de deux façons très différentes il est vrai.

Une première forme est représentée par les accidents de l'évolution de la dent de six ans bien étudiés par *Eyssautier* (2). Avec lui, on peut décrire, engendrés par l'évolution anormale de la première grosse molaire, des troubles généraux, des troubles locaux, des troubles de voisinage, des troubles sympathiques et fonctionnels évoluant irrégulièrement avec alternances de souffrance et de repos bien en rapport avec les saccades de l'évolution dentaire.

Le traitement, qui varie avec l'intensité des accidents, con-

---

(1) La croyance populaire aux accidents graves de la première dentition est en effet un commode paravent derrière lequel le praticien abrite parfois son ignorance sans se compromettre aux yeux des familles imbues elles aussi de ces idées et toutes disposées à les voir confirmées par l'autorité médicale.

(2) EYSSAUTIER. De la première grosse molaire. Phénomènes pathologiques auxquels donne lieu assez souvent l'éruption de cette dent.

siste en débridements profonds faits à l'aide du bistouri ou des ciseaux comprenant la partie supérieure de l'alvéole et la muqueuse suivis de cautérisation au thermo-cautère, dans l'emploi de lavages antiseptiques et, quand il y a phlegmon ou adéno-phlegmon sous angulo-maxillaire avec constriction des mâchoires, dans l'avulsion de la dent.

Une deuxième forme d'accidents de l'évolution des dents permanentes est représentée par la rétention forcée de la deuxième prémolaire, à la mâchoire inférieure en particulier. Cette forme d'accidents se réalise schématiquement de la façon suivante : évolution précoce de la canine et de la première prémolaire, — par rapport à l'évolution de la deuxième prémolaire — avec persistance de la deuxième molaire de lait. Comme les diamètres mésio-distants de la première incisive, de la seconde incisive, de la canine et de la première molaire temporaire sont au total moindres que les diamètres mésio-distants des quatre dents qui les ont remplacées, à savoir les incisives centrale et latérale, la canine et la première prémolaire permanentes, il en résulte que pour se placer dans l'arcade, ces dernières pressent fortement en arrière la deuxième molaire temporaire qui se trouve comme coincée entre la face distale de la première prémolaire et la face mésiale de la dent de six ans, pilier solide qui ne recule pas. La poussée est quelquefois si forte et la résistance si grande qu'il y a un véritable *enfoncement* de la seconde molaire temporaire dans son alvéole, enfoncement qui peut être tel que la couronne de la dent émerge à peine au-dessus de la gencive et semble n'avoir pas achevé son évolution. En conséquence, la dent permanente, la deuxième prémolaire, arrivée au cours de son ascension à une certaine hauteur rencontre la couronne de la molaire temporaire qui joue vis à vis d'elle le rôle d'une barrière infranchissable. Autour de la couronne de la dent temporaire, retenue seulement d'une façon mécanique, la gencive lâche se boursoufle, les aliments s'insinuent entre dent et muqueuse et se décomposent dans les anfractuosités de la face inférieure de la dent. D'où infection putride locale avec toutes ses conséquences, inflam-

mation, puis suppuration gingivale et osseuse avec quelquefois formation d'un abcès, accidents rendus plus aigus encore par l'irritation mécanique déterminée dans la mâchoire
par la dent en évolution qui tend à sortir malgré l'obstacle,
c'est-à-dire construit plus ou moins irrégulièrement l'extrémité de sa racine. Tous ces accidents cèdent naturellement à
l'extraction de la dent temporaire suivie d'une bonne hygiène
locale.

Si les accidents de la première et de la seconde dentitions
sont en général bénins, les accidents de l'évolution de la
dent de sagesse peuvent, dans certains cas, revêtir une allure
particulièrement grave. Le grand facteur des accidents dié-
terminés par la dent de sagesse est le manque de place.
Ces accidents se constatent en effet presque exclusivement
à la mâchoire inférieure. A la mâchoire supérieure, la dent
de sagesse peut toujours se placer sans gêne. Elle dévie
plus ou moins en arrière, en dedans ou en dehors, mais sans
pour cela entraîner de troubles marqués. Au maxillaire inférieur, au contraire, la dent de sagesse doit faire éruption
dans un espace bien défini, limité en avant par la face
distale de la deuxième molaire, en arrière par le bord antérieur de la branche montante du maxillaire. Or, cet espace
est souvent insuffisant pour permettre à la dent d'effectuer
normalement son ascension. Cet espace est suffisant quand
l'accroissement postérieur du maxillaire achevé, le prolongement de la branche montante passe en arrière du germe
de la troisième molaire. Dans tous les autres cas, il est
insuffisant, soit que ce prolongement passe au niveau du
bord distal, au milieu ou en avant du germe de la dent
de sagesse. Les conséquences immédiates du manque de
place sont différentes suivant les cas, et schématiquement de
deux ordres. Ou bien la dent de sagesse n'évolue pas vers
l'extérieur, reste incluse, ou bien elle s'incline en avant, et
le bord mésial de la couronne vient buter contre le collet de la dent de douze ans. Dans le premier cas, l'économie
n'a généralement pas à souffrir de cette rétention d'organe.
Dans le second cas, au contraire, dans l'éruption en po-

sition oblique, une série d'accidents sont généralement à redouter. Ils ont pour cause initiale le décollement du capuchon fibro-muqueux qui recouvre l'angle de la mâchoire à la naissance de la branche montante et la formation d'un cul de sac rapidement envahi par l'infection. La suppuration s'établit et l'inflammation se propage de proche en proche à la muqueuse des piliers du voile du palais, à la paroi pharyngée, à l'amygdale et à la faveur du décollement périostal, au tissu osseux.

Classiquement, on divise les accidents auxquels peut donner l'évolution anormale de la dent de sagesse en accidents muqueux, osseux, nerveux.

Sous le nom d'*accidents muqueux*, nous retiendrons trois états pathologiques qui se succèdent souvent. En premier lieu, il peut exister un bourrelet gingival enflammé qui recouvre la dent de sagesse en éruption, bourrelet dû à la non résorption de la fibro-muqueuse qui tapisse l'origine de la branche montante. Cette fibro-muqueuse très résistante n'est pas adaptée au processus de résorption. Ce processus n'est en effet normal, physiologique, que pour les tissus mous recouvrant le bord gingival. En second lieu, le bourrelet muqueux peut s'ulcérer. Enfin, à la faveur de cette porte d'entrée, les microbes bucaux peuvent envahir le cul de sac gingival et produire du pus. Ce sont ces trois états inflammatoires qui engendrent tous les accidents muqueux dus à l'éruption de la dent de sagesse : les stomatites et la stomatite ulcéro-membraneuse en particulier, les cellulites simples, comme la fluxion, ou les cellulites graves, comme l'angine de Ludwig, les adénites et les adénophlegmons, la cachexie buccale enfin.

Les *accidents osseux* les plus fréquents sont l'ostéopériostite suppurée et la nécrose siégeant au niveau de l'angle de la mâchoire.

Les *accidents nerveux* qui sont généralement des accidents réflexes sous la dépendance des lésions locales sont très variés et consistent en névralgies des diverses branches du trijumeau, paralysies faciales, troubles de la vision ou de l'ouïe, angines reflexes, pelade, etc.

Laissant de côté cette division classique, on peut distinguer deux sortes d'accidents de la dent de sagesse : des accidents relativement peu dangereux et des accidents graves. Les accidents graves ne sont pas du domaine de la chirurgie dentaire, il appartient à la grande chirurgie de les combattre ?

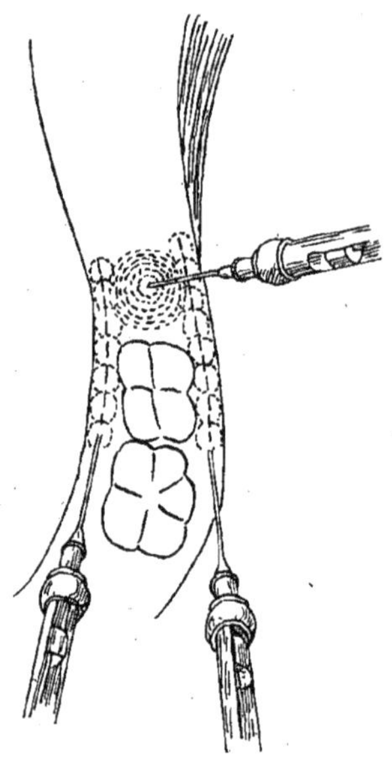

Fig. 70

Technique pour l'anesthésie de la région de la troisième molaire inférieure.

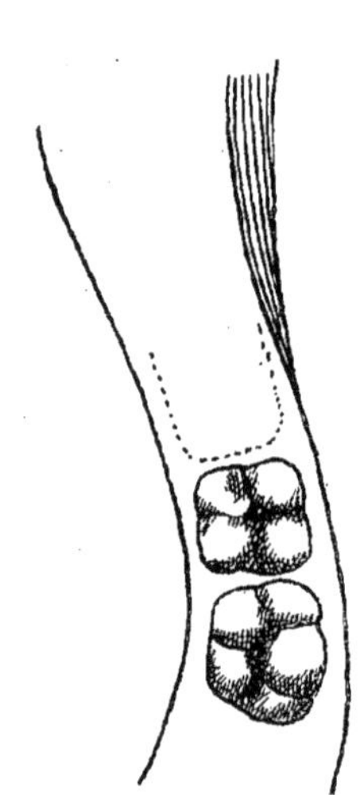

Fig. 71

Tracé de l'incision destinée à découvrir la dent de sagesse.

Nous les laisserons donc de côté pour nous occuper seulement des accidents bénins. Ces accidents abandonnés à eux-mêmes sont d'ailleurs la source de tous les autres. Aussi, doivent-ils retenir particulièrement l'attention du dentiste qui doit savoir les enrayer rapidement pour éviter toute complication sérieuse.

Il est facile d'avoir raison des accidents muqueux. Il suffit, en effet, pour les faire disparaître, d'enlever la portion de muqueuse qui recouvre la dent en évolution. A cet effet, il faut procéder d'abord à l'anesthésie de la région. Mais

il est très délicat de faire des injections au niveau de l'angle de la mâchoire. Seule une technique appropriée donne
de. bons résultats. Il faut se garder d'enfoncer l'aiguille
directement dans la partie. gingivale à anesthésier, ce qui
serait douloureux et difficile, douloureux étant donné l'intensité plus ou moins prononcée de l'inflammation, difficile en raison du manque d'épaissseur latérale du tissu. On
doit atteindre la région pour ainsi dire à distance, par une

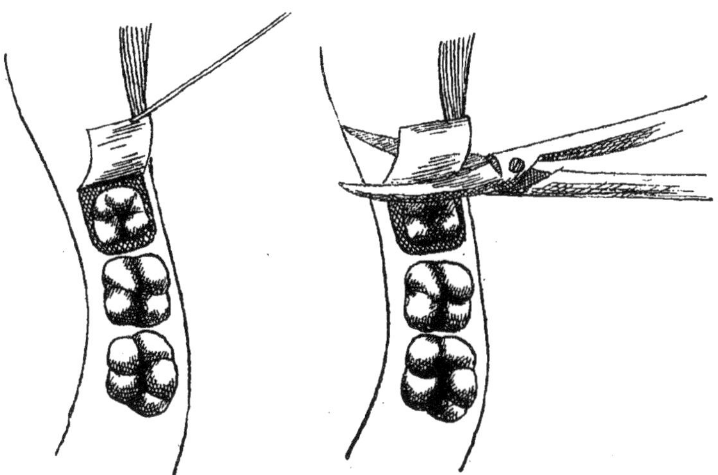

<table>
<tr><td align="center">Fig 72
Le volet muqueux est relevé à l'aide
d'un crochet.</td><td align="center">Fig. 73
Excision du lambeau muqueux</td></tr>
</table>

anesthésie progressive, allant des tissus sains aux tissus malades. A cet effet (fig. 70), on pratique d'abord dans la gencive deux injections traçantes, l'une en dedans, l'autre en
dehors. On place l'aiguille très fine et longue au niveau de
la face mésiale de la dent de douze ans, comme si l'on
voulait insensibiliser les tissus entourant cette dent et on
l'enfonce progressivement en arrière jusqu'à l'angle de la
mâchoire, à mesure que l'on pousse l'injection. Ces deux
injections latérales faites, on porte l'aiguille très en arrière
au point le plus extrême du bourrelet gingival, contre le
bord antérieur de la branche montante, recourant non plus

à une injection traçante, mais à une injection punctiforme bien localisée. Il est rare qu'en procédant ainsi, on n'obtienne pas une bonne anesthésie en quelques minutes. A l'aide d'un bistouri courbe, on pratique deux incisions d'arrière en avant et suivant les lignes d'injection, l'une à droite, l'autre à

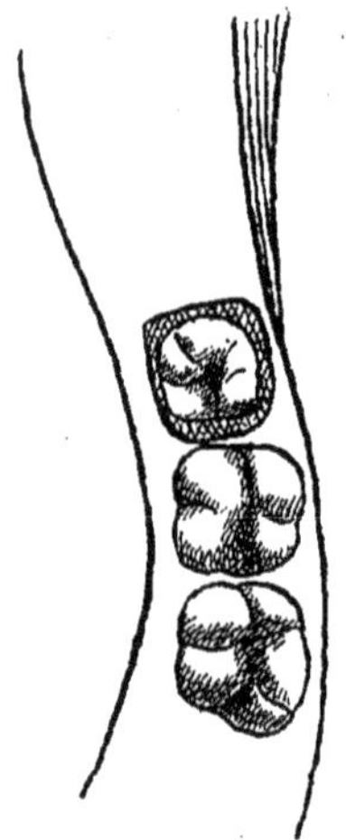

Fig. 74
Résultat de l'opération.

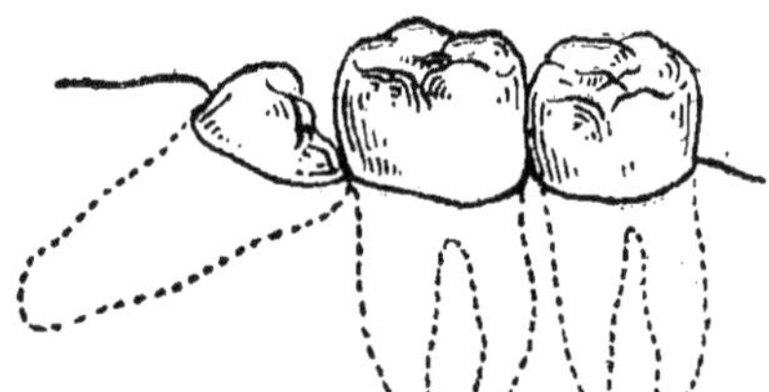

Fig. 75

gauche. On réunit ces deux incisions par une troisième incision transversale faite immédiatement en arrière de la dent de douze ans (fig. 71). Ces trois incisions doivent être profondes, de façon à comprendre toute l'épaisseur de la fibro-muqueuse. On détermine ainsi une sorte de volet muqueux à charnière postérieure qu'on relève comme une trappe en l'attirant en dehors et en haut à l'aide d'une forte pince (fig. 72). Avec un ciseau courbe, on détache alors d'un seul coup le lambeau muqueux (fig. 73). On fait de larges irrigations de la plaie, qui saigne généralement beaucoup, à l'aide d'eau oxygénée, on ordonne des lavages bucaux répétés et les phénomènes pathologiques cessent rapidement. Cette intervention peut être faite à l'aide du thermo ou du galvano-cautère. Mais les suites sont plus douloureuses et la plaie bourgeonne

quelquefois d'une façon tellement intense qu'il faut recommencer le lendemain l'intervention de la veille. Enfin, on
peut combiner les deux moyens, c'est-à-dire faire suivre
l'excision d'une cautérisation ignée des lèvres de la plaie.

Quand les accidents muqueux sont déterminés par une

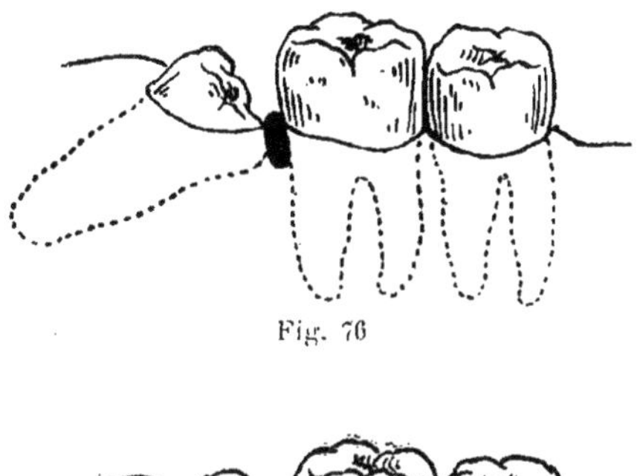

Fig. 76

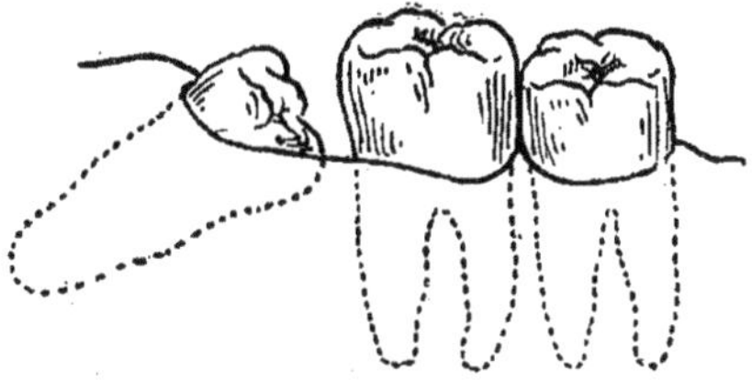

Fig. 77

dent de sagesse évoluant d'arrière en avant, et dont la couronne vient buter contre le collet de la dent de douze ans,
tout n'est pas fini après l'excision du lambeau gingival.
Il faut alors, ou sacrifier la dent de douze ans pour permettre l'ascension de la dent de sagesse, ou supprimer la
dent de sagesse elle-même.

L'extraction de la dent de douze ans ne doit être pratiquée
que dans deux cas : quand l'avulsion de la dent de sagesse
est jugée impossible sans la suppression de la deuxième
grosse molaire et que les accidents que celle-ci détermine sont
d'une gravité exceptionnelle ; quand la dent de douze ans
est profondément cariée et a provoqué des complications
alvéolaires étendues (abcès, fistules).

Hormis ces deux cas, il faut toujours pratiquer l'extraction de la dent de sagesse, cause d'accidents. Il est évident que cette opération n'est pas aisée quand la dent de sagesse se trouve coincée contre celle qui la précède. Il faut d'abord supprimer ce contact. On doit à *O. Solbrig* des procédés extrêmement ingénieux permettant la libération préalable de

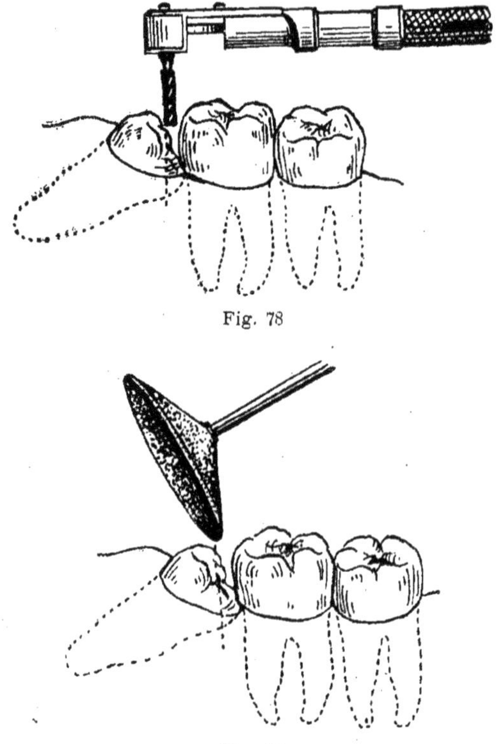

Fig. 78

Fig. 79

la dent de sagesse. « Les conditions qui s'opposent à l'extraction de la dent de sagesse, dit *O. Solbrig* (1), peuvent être vaincues par une séparation pratiquée entre la deuxième et la troisième molaires. Ce résultat peut être obtenu, soit par la méthode progressive, soit par la méthode immédiate.

O. SOLBRIG. Quelques considérations sur le traitement des anomalies de la troisième molaire. *Le Laboratoire*, n° 46, 15 Nov. 1908, page 734.

La figure 75 représente un cas où l'extraction de la dent de sagesse fut jugée nécessaire. Nous obtinmes un commencement de séparation au moyen d'élastiques. Cette séparation fut rendue suffisante à l'aide de coins en bois (fig. 76). Quand l'espace atteint le degré représenté par la figure 77, soit deux

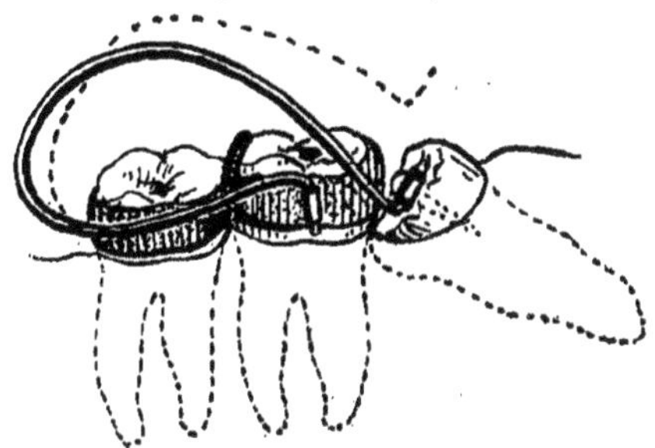

Fig. 80

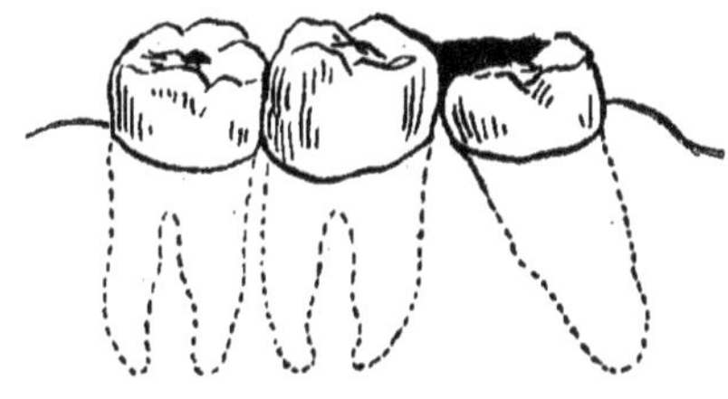

Fig. 81

millimètres environ, l'extraction peut être pratiquée sans difficulté.

Dans les cas d'urgence, une séparation immédiate s'impose. Elle peut être obtenue par la résection des cuspides mésiales de la troisième molaire. A cette fin, on se sert avantageusement d'une fraise à fissure montée sur l'angle droit (fig. 78) d'une meule ou d'un disque en cuivre (fig. 79).

Enfin, on peut redresser la dent en position anormale au moyen d'un ressort (fig. 80), dont une extrémité est fixée à la face vestibulaire des molaires, et l'autre s'engage dans un tube cimenté de la face triturante de la dent de sagesse. Ce ressort agit dans les deux sens, d'avant en arrière et de bas en haut. Pour les moyens de fixation, on donne la préférence au système *Jackson* par lequel on évite le passage des anneaux métalliques dans les espaces intersticiels ».

La dent ainsi séparée de sa voisine et redressée (fig. 81), il ne reste plus qu'à l'extraire, ce qui relativement facile quand

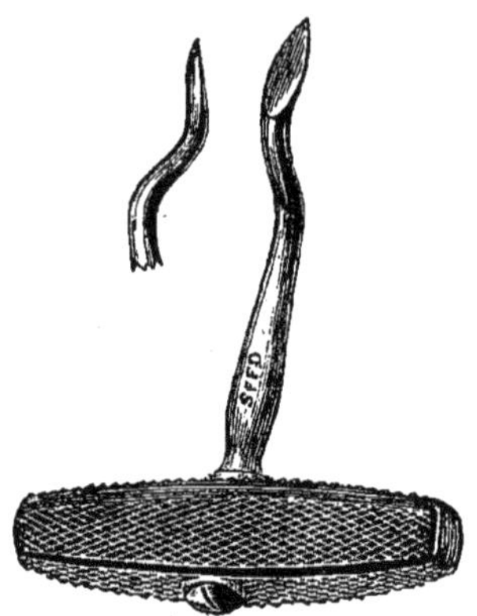

Fig. 82
Langue de carpe

on est bien outillé. L'opérateur doit avoir à sa disposition six instruments qui sont respectivement indiqués suivant les différents cas qui peuvent se présenter :

1° La langue de carpe (fig. 82) ;
2° Le davier ordinaire droit (fig. 83) ;
3° Le davier dit «bec de faucon » (fig. 84) ;
4° Le davier dit «pince de homard » (fig. 85) ;
5° Le davier universel (fig. 86) ;
6° L'élévateur droit (procédé de *Pont* de Lyon (1), avec laxation du dehors en dedans).

Tous ces instruments peuvent être à leur tour l'instrument de choix. C'est ainsi que la pince de homard est un excellent instrument pour luxer la dent de sagesse. Quant au davier

(1) A. Pont. Nouveau procédé d'extraction de la dent de sagesse *Odontologie*, mai 1911, page 450.

universel, bien manié, c'est peut-être l'instrument le plus
généralement à employer dans l'extraction de la dent de
sagesse inférieure.

Le *traitement préventif* des accidents de la dent de sagesse inférieure est loin d'être à négliger. On conçoit parfai-

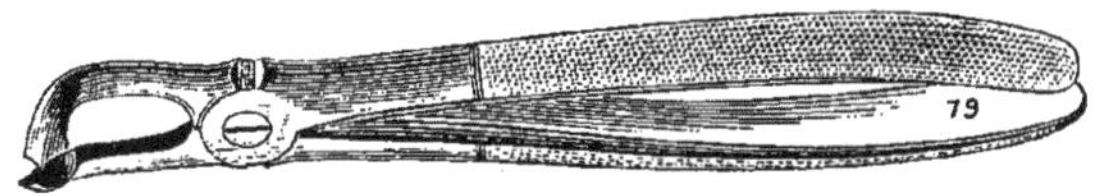

Fig. 83
Davier droit

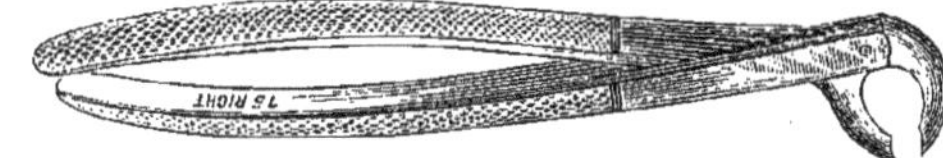

Fig. 84
Bec de faucon

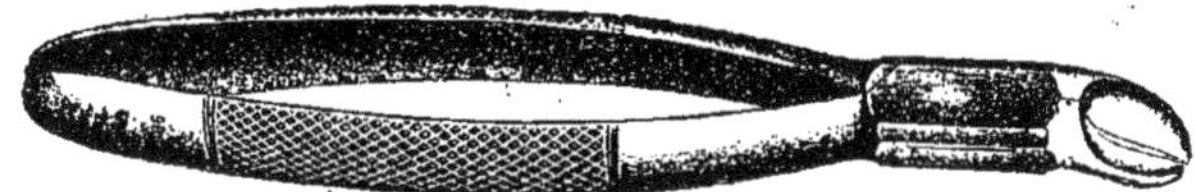

Fig. 85
Pince de homard

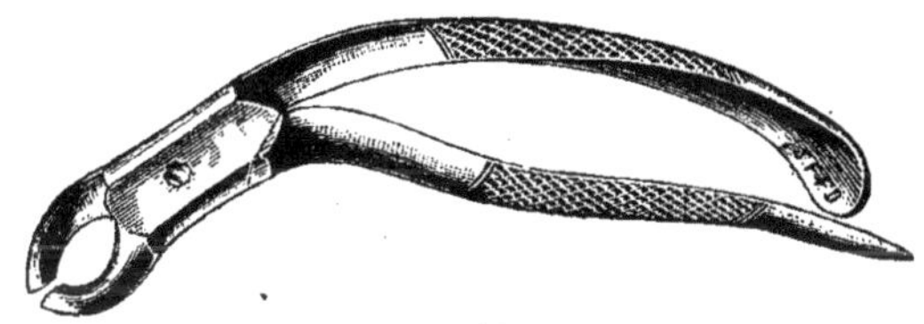

Fig. 86
Davier universel

tement que moins le milieu bucal sera septique, moins les
chances d'infection seront grandes.

Donc, là comme ailleurs, la mise en état de la bouche s'impose toujours. Dès l'âge de 16 ans, il faut visiter minutieusement les bouches pour voir si la dent de sagesse est en
évolution. On peut reconnaître très précisément cette évolu-

tion par la recherche du *point néo-dentaire* (1). Dans cette recherche, on introduit l'index de la main gauche pour le côté gauche, l'index de la main droite pour le côté droit, le long du bord alvéolaire, du côté de la langue , en arrière de la dent de douze ans et on appuie de dedans au dehors.

Si le sujet manifeste une réaction, qui se traduit généralement par un vif mouvement de la tête, la dent de sagesse est en évolution.

Dès cette époque, il faudra faire de temps en temps des attouchements à la teinture d'iode et ordonner l'emploi quotidien d'un gargarisme antiseptique faible, et être prêt à intrevenir à la moindre menace d'accident de rétention. Par ces petites précautions, on évitera souvent l'éclosion d'accidents graves. A ces prescriptions, il faudra ajouter la prise d'une radiographie de la mâchoire, document précieux qui renseignera sur la façon dont la dent évolue et permettra de voir à l'avance si la dent incriminée pourra occuper sa place normale.

La radiographie doit de plus en plus devenir un moyen de diagnostic usuel en chirurgie dentaire, et le praticien doit habituer ses patients à y recourir à bon escient.

Il nous reste, pour être complet, à parler de *l'extraction systématique des dents de six ans* pratiquée au moment où les dents de douze ans apparaissent, et destinée, grâce aux migrations en avant de celles-ci, à donner dans le maxillaire la place suffisante à l'évolution et au placement normal des dents de sagesse. Ce traitement, qui a suscité de nombreuses controverses depuis qu'il a été préconisé, il y a très longtemps déjà, par *Bourdet*(2) repris par d'autres à diverses époques est devenu en France la méthode de *A Siffre* (3).

Sans entrer dans le détail des controverses suscitées par les partisans et les adversaires de l'extraction, nous croyons

(1) Dénomination due à L. JACQUET.

(2) BOURDET. — Recherches et observations sur toutes les parties de l'Art du dentiste. 1757.

(3) SIFFRE. — La dent de six ans et la dent de sagesse. A. F. A. S, Angers 1903

pouvoir conseiller l'extraction systématique des dents de six ans pratiquée vers la douzième année, au moment de l'apparition des deuxièmes grosses molaires, chaque fois que les dents de six ans seront ateintes de carie pénétrante, en particulier de caries ayant déterminé des complications articulaires.

Chapitre XVI

TRAITEMENT
DES ACCIDENTS DE L'EXTRACTION DES DENTS

HÉMORRAGIES DENTAIRES, INFECTIONS ALVÉOLAIRES

L'extraction des dents, même effectuée dans des conditions normales, est susceptible d'engendrer une série d'accidents plus ou moins sérieux. Parmi ces accidents, deux surtout sont à retenir : les hémorragies, en raison de leur gravité, puisqu'elles peuvent se terminer par la mort ; les infections alvéolaires, en raison des douleurs violentes et tenaces qui les accompagnent. Nous nous bornerons à étudier le traitement de ces deux sortes d'accidents.

1. — HÉMORRAGIES DENTAIRES

Les hémorragies succédant à l'extraction des dents ne peuvent être rapportées dans certains cas à aucune cause locale ou générale appréciable.

Le plus souvent, cependant, des causes locales existent résidant soit dans l'état inflammatoire des tissus péridentaires, en particulier du tissu alvéolaire, soit dans la présence au fond de l'alvéole d'une esquille osseuse ou d'un fragment de racine ; des causes générales aussi qui sont tantôt le paludisme, l'albuminurie, le diabète, les maladies des capsules surrénales, du rein ou du foie, tantôt la débilité, la convalescence des maladies infectieuses, la vieillesse, tantôt enfin, l'hémophylie.

L'hémophylie est, d'après *Marcel Labbé*, un état diathésique héréditaire ou isolé, caractérisé par une prédisposition aux hémorragies provoquées, telle que la moindre plaie saigne indéfiniment et par une tendance aux hémorragies spontanées en tous les points du corps.

Le dentiste doit toujours songer à son existence possible. Aussi faut-il condamner les procédés de ces opérateurs légers qui opèrent au pied levé, sans le connaître, le premier patient venu. Un praticien consciencieux doit toujours interroger un malade sur ses antécédents opératoires ou, à leur défaut, sur la façon dont se sont comportées, au point de vue de l'écoulement sanguin, les plaies diverses, piqûres ou coupures, dont il aura pu avoir à souffrir.

Les hémorragies dentaires sont généralement des hémorragies alvéolaires, c'est-à-dire des hémorragies artérielles ou capillaires. Cependant elles peuvent parfois être artérielles et gingivales. Telles sont les hémorragies de l'artère palatine qu'on observe parfois à la suite de l'avulsion des dents supérieures, à l'aide du davier, des prémolaires en particulier.

1° *Hémorragies de l'artère palatine*. — Le sang s'écoule en jet saccadé et plus abondamment à mesure que le siège de la plaie s'éloigne de la région incisive, c'est-à-dire à mesure qu'augmente le calibre de l'artère. Le meilleur traitement de cette sorte d'hémorragie réside dans la cautérisation du foyer hémorragique au fer rouge, à l'aide du thermo ou du galvano-cautère. Nous ne l'avons jamais vu échouer.

Après l'arrêt de l'hémorragie au fer rouge, il faut recommander au patient d'éviter les traumatismes de la muqueuse qui pourraient susciter un nouvel afflux sanguin. Il faudra donc prescrire une alimentation semi-liquide jusqu'à la chute spontanée de la petite escharre muqueuse.

2° *Hémorragies alvéolaires*. — Artérielles ou capillaires ce sont les hémorragies les plus susceptibles de revêtir une allure grave. Elles sont de deux sortes, suivant qu'elles surviennent immédiatement après le traumatisme opératoire ou plusieurs heures après.

Les hémorragies *primitives*, immédiates, sont les moins fréquentes et généralement les plus aisées à tarir. Normalement, après une extraction, il s'écoule une quantité de sang variable mais relativement faible. Cet écoulement dure de quelques minutes à une demi-heure environ. Dans certains cas, au contraire, le sang arrive avec une telle brusquerie et

une telle abondance, que la bouche en est rapidement remplie.

Pour combattre l'hémorragie primitive, il faut d'abord recourir aux moyens les plus simples.

Parmi ceux-ci, il est un vieux procédé recommandé jadis
par *Andrieux* et qui donne d'excellents résultats. Il consiste à
faire rincer rapidement la bouche du malade avec un verre
d'eau très chaude, auquel succède un verre d'eau glacée.

Si ce moyen échoue il faut avoir recours à la *compression*.
A l'aide d'un jet d'eau froide, on déterge la plaie alvéolaire et
on introduit rapidement une boulette d'ouate suffisamment
grosse pour combler entièrement l'alvéole. On recouvre cette
boulette d'une boule d'ouate qu'on comprime fortement en
faisant fermer la bouche du patient. Enfin, on a soin, pour
maintenir la fermeture de la bouche, d'appliquer une fronde
qu'on peut faire simplement à l'aide d'une serviette pliée passant sous le menton et nouée fortement au sommet du crâne.
Pansement compressif et fronde doivent rester en place une
demi-heure au moins. On ne doit les enlever que quand la
salive crachée par le malade n'est plus qu'à peine teintée en
rose par le sang.

Il est rare qu'une hémorragie primitive ne cède pas sous
l'influence de l'un ou l'autre de ces procédés.

Les hémorragies *secondaires* surviennent généralement
dans la nuit qui suit l'opération et à la faveur de la station
couchée. Ce sont généralement des hémorragies graves. Elles
en imposent d'ailleurs par leur cortège de symptômes alar-
mants. Brusquement le malade se réveille, il voit son oreiller
taché de sang, sa bouche est remplie de caillots dont les fibres
plus ou moins agglutinées pendent d'une mâchoire à l'autre.
Si le malade a dormi longtemps et que l'hémorragie ait duré
plusieurs heures, il se sent très faible, sur le point de défaillir.
C'est tout juste s'il peut appeler à l'aide. S'il reste quelque
temps sans secours il est pris de syncopes successives de plus
en plus rapprochées et il peut, en fin de compte, succomber si
le praticien n'arrive pas à temps.

Le premier soin du dentiste, en présence d'une hémorragie

14

secondaire, sera de débarrasser la bouche du malade de tous les caillots qui l'obstruent à l'aide de grands lavages. On se trouvera bien de l'usage d'un bock qu'on accrochera à un mètre au-dessus du patient et à l'aide duquel on fera passer successivement dans la bouche du malade un litre d'eau chaude, additionnée de 100 grammes d'eau oxygénée à 12 volumes, puis un litre d'eau bouillie froide. Dans les cas d'urgence, si l'on n'avait sous la main ni eau oxygénée, ni eau bouillie froide, ni bock, on pourrait tout simplement se servir, comme cela m'est arrivé une fois à la campagne, d'un syphon d'eau de seltz.

La bouche débarrassée de tous ces caillots, on introduira dans l'alvéole une boulette d'ouate qu'on tassera fortement à l'aide d'une pince rigide. On maintiendra cette boulette en place, sans diminuer la pression, une ou deux minutes, pour la remplacer par une autre chargée de la substance styptique choisie, qu'on recouvrira d'un pansement compressif maintenu avec une fronde, comme plus haut. Il est nécessaire de connaître toutes les substances susceptibles d'être employées pour combattre une hémorragie, car leur action est variable suivant les sujets ou suivant les cas, à telle enseigne que l'on voit aujourd'hui le médicament qui avait parfaitement réussi la veille rester sans action et celui qu'on avait délaissé auparavant pour son inefficacité procurer le résultat cherché. C'est ainsi qu'on pourra se servir pour combler l'alvéole :

1° D'un tampon imbibé *d'eau oxygénée* à 12 volumes ;

2° D'un tampon trempé dans une *solution concentrée d'antypirine*, la solution à 1 pour 5 qu'on plonge au moment de s'en servir dans un flacon où il se charge de petits cristaux d'antypirine en poudre ;

3° D'un tampon trempé dans une *solution résineuse* quelconque, benjoin, gomme laque, etc., et chargé de *tannin* en poudre ;

4° D'un tampon à la *traumaticine* enrobée aussi dans du tannin ;

5° Des fibres de *penghawar djambi* enroulées en boulette. Ces fibres ne sont autre chose que des poils longs de un à deux centimètres, et qui croissent à la base des tiges de certaines fougères de l'Inde, de Sumatra et de Java. Creuses à l'intérieur, ces fibres absorbent rapidement le sérum sanguin ;

6° D'un tampon imbibé d'*adrénaline* au 1/1000°.

7° D'un tampon imbibé de *perchlorure de fer* qu'on aura eu soin de parfaitement essorer, pour éviter les désordres que cet agent ne manquerait pas de causer en se répandant sur la muqueuse buccale ;

8° D'un tampon imbibé de *ferrypirine*, mélange d'antypirine et de perchlorure de fer, qui n'a pas les inconvénients de ce dernier ;

9° D'un tampon à la *stypticine*. La stypticine, qui a été introduite dans la thérapeutique dentaire par *Munck* (1) est le meilleur hémostatique dentaire. La stypticine se trouve dans le commerce sous forme de ouate ou de gaze à 30/100. La gaze est préférable à la ouate, car elle absorbe une plus grande quantité de sérum. Ce qui fait la valeur de la stypticine, c'est que la vaso-construction qu'elle détermine, plus lente à survenir que celle de l'adrénaline, est en revanche plus durable. Pendant plusieurs heures, malgré sa dissolution dans le sérum, la stypticine conserve ses propriétés constrictives et elle combat victorieusement la majorité des hémorragies dentaires.

Au lieu de maintenir le pansement hémostatique à l'aide d'un tampon compresseur et d'une fronde, on peut avoir recours à l'emploi d'une *cuvette en caoutchouc vulcanisé* qui assure la compression énergique et constante du tampon obturateur.

Il sera bon quelquefois d'ajouter au traitement local une médication générale. On pourra ordonner l'*antypirine* à l'intérieur, les *sels de chaux*, le *chlorure de calcium* en particulier, 2 à 4 grammes par jour, l'*ergotine*, etc.

En cas d'hémorragies très graves, surtout à la suite d'hémorragies successives s'espaçant, avec des temps d'arrêt, sur une durée de plusieurs jours, il faudra avoir recours aux injections de *sérum artificiel* et injecter 250 à 500 grammes par jour. Il faudra dans tous les cas sérieux soutenir les forces du malade

____

(1) Munck Aerzt. Central Anzeiger 1899.

à l'aide de champagne, de toniques et de lait introduits à l'aide
d'une sonde flexible passant derrière les dents de sagesse ou
à l'aide d'un chalumeau insinué dans une brèche de la denture,
correspondant à un alvéole deshabité.

Enfin, en général, et à titre préventif, le patient ne devra
quitter le cabinet du dentiste après une extraction, que
lorsque l'écoulement sanguin sera entièrement tari. S'il y avait
quelque tendance à l'hémorragie, il faudrait introduire dans
l'alvéole un tampon chargé d'eau oxygénée et ordonner au
malade un gramme d'antypirine à prendre à l'intérieur, et avertir qu'en cas de nouvelle irruption de sang, il devra immédiatement se rendre à votre cabinet ou vous faire appeler.

II. — INFECTIONS ALVÉOLAIRES

Il arrive maintes fois qu'à la suite d'une extraction dentaire
le malade non-seulement n'est pas guéri des douleurs qu'il
ressentait, mais voit au contraire le taux de ses douleurs s'éle-
ver progresssivement et devenir parfois intolérable. Cette
douleur bien localisée aux tissus qui entouraient la dent enlevée dure généralement de vingt-quatre à quarante-huit heures.
Mais on l'a vue se maintenir avec le même degré d'acuité pendant plusieurs jours, une semaine entière parfois.

A quelle cause rapporter ces douleurs post-opératoires ?
Sans nul doute à la propagation de l'infection péri-cémentaire,
au tissu osseux alvéolaire et au périoste osseux. Ces infections sont surtout fréquentes à la suite de l'extraction de dents
atteintes d'affections périodontiques, de kystes radiculaires.
Elles surviennent aussi à la suite de l'extraction de dents à
ligament sain dans les bouches malpropres où le microbisme
est rendu très virulent par les fermentations multiples résultant de l'importance et du nombre considérable des caries, de
la présence du tartre et de l'état d'inflammation chronique des
muqueuses gingivale et buccale. Enfin on les voit survenir
dans des bouches en parfait état où l'on a pratiqué pour opérer l'anesthésie locale à l'aide d'une solution renfermant de
l'adrénaline. Dans ce cas, si l'on en croit G. *Mahé*, les accidents seraient dus « à la suppression de l'hémorragie, à l'absence

de caillot, par suite à la béance de l'alvéole, condition éminemment favorable à l'ensemencement bactérien. »

On pourra, dans une certaine mesure, prévenir l'infection alvéolaire en préparant le champ opératoire. Le malade devra pendant la journée qui précédera l'opération faire des gargarismes fréquents et immédiatement avant l'opération on procédera à l'enlèvement du tartre et au nettoyage énergique des dents et des gencives à l'aide de savon. Enfin les instruments devant servir à l'opération seront stérilisés avec soin.

Si, malgré ces précautions l'infection apparaît, il faudra la combattre énergiquement.

On essaiera d'abord l'action des *agents chimiques.*

On fera des lavages de la plaie alvéolaire à l'aide d'une solution antiseptique chaude chloralée ou phéniquée et l'on introduira ensuite dans la cavité un tampon de coton iodoformé imbibé de solution de cocaïne à 5 o/o. Les douleurs pourront cesser après un ou deux lavages et une ou deux applications d'iodoforme cocaïné.

Mais il est des cas où cette médication échouera, comme toutes les autres médications chimiques, d'ailleurs. Il faudra alors recourir au traitement chirurgical de l'infection alvéolaire, *au curettage de l'alvéole.*

Cette petite opération demande à être faite avec quelques précautions. Elle comprend les temps suivants :

1° Nettoyage minutieux de la cavité buccale, puis de la plaie alvéolaire, lavages à l'aide d'une solution antiseptique faible, savonnage et rinçage à l'eau phéniquée à 5/1000 ;

2° Nettoyage minutieux des mains de l'opérateur à l'eau chaude, au savon et à la brosse, précédé du nettoyage des ongles à sec. Bain de quelques minutes dans une solution de sublimé, suivis d'un bain de quelques secondes dans l'alcool ;

3° Nettoyage du champ opératoire (alvéole et gencive périalvéolaire) à l'aide d'une solution phéniquée :

  Acide phénique . ⎱
         aa 1 gramme
  Glycérine . . . . ⎰
  Eau distillée . . .   10 grammes.

4° Anesthésie du champ opératoire à l'aide d'un centimètre cube d'une solution de cocaïne adrénaline ou mieux de novocaïne-suprarénine ;

5° Curettage proprement dit. Les meilleurs instruments pour ce genre d'opération sont les grosses curettes à lupus ou les petites curettes à sinus. Il suffit d'en avoir une droite et une courbe. A l'aide de la curette, on enlèvera par des mouvements de raclage des copeaux d'alvéole jusqu'à ce qu'on le juge suffisant. Puis, avec des ciseaux courbes, on emportera toutes les portions de gencive déchiquetées et rendues flottantes au cours du grattage ;

6° Lavage de l'alvéole à l'aide d'une seringue remplie d'une solution antiseptique, pour la débarrasser de tous les fragments osseux ou muqueux qui ont pu s'accumuler dans la cavité au cours de l'opération ;

7° Jusqu'à la cicatrisation complète de la plaie alvéolaire, lavages antiseptiques chauds, en particulier à l'aide de sérum physiologique.

Le curettage est la plupart du temps suivi d'une baisse presque immédiate des douleurs, ce qui peut s'expliquer d'une part par la décongestion importante des tissus produite par l'écoulement d'une certaine quantité de sang au cours de l'opération, d'autre part par l'enlèvement chirurgical de l'infection elle-même. Dans quelques cas il est nécessaire au bout de deux ou trois jours de faire une nouvelle intervention qui est toujours suivie d'une guérison rapide.

Certains auteurs pensent que le curettage est contre-indiqué, qu'il faut laisser à la nature, aidée de quelques lavages, le soin de réparer les lésions. C'est une profonde erreur et qui peut être grosse de dangers. Nous avons vu souvent, en effet, une infection alvéolaire non opérée amener par propagation l'ostéite du corps du maxillaire, suivie rapidement de suppuration osseuse qui ne peut céder qu'après l'élimination d'un séquestre parfois volumineux. L'action bienfaisante du curettage est telle que, dans notre service de l'Ecole Odontotechnique, nous avons, par ce seul moyen arrêté l'évolution d'une ostéomyélite aigüe du maxillaire inférieur, suite d'ailleurs d'infection post-opératoire abandonnée à elle-même.

Récemment G. *Mahé* (1) a préconisé, dans un but préventif, l'usage systématique du *pansement alvoélaire* qui, entre ses mains, a donné d'excellents résultats. G. *Mahé* recommande le mélange suivant :

<pre>
Caséine formolée . . . . . .   20 grammes
Peroxyde de magnésium. . ⎫
Charbon végétal pulvérisé. ⎬ ââ 5 grammes
Orthoforme . . . . ⎭
Vanilline . . . .   1 gramme
Saccharine . . . .   0 gr. 50 c.
</pre>

On lave largement l'alvéole, puis on le comble avec le mélange indiqué qu'on tasse au fond de l'alvéole à l'aide d'un tampon d'ouate. Après le pansement, le malade doit s'abstenir de lavages buccaux pendant quelques heures.

---

(1) *G. Mahé*. Du pansement alvéolaire après l'extraction des dents. *La Clinique*, 10 mars 1911.

Chapitre XVII

LES TUMEURS PULPAIRES, LIGAMENTAIRES ET GINGIVALES BÉNIGNES

On peut diviser les tumeurs bénignes de la région gingivo-dentaire en deux grands groupes suivant qu'elles siègent dans les cavités cariées — qu'elles ont envahies en se développant — ou qu'elles n'affectent avec elles aucun rapport.

Parmi les premières, que nous appellerons tumeurs *intra-cavitaires,* les unes ont pour origine la pulpe dentaire, ce sont les *polypes de la pulpe ;* les autres naissent dans l'épaisseur du ligament, ce sont *les polypes du ligament alvéolo-dentaire ;* d'autres, enfin, viennent de la gencive et constituent *les végétations gingivales.*

Parmi les tumeurs de la gencive qui semblent sans rapport avec la carie dentaire, nous citerons la plus fréquente, *l'épulis.*

1. — TUMEURS INTRA-CAVITAIRES

1° Polypes de la pulpe dentaire

Arkoevy a décrit deux sortes de polypes pulpaires sous le nom de *pulpite chronique hypertrophique granulomateuse* et de *pulpite chronique hypertrophique sarcomateuse.* La première de ces tumeurs est formée par de simples granulations, la seconde, au contraire, est constituée par des éléments pulpaires dégénérés, ce qui justifie le nom de sarcomateuse qu'*Arkoevy* a appliqué à cette forme de pulpite. Ces deux variétés de polypes pulpaires peuvent d'ailleurs se distinguer aisément en clinique. Le polype granulomateux (fig. 87) se présente sous forme d'une tumeur de petites dimensions constituée par du tissu granuleux. Le polype granulomateux est nettement pédiculisé et le pédicule inséré généralement en un seul point de la surface pulpaire, la plupart du temps au niveau d'une corne. De consistance molle, ces tumeurs sont franchement hémorragiques, du moins tous les actes mécaniques, attouchements, mastication, succion, les font saigner. Ces tumeurs ne donnent lieu à aucune douleur spontanée, il y a simplement gêne à la mastication du côté intéressé.

Le polype sarcomateux (fig. 88) est généralement volumineux. Il comble rapidement toute la cavité cariée et fait

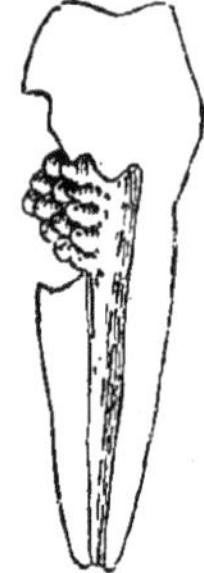

Fig. 87

Polype granulomateux de la pulpe dentaire d'une prémolaire supérieure.

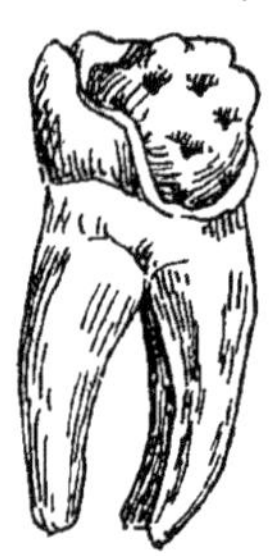

Fig. 88

Polype sarcomateux de la pulpe dentaire d'une molaire supérieure.

même saillie en dehors d'elle, s'invaginant à la longue dans les espaces interdentaires. Ces polypes ne sont pas pédiculisés et s'insèrent dans la plupart des cas sur toute l'étendue de la pulpe camérale.

Au point de vue thérapeutique, la distinction entre ces deux variétés de tumeurs est d'ailleurs inutile. On les traite, en effet, de la même façon. Il faut tout simplement exciser toute la partie du polype extérieure à la chambre pulpaire. On peut se servir, pour cette petite opération, d'un excavateur à cuiller, d'une curette à lupus ou du galvano-cautère. La tumeur enlevée, on se trouve en présence d'une pulpe qu'il faut traiter selon les règles habituelles. Mais doit-on considérer la pulpe, origine de cette tumeur, comme une P¹ et la traiter par la pulpectomie coronaire ? Evidemment non. Seule une lésion pulpaire ancienne est susceptible de donner lieu à une réaction aussi importante, et la pulpe, dans ce cas, doit être considérée comme atteinte de P^2. C'est donc à une pulpectomie totale médiate ou immédiate qu'il faudra recourir. On se trouve, en fin de compte, ramené simplement au traitement de la P^2, précédé de la petite intervention chirurgicale qu'est l'excision de la tumeur.

2° Polypes du ligament alvéolo-dentaire

Sous ce nom, il faut entendre les tumeurs que *Magitot* a décrites sous la dénomination de *polypes du périoste den-*

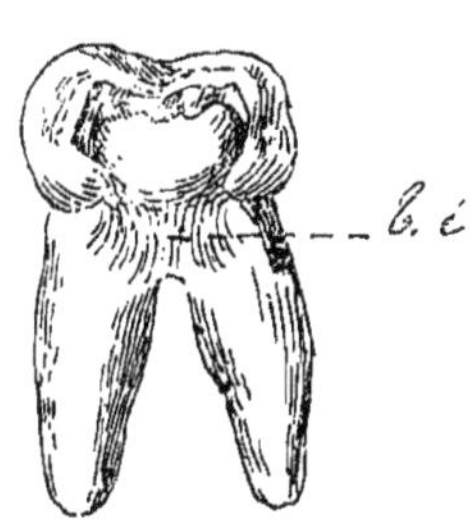

Fig. 89

Polype du ligament alvéolo-dentaire d'une première grosse molaire supérieure droite. — *b. i.*, base d'insertion de la tumeur. (Fig. imitée de Magitot).

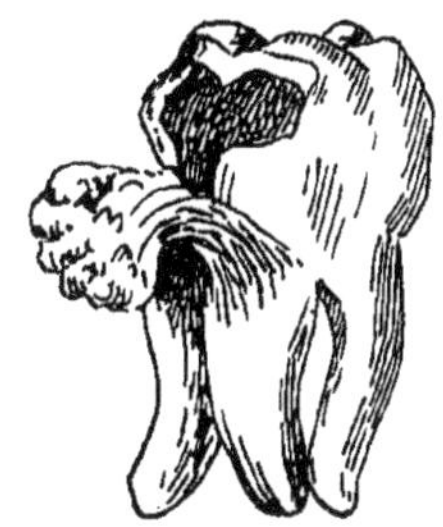

Fig. 90

Le même polype vu de profil et suspendu par son pédicule hors de la cavité cariée. (Fig. imitée de Magitot).

taire. A la différence des autres tumeurs du ligament qui sont intra-alvéolaires et dont les causes ne sont pas connues, *les polypes du ligament sont des conséquences directes de la carie.* « On les rencontre constamment, dit *Magitot*, au niveau des dents dont la carie, après avoir envahi une portion de la couronne, s'avance jusqu'au collet, déterminant en ce point une sorte d'irritation du bord terminal du ligament, et devenant ainsi la cause probable de la maladie.

« Ces polypes ont pour siège presque exclusif les dents molaires, soit les petites, soit les grosses. Ils se présentent sous l'aspect d'une masse rougeâtre, sphéroïde, ayant en moyenne le volume d'un gros pois, à surface mamelonnée et occupant presque constamment la cavité cariée de la dent qui en est le siège (fig. 89), tandis que leur pédicule très mince, arrondi ou aplati, s'insère au niveau du collet (fig. 90). Il résulte de cette particularité qu'au premier aspect ces polypes peuvent facilement être confondus avec les tumeurs de la pulpe. Le meilleur signe distinctif de ces deux maladies consiste dans l'exploration directe de la carie avec un stylet. Cette exploration apprendra très facilement si la tumeur est une expansion de la pulpe ou une dépendance du ligament.

Les symptômes de cette affection sont très analogues à ceux des tumeurs de la pulpe, c'est-à-dire qu'ils consistent simplement dans une gêne très grande à la mastication du côté malade, et parfois des douleurs assez vives provoquées par le choc d'un corps étranger sur la tumeur, qui devient alors souvent le siège d'hémorragies plus ou moins abondantes. » (1)

Le traitement de ces tumeurs est très simple. Il suffit d'exciser le polype après l'avoir attiré en dehors de la cavité cariée. On y parviendra avec une fine lancette introduite le plus profondément possible dans l'espace interdentaire, point de départ de la tumeur. On parfera l'opération en cautérisant la surface de section à l'aide du galvano-cautère. Enfin, la dent généralement atteinte de carie pénétrante sera traitée et obturée. Toute cause d'irritation ayant désormais disparu, la récidive de la tumeur ne sera plus à craindre.

3° Végétations gingivales

Sous l'influence des mêmes causes que nous avons vu déterminer les polypes du ligament, au niveau d'un espace interdentaire en contact avec une carie profonde mésio ou disto-cervicale, on voit parfois la gencive s'enflammer, puis bourgeonner et donner une sorte de petite tumeur molle, irrégulière, festonnée, saignant facilement et envahissant rapidement la cavité cariée contiguë (fig. 91). Ces végétations compliquent singulièrement le traitement de la carie par les hémorrhagies qu'elles déterminent au cours des divers manœuvres du traite-

(1) MAGITOT. Loco cit., page 64.

ment et de l'obturation. Aussi est-il nécessaire de les faire disparaître. Si la tumeur est de très petit volume et qu'on redoute
seulement d'être incommodé au moment de l'obturation par
le suintement sanguin qu'elle détermine, il ne sera pas nécessaire de l'exciser. Il faudra seulement avoir recours à un pro
cédé d'écartement temporaire de la tumeur. Le meilleur de
ces procédés est celui recommandé par *Siffre* (1). « Il consiste à tamponner la cavité avec une boulette d'ouate imbibée
de collodion riciné que l'on charge, au moment de s'en servir,
de tannin et que l'on introduit dans la cavité. Cette obturation

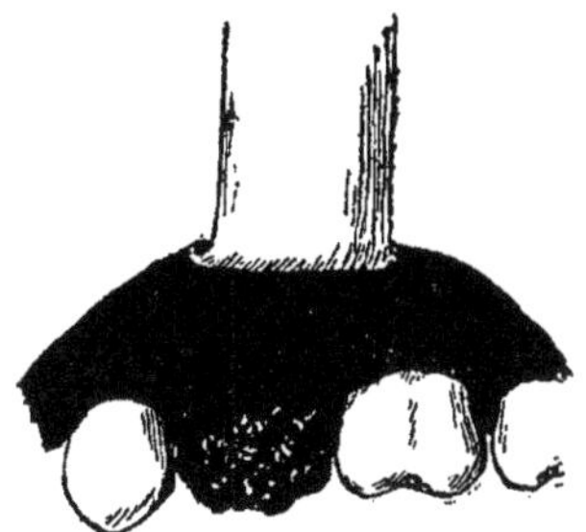

Fig. 92
Végétations gingivales volumineuses (d'après *Canalié*)

doit combler entièrement la cavité et refouler la muqueuse
gingivale qui y est contenue. Renouvelée deux ou trois fois
en changeant chaque jour la boulette d'ouate on obtient, par
compression, la disparition de la tumeur et le refoulement de
la gencive au-delà des bords de la cavité de carie. Sous l'influence de ce pansement, la muqueuse durcit et peut être touchée sans qu'il y ait écoulement de sang » (2).

Mais ce procédé est médiat, il demande une série de pansements. Si l'on est obligé d'aller vite et de traiter extemporanément la dent contiguë à la végétation, on pourra recourir au
petit artifice recommandé par *Amœdo* (3). Le procédé con-

---

(1) A. SIFFRE. Petites hémorragies déterminées par les végétations gingivales. *Revue générale de l'Art dentaire*, novembre 1906.

(2) A. SIFFRE. Loco cit. Page 350.

(3) A. AMOEDO. Utilisation du bois d'oranger dans la pratique dentaire. *Revue
générale de l'Art dentaire*, octobre 1906, page 312.

siste à tremper une cheville en bois d'oranger, allongée en pointe et à section triangulaire dans l'acide phénique, on pique à travers la gencive et on fixe la cheville en l'insinuant entre les dents contiguës à l'aide d'un petit maillet. La partie libre de la gencive blanchit bientôt, et alors avec un excavateur à cuiller, on l'enlève sans une goutte de sang.

II. — LES EPULIS

Les épulis sont des tumeurs généralement bénignes d'origine osseuse ou ligamentaire se développant du côté du vestibule

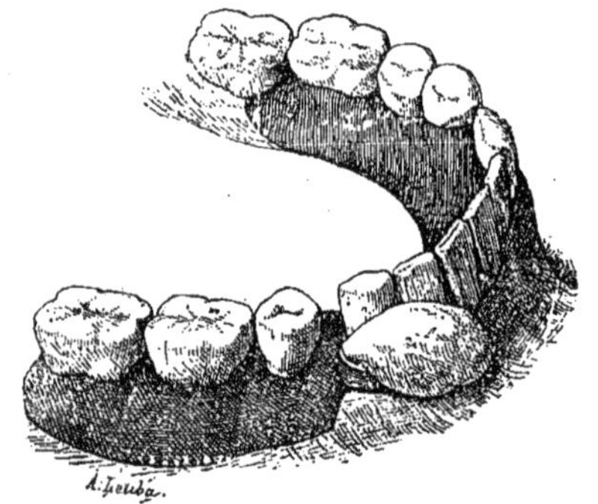

Fig. 93
(Empruntée à O. Amoedo). Epulis développée au niveau d'un crochet

de la bouche en refoulant à la longue la gencive et en déplaçant les dents.

L'étiologie de ces tumeurs est obscure comme d'ailleurs l'étiologie de toutes les tumeurs en général. Il semble cependant que les affections du système dentaire comme la carie et ses complications, ne soient guère susceptibles de déterminer la production d'une épulis. En revanche, les irritations mécaniques semblent devoir jouer un rôle important dans la genèse de ces tumeurs, que le facteur irritatif réside dans la présence du tartre, en particulier du tartre sérique, ou dans l'application défectueuse d'un appareil prothétique (influence des crochets métalliques en particulier) (fig. 93).

Au point de vue clinique, les épulis se présentent sous deux aspects différents. Ou bien la tumeur est *dure* avec une surface d'implantation généralement large, ou bien la tumeur est *molle*, plus ou moins pédiculisée et très vasculaire.

Durant ces dernières années, en raison des récidives d'épulis assez fréquemment observées et surtout eu égard à la transformation possible de ces tumeurs bénignes en ostéo-sarcômes des mâchoires, c'est-à-dire en tumeurs malignes, la plupart des auteurs avaient été amenés à préconiser de relativement larges interventions dans l'ablation de ces néoformations. Avec *Amoëdo* (1) nous pensons qu'il est exclusif de procéder dans tous les cas d'épulis à des excisions suivies de résections osseuses importantes et qu'il y a lieu de préconiser des méthodes de destruction différentes suivant la consistance ou le volume de la tumeur considérée. On peut schématiser les différents modes d'intervention applicables à la destruction de l'épulis dans le tableau suivant :

1° Tumeurs molles et de petit volume :   cautérisations chimiques.

2° Tumeurs dures et de petit volume :   excision suivie de la cautérisation de la surface d'implantation.

3° Tumeurs dures ou molles de gros volume :   cure radicale.

1° Traitement des tumeurs molles de petit volume : Méthodes des cautérisations chimiques.

Le meilleur agent de cautérisation est l'acide chromique employé selon la méthode d'*Amoëdo*. « Au moyen d'un fil de platine ou d'une spatule en bois, trempée dans une solution d'acide chromique monohydraté, on pique la tumeur en différents sens, en ayant soin de pénétrer jusqu'au fond de l'alvéole. Sous l'influence de ces piqûres à l'acide chromique, la tumeur prend une teinte violacée, se sphacèle et tombe au bout de deux ou trois jours. A ce moment, il convient de faire une

---

(1) O. AMOEDO. Etude sur les épulis. *Revue de Stomatologie*, octobre 1905.

nouvelle application d'acide chromique qu'on pourra renouveler jusqu'à disparition complète de la tumeur » (fig. 94) (1).

Le nettoyage minutieux des dents voisines doit aller de pair ou mieux précéder le traitement chimique. Il faudra non seulement enlever les parcelles de tartre salivaire, mais surtout les

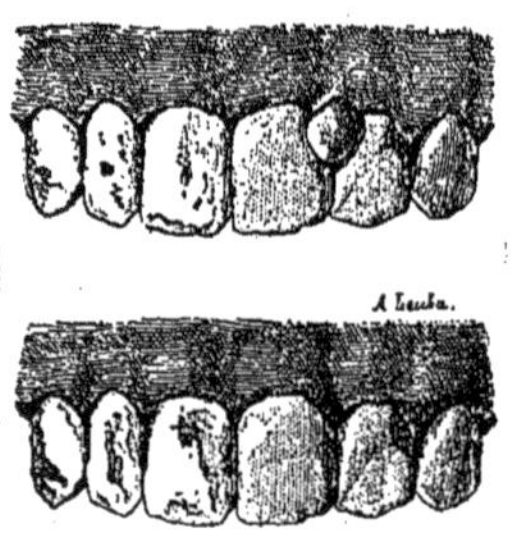

Fig. 94

(Empruntée à O. Amoedo.) Petite épulis molle avant et après le traitement par les cautérisations chimiques

dépôts de tartre sérique qui sont insérés parfois profondément au-dessous du collet.

2° Traitement des tumeurs dures et de petit volume.

La méthode des cautérisations chimiques n'est plus applicable aux tumeurs dures qui ne se laissent pénétrer ni par le fil de platine ni par les pointes en bois. Il faut alors recourir à l'excision de la tumeur. Si la tumeur n'est pas pédiculisée, on se servira des ciseaux et du bistouri, si elle est pédiculisée, on pourra employer la ligature à l'aide du fil de soie. Dans les deux cas, la tumeur étant enlevée, il faudra porter le fer rouge sur la base d'implantation, ou même gratter légèrement à la curette la lame osseuse sur laquelle s'implantait le pédicule.

3° Traitement des épulis volumineuses : Cure radicale.

Quand la tumeur aura un gros volume (fig. 95 et 96) et qu'en se développant elle aura fait dévier les dents voisines, il fau-

---

(1) AMOEDO. Leco cit. Page 8 du tirage à part.

dra recourir à la *cure radicale.* La cure radicale est une opération consistant en excisions et resections suffisantes non seulement pour enlever les tissus néoformés, mais encore des portions plus ou moins considérables de tissu sain pour éviter toute récidive. En ce qui concerne l'épulis, la cure radicale comporte, en plus de l'anesthésie générale ou locale préalable, cinq temps principaux.

1° Excision de la tumeur à l'aide des ciseaux et du bistouri.

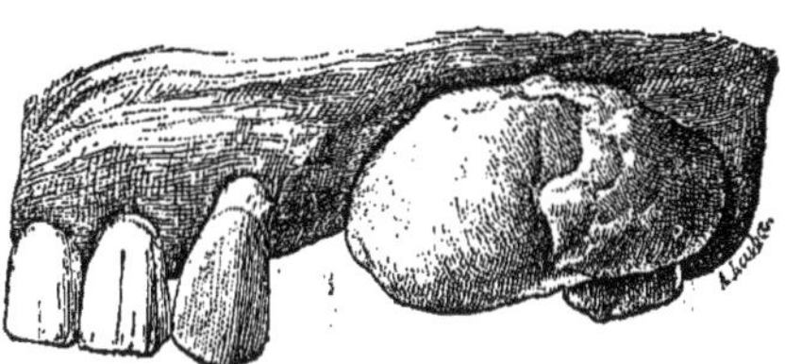

Fig 95
Epulis volumineuse *(Amoëdo)*

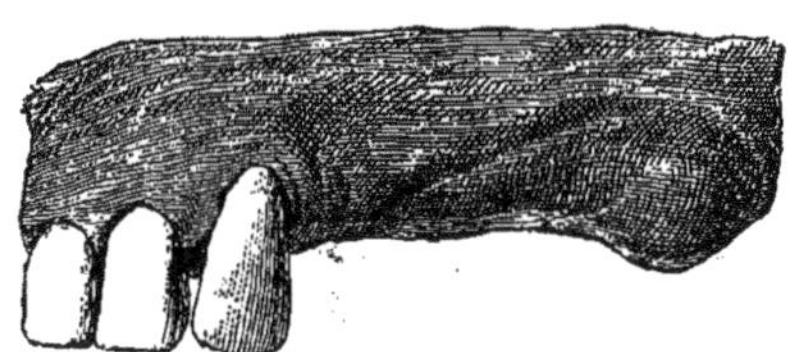

Fig. 96
Etat de la gencive après l'opération *(Amoëdo)*

2° Extraction des dents contiguës à la tumeur (il faut généralement enlever les deux dents dont les faces contiguës affectaient des rapports avec le pédicule de l'épulis).

3° Resection de la table alvéolaire à l'aide des instruments habituels, pince coupante, rugine, curette, etc., ou à l'aide de la rainette de *Raoult* préconisée par *H. Allays* (1).

4° Cautérisation ignée de toutes les parties touchées par l'instrument tranchant.

---

(1) H. ALLAYS, d'Anvers. *De la cure radicale de l'épulis. Bulletin de la Société Belge de Stomatologie,* n° 2, 1904, page 33. La rainette est un instrument employé en médecine vétérinaire et qui a été modifié pour la chirurgie par les Dʳˢ *Gross* et *H. Raoult,* de Nancy.

5° Tamponnement à la gaze salolée ou simplement à la gaze stérilisée.

Dans les jours qui suivront l'opération, il faudra veiller à ce que l'hygiène buccale soit rigoureusement pratiquée et recommander des bains de bouche soit à l'aide d'eau oxygénée additionnée de deux fois son volume d'eau, soit à l'aide d'une solution faible de permanganate de potasse.

Enfin, dans le cas où la tumeur aurait atteint un développement exceptionnel et où elle affecterait des connexions avec certaines régions importantes, comme le sinus par exemple, il sera bon que le praticien se souvienne que tout ce qui dépasse par trop la dent n'est plus de son domaine et que la chirurgie générale est là pour faire utilement et convenablement ce qu'il ne serait souvent susceptible de faire qu'à demi.

A consulter : au sujet des polypes de la pulpe dentaire, la thèse de *F. Bondil : Contribution à l'étude des polypes de la pulpe dentaire*, Bordeaux 1907.

TROISIÈME PARTIE

TRAITEMENT DES INFECTIONS
Et des Répercussions d'origine dentaire
(PROPHYLAXIE DE LA CARIE)

CHAPITRE XVIII

LES INFECTIONS D'ORIGINE BUCCO-DENTAIRE

La bouche est habitée normalement par un grand nombre d'espèces microbiennes qui trouvent réunies dans cette cavité des conditions physiques éminemment favorables à leur développement, en particulier une chaleur modérée et une constante humidité. Parmi ces espèces microbiennes, les unes se rencontrent constamment dans la bouche, où elles vivent en saprophytes, les autres ne s'y trouvent qu'accidentellement et avec un degré de fréquence qui varie avec chaque individu. Cette flore buccale est aujourd'hui bien connue grâce aux nombreux travaux des bactériologistes français et étrangers. *Miller, Vignal, Galippe,* en particulier, ont dénombré les diverses espèces de microbes buccaux habituels ou accidentels. Ces auteurs et quelques autres, ont décrit le leptothrix buccalis, les spirilles, le bacille fusiforme, le bactérium termo, le bacillus amylobacter, le bacillus subtilis, le bacille de la pomme de terre, le bacillus tremulus, le vibrio rugula, le spirochète denticola, parmi les saprophytes. Comme hôtes exceptionnels de la cavité buccale, les bactériologistes ont rencontré le streptocoque, les staphylocoques pyogènes, le pneumocoque, le bacille de Klebs-Loeffler, le bacille de Friedlander, le bactérium coli commune, le micrococcus tetragènes, le bacille de Pfeiffer et même, quoique assez rarement, le bacille de Koch.

C'est à l'action de ces divers microbes, qu'il faut rapporter les diverses infections buccales, péribuccales, éloignées ou générales qui viennent assez fréquemment compliquer les affections gingivo-dentaires. Mais le microbisme existant toujours, comment expliquer que des complications infectieuses ne surviennent pas infailliblement au cours de toutes les affections gingivo-dentaires ? A quoi tient, en d'autres termes, l'immunité relativement considérable dont jouit la cavité buccale en face de l'élément microbien ? A des causes multiples qu'on peut ranger sous quatre chefs : des causes biologiques, des causes mécaniques, des causes chimiques et des causes physiologiques.

Sous le nom de *causes biologiques*, il faut entendre la concurrence vitale qui s'exerce dans la cavité buccale, entre les diverses espèces microbiennes. Tous les micro-organismes ne se développent pas en effet de la même façon, certaines espèces poussent mieux que d'autres dans le milieu buccal. De l'antagonisme microbien résulte le développement rapide de certaines espèces qui par leur foisonnement viennent entraver la poussée des espèces concurrentes. Ces *microbes empêchants*, comme les a appelés *Metchnikoff*, qui pour la plupart se trouvent être des saprophytes banals de la cavité buccale, arrêtent ainsi les infections à leur point de départ même.

Le rôle salutaire exercé par les microbes empêchants est renforcé par les diverses *actions mécaniques* mises en jeu, au cours de la mastication, par les mouvements des lèvres, des joues, de la langue et par l'arrivée abondante de la salive. Il se produit de ce fait un véritable brassage suivi d'un balayage de la cavité buccale, grâce auquel les débris alimentaires sont entraînés dans le pharynx et avec eux les microbes nombreux agglutinés à leur surface. En dehors de la mastication, la langue sans cesse en mouvement, va provoquer en tous les points qu'elle touche, une desquamation épithéliale active qui rejette dans la salive, pour être ensuite déglutis, les microbes accolés aux cellules pavimenteuses.

Mais la salive ne joue pas seulement le rôle mécanique de véhicule des parcelles alimentaires et des micro-organismes, en elle se trouve aussi la *cause chimique* de l'immunité. Sans doute, elle n'a pas à proprement parler d'action bactéricide, quoiqu'elle ne soit pas sans retarder la croissance des microbes, comme *Hugenschmidt* l'a lui-même constaté dans diverses expériences de culture, mais il est possible que tout ne se passe pas dans la bouche comme dans le laboratoire et que la faible action bactéricide de la salive ajoutée à d'autres actions, mécaniques, biologiques, etc., devienne alors suffisante pour enrayer la pullulation microbienne.

Cependant le facteur de défense de la cavité buccale le plus important est un facteur purement *physiologique*. Il réside dans la propriété qu'ont les globules blancs d'être impressionnés par les toxines microbiennes. Sous l'influence de ces toxines, les leucocytes, qui se trouvent en abondance dans l'épiderme où aboutissent les terminaisons lymphatiques, se mettent en mouvement comme attirés par les microbes. C'est à cette attraction qu'on a donné le nom de *chimiotoxie positive*. C'est grâce à elle que les globules blancs se précipitent en grand nombre aux points menacés et entrent en lutte avec les microorganismes. Au moyen de leurs pseudopodes, ils entourent les m crobes, les digèrent et de ce fait non seulement les détruisent, mais aussi neutralisent leurs toxines.

Ainsi grâce aux actions bienfaisantes exercées par l'antagonisme des diverses espèces microbiennes et par une série d'actions mécaniques, chimiques et physiologiques, une large immunité est assurée à la cavité buccale. Il arrive cependant que cette immunité disparaisse, que l'équilibre biologique de la cavité buccale se rompe et que l'infection devienne prépondérante. C'est que l'organisme n'est pas toujours prêt à subir l'assaut des microbes. Il peut se trouver au moment de l'attaque en état de moindre résistance, être affaibli par les veilles, les privations, les fatigues physiques, le surmenage intellectuel, les chagrins, la convalescence d'une maladie grave, l'existence d'une affection chronique, ou le mauvais fonctionnement d'organes essentiels, comme le foie ou les reins. Si à la faiblesse du terrain général vient s'ajouter le mauvais état du terrain buccal déterminé par la présence du tartre, la gingivite chronique plus ou moins profonde, l'existence de caries pénétrantes avec suppuration du ligament alvéolo-dentaire et fistules, on comprendra aisément la rupture de l'équilibre biologique de la cavité buccale, la facilité de l'infection et toutes ses conséquences. Ainsi, apparaît le rôle néfaste que peut jouer le mauvais état du système dentaire ; ainsi se légitime la nécessité de veiller à l'absolue intégrité de la cavité buccale et des dents.

Mais pour bien comprendre toute l'étendue des désordres que peut causer le système dentaire malade, il est nécessaire de passer en revue les diverses manifestations pathologiques, qui en sont la conséquence. Les infections engendrées par le mauvais état du système maxillo-dentaire peuvent être localisées ou généralisées. Les affections localisées comprennent les infections buccales, les infections des organes voisins, les infections à distance. Les infections généralisées comprennent : la septicémie et la pyohémie, le rhumatisme, l'arthritisme et le diabète.

I. INFECTIONS LOCALISÉES

(A) **Infections buccales** — Elles sont nombreuses. La plus importante est la périodontite expulsive, affection due aux saprophytes ordinaires de la cavité buccale devenus virulents sous une influence quelconque et dans un terrain général prédisposé constitutionnellement. Toutes les stomatites septiques polymicrobiennes sont des conséquences du mauvais état de la cavité buccale, de la *septicité bucco-dentaire*, comme l'appelle excellemment *J. Tellier*. Il en est de même de la stomatite ulcéro-membraneuse. Affection de l'enfance et de la jeunesse, elle est généralement engendrée par l'évolution des dents en milieu septique, l'éruption de la dent de sagesse en particulier, par le tartre, par la carie dentaire ou par la transformation d'une stomatite aiguë en stomatite érythémateuse chronique. De même, en ce qui concerne la stomatite mercurielle, Galippe a nettement démontré que c'était une stomatite en tous points comparable à la stomatite ulcéro-membraneuse et qu'elle n'était due, comme elle, qu'à l'exagération de la virulence des micro organismes buccaux. Tous les accidents infectieux de l'évolution de la dent de sagesse reconnaissent la même pathogénie ; rupture de l'équilibre biologique de la cavité buccale, virulence exaltée des saprophytes buccaux et, comme conséquence, infection muqueuse d'abord, périostique et osseuse ensuite.

(B) Infections péri-buccales — Très variées elles aussi, les infections péri-buccales peuvent être plus ou moins graves. Ainsi l'empyème maxillaire est assez fréquent, de même les ostéites et les nécroses, au maxillaire inférieur en particulier ; moins fréquemment, on peut voir survenir une parotidite comme suite d'une infection siégant au niveau de la dent de sagesse. Les angines et les adéno-phlegmons sous maxillaires sont communs. En revanche, ce n'est qu'exceptionnellement que peuvent survenir l'otite, la méningite, le phlegmon de l'orbite ou la thrombose des veines ophtalmiques et des sinus caverneux.

(C) Infections à distance. — A la faveur de la déglutition des produits putrides et des microorganismes buccaux, le tube digestif ou le poumon peuvent s'infecter secondairement.

Parmi les affections du tube digestif dues à la septicité buccodentaire, la plus fréquente est cette forme d'*embarras gastrique*, signalée par *Galippe* et par *J. Tellier*, en rapport avec l'existence d'une périodontite expulsive et caractérisée par des alternatives de constipation et do diarrhée. Plus importante est la *gastrite septique,* étudiée par *W. Hunter*, caractérisée par l'inappétance, l'état de sécheresse et d'amertume de la bouche, la sensation de faim continuelle qui pousse le malade à ingérer quantité d'aliments solides au liquides, avec, comme résultat, la dilatation de l'estomac. L'état général est mauvais, les malades sont dans un état dè faiblesse marqué, sujets à des défaillances répétées avec un teint jaunâtre ou ter-

reux indiquant l'empoisonnement de l'organisme, produit par
le passage des produits septiques dans le sang.

Parmi les accidents infectieux pulmonaires d'origine buccale,
il faut citer la *pneumonie*, qui n'est pour *Bezançon* et *Griffon*
qu'une auto-infection pulmonaire d'origine buccale. Il en est
de même de la *broncho-pneumonie* des rubéoliques qu'on
constate chez les enfants porteurs de stomatites. Enfin, *Godlee*
a signalé deux cas d'*empyème pleural*, en rapport avec la
pyorrhée alvéolaire.

II. — INFECTIONS GÉNÉRALISÉES

A) Septicémies et pyohémies. — D'après *Ch. Sabatier*,
l'intoxication de l'organisme due à une infection buccale peut
revêtir des formes diverses qui justifient leur division en six
classes :

    1° Les septicémies chroniques ;
    2° Les septicémies aiguës sans localisation :
    3° Les septicémies aiguës lymphatiques ;
    4° Les septicémies aiguës phlébitiques ;
    5° Les septico-pyohémies ;
    6° Les pyohémies.

1° La *septicémie chronique*, c'est l'intoxication lente par l'absorption répétée de petites doses de produits secrétés par les
microbes pyogènes. Elle est généralement le résultat des suppurations d'origine bucco-dentaire entretenues par la présence
de racines infectées, et qui persistent tant que l'extraction n'a
pas déblayé le terrain de la cause infectante. Cette septicémie
débute par une légère poussée thermique vite disparue et qui
n'inquiète pas le malade. A quelque temps de là, nouvelle
poussée, mais cette fois déjà plus appréciable et accompagnée
de frissons ; puis les poussées se rapprochent de plus en plus
pour devenir enfin journalières. Une anorexie insurmontable
survient chez le malade qui, ne mangeant plus, maigrit rapidement. Les yeux et la face prennent au moment de l'accès un
aspect brillant qui contraste avec la coloration rouge des pom-
mettes. Le cœur devient irrégulier, le pouls diminue, l'albu-

minurie survient avec des alternatives de diarrhée et de constipation et des sueurs nocturnes. A la fin, le malade a cette teinte plombée, terreuse, caractéristique de la cachexie buccale. Le pronostic de cette forme de septicémie déjà grave est cependant relativement bénin, l'extraction suffisant souvent à guérir le malade.

2° La *septicémie aiguë sans localisation* est caractérisée par la « violence des réactions de l'organisme envers l'envahisseur ». Elle survient chez un individu en pleine santé présentant un foyer de suppuration souvent peu considérable (abcès dentaire) ; se traduit par des frissons, une élévation de la température avec grandes oscillations, état général grave et teinte plombée du visage. Elle peut avoir une terminaison fatale.

3° La *septicémie aiguë lympathique* est caractérisée par sa tendance à la diffusion, par l'absence de localisation anatomique nette. Elle se traduit localement par des plaques phlegmoneuses dures, ligneuses, sans œdème avec frissons et phénomènes compressifs. Les symptômes généraux sont très marqués : albuminerie, diarrhée, cœur et pouls arythmiques, dyspnée, le malade conservant d'ailleurs sa lucidité. La mort survient généralement. A noter cependant la banalité des causes d'une si grave affection : dans les quatre observations citées par *Sabatier*, la septicémie fut trois fois une complication de l'extraction et une fois le résultat d'une nécrose un peu étendue de la mâchoire.

4° Les *septcémies phlébitiques* sont caractérisées par leurs manifestations céphaliques et orbitraires. Elles s'accompagnent d'œdème des paupières, de chemosis, d'exophtalmie, de strabisme, de chute de la paupière supérieure, de photophobie, d'épiphora, de névralgies faciales. La marche des septicémies phlébitiques est moins rapide que celle des septicémies lymphatiques, et les phénomènes locaux l'emportent sur les phénomènes généraux. Cependant leur gravité n'est pas moindre ; si parfois elles guérissent, en revanche elles peuvent aboutir à la cécité ou se terminer par la mort.

5° Les *pyohémies* diffèrent des septicémies en ce qu'elles

sont causées non par le passage des toxines dans le sang, mais par le passage des microbes eux-mêmes. Elles s'accompagnent des mêmes phénomènes généraux graves, et elles déterminent une série d'accidents qui leur sont propres et qui peuvent survenir sur tous les points du corps, les abcès métastatiques.

Septicémies et pyohémies représentent évidemment une des formes les plus graves de l'infection d'origine dentaire. La statistique le démontre d'ailleurs éloquemment. Sur les cinquante-six cas recueillis dans la littérature médicale par *Sabatier*, il n'y a pas eu moins de quarante et une morts. Autrement dit, la mort est survenue dans les trois quarts des cas environ.

B) Le rhumatisme articulaire aigü est considéré de plus en plus par l'école moderne comme rentrant dans le groupe des maladies à microbes saprophytes. *Gilbert* et *Lereboullet* croient d'ailleurs à l'origine digestive du rhumatisme articulaire aigü, en trouvant le point de départ au niveau du tube digestif lui-même ou au niveau d'un de ses annexes comme les amygdales, le foie, le pancréas, l'appendice. Or, les infections du tube digestif, nous l'avons montré, peuvent avoir une origine buccale. Par suite il est logique de penser que le rhumatisme articulaire aigü peut succéder à une infection buccale, infection saprophytique par excellence.

De même la *diathèse arthritique* n'est pour *Gilbert* que la conséquence d'une infection générale par les saprophytes du tube digestif.

Enfin *Guyot* convaincu que le *diabète* n'est autre chose qu'une maladie infectieuse, a cru trouver l'origine de l'infection dans la cavité buccale. Avec *Galippe* il pense que certains diabètes peuvent succéder à des infections de la bouche, en particulier aux gingivites chroniques et à la périodontite expulsive. Cette hypothèse a trouvé d'ailleurs une sérieuse vérification dans ce fait que chez des malades où, sans traiter le diabète, on avait seulement guéri l'infection buccale, la glycosurie a disparu.

III

Etant données la richesse et la gravité des infections à point de départ buccal, il importe avant tout de pouvoir les prévenir. C'est chose relativement facile.

Dans son important mémoire sur la septicité bucco-dentaire, *J. Tellier* a résumé en ces termes les grandes lignes de la thérapeutique de l'infection bucco-dentaire :

« 1) Importance et utilité de l'hygiène buccale : brossage des dents et des gencives matin et soir, surtout le soir, et après chaque repas, s'il est possible. En fait de médecine préventive, c'est le traitement mécanique qui est le plus important. L'emploi des eaux dentifrices est à conseiller.

2) Traitement des caries, quel qu'en soit le degré, suivant les méthodes et les règles habituelles.

3) Extraction de toute dent avec portion de couronne qui ne peut être conservée (après échec du traitement) et de toute racine qui ne peut servir à l'application d'une dent à pivot. Après toute extraction, on conseillera des lavages alvéolaires, surtout s'il y avait de l'infection antérieure, ou si l'on a fait des injections intra-gingivales ; *a fortiori*, si dans les jours qui suivent l'intervention, on voit survenir de l'alvéolite (1), complication relativement fréquente, qui cause des douleurs parfois fort vives et qui disparaissent instantanément, séance tenante, par suite de la désinfection de l'alvéole ; on conseillera aussi des bains de bouche prolongés, répétés plusieurs fois par jour, d'une durée de 5 à 10 minutes, au moyen d'une solution antiseptique. L'eau oxygénée chirurgicale à 12 volumes, étendue, donne en ce cas d'excellents résultats. Suppression de toute racine non désinfectée si on juge utile l'application d'un appareil prothétique. Insister sur les soins à prendre pour empêcher l'infection chez les porteurs d'appareils de prothèse ; brossage soigneux au savon blanc, ou avec des savons spéciaux, deux fois par jour au moins ; faire bouillir ces appareils lorsqu'ils sont en métal, plusieurs fois par semaine ; s'ils sont en vulcanite, chaque jour les laisser séjourner dans une solution antiseptique (acide phénique à 3 o/o, hydrate de chloral à 1 o/o par exemple, qui sont sans action sur la vulcanite ; les rincer ensuite à l'eau courante ou même bouillie.

4) Eviter de placer des appareils à pont inamovibles si la

------

(1) Voir, chapitre XVI, *Le traitement de l'infection alvéolaire*.

désinfection sur place n'est pas facile et absolument certaine.

5) Si des couronnes ou des ponts inamovibles ont été placés surveiller attentivement la gencive à leur contact et la désinfecter si elle montre des traces d'inflammation, toujours de nature septique ; recommander le brossage ; employer le fer rouge si elle prolifère.

6) Contre la gingivite, les stomatites légères, et en général toutes les manifestations secondaires locales de la septicité bucco-dentaire, et, avant tout traitement chirurgical de la pyorrhée, conseiller les bains de bouche prolongés (eau oxygénée, perborate de soude, hydrate de chloral à 8 ou 10 o/o, formol à 1 et même 2 o/o, etc.). Lorsqu'il y a des signes de fermentation buccale très manifestes, avant tout traitement, conseiller, pendant plusieurs jours, le permanganate de potasse à 1 pour 3 ou 4.000, qui est un désodorisant et un désinfectant supérieur même à l'eau oxygénée, mais qui présente quelques inconvénients dont il faut prévenir le patient, et qui d'ailleurs n'ont pas d'importance ou disparaissent très rapidement : il tache le linge et jaunit les dents et les tissus. Les bains de bouche doivent être précédés de l'expression des gencives pratiquée par le malade lui-même, de haut en bas à la mâchoire supérieure, de bas en haut à la mâchoire inférieure, et du brossage des dents et des gencives. Puis traitement chirurgical, qui consiste d'abord dans le nettoyage sévère des dents et des clapiers péridentaires. Tous les corps étrangers, calculs et débris des bords alvéolaires, doivent être enlevés avec le plus grand soin. Pour cela, utiliser la série des instruments à nettoyer de *White*, et en plus les séries spéciales de *Younger*, de *A. Senn*, de Zurich. Injections dans les poches péri-dentaires, au moyen d'une seringue à canule spéciale avec l'eau oxygénée, le chlorure de zinc, etc. Puis cautérisation extra-gingivale (fer rouge et acide chromique), intra-gingivale (acide lactique, acide sulfurique), emploi du bicarbonate en poudre sèche et en solution saturée pour combattre l'excès d'acide, etc. Soins consécutifs à faire prendre : hygiène buccale, brossage, emploi des antiseptiques et des astringents, massage des gencives. Parfois, pour consoli-

der les dents, les ligaturer, ou les maintenir par divers autres moyens, tels que le port d'une plaque métallique estampée, etc.

Telles sont les règles générales d'une thérapeutique qui peut varier à l'infini, suivant les cas observés et suivant les habitudes de chaque chirurgien. La seule règle, dont il ne faut pas se départir, c'est de combattre les infections de la cavité buccale par tous les moyens que la thérapeutique médicale et chirurgicale met à la disposition des dentistes et des médecins. L'immunité de la bouche, n'est pas une raison suffisante pour qu'on soit autorisé à s'abstenir, ou de prendre des précautions pour prévenir la septicité bucco-dentaire, ou d'instituer un traitement curatif des lésions suppurées de la cavité buccale (1). »

A consulter :

1859. CHASSAIGNAC. — *Traité de la suppuration* (Cachexie buccale).

1865. RICHET. — *Bulletin de la Société de Chirurgie*, page 410.

1895. LEJARS. — *Cliniques chirurgicales de la Pitié* (Cachexie dentaire).

1900. SÉBILEAU. — Différentes formes de la septicémie buccale. *Odontologie, 1901.*

1900. W. HUNTER. — Oral sepsis as a cause of Septic Gastritis in *Practitionner*.

1903. C. et J. TELLIER. — Contribution à l'étude clinique des septicémies d'origine bucco-dentaire. *Revue de Stomatologie, 1903.*

1903. Ch. SABATIER. — Thèse (Lyon).

1905. GUYOT. — L'arthritis, maladie générale microbienne et transmissible (2ᵉ édition).

---

(1) J. TELLIER. — *La septicité bucco-dentaire*, page 43.

1906. H. FERRÉ. — De certaines infections secondaires d'origine buccale. *Thèse*. Paris.

1906. J. TELLIER. — La septicité bucco-dentaire. *Association française pour p'Av. des Sciences*. Lyon, 1906.

1907. P. DUBOIS. — Trois cas d'infection grave d'origine dentaire. *Revue générale de l'A. D.* Janvier 1907, page 16.

1907. CAUMARTIN. — Des dents considérées comme voie d'infection et d'intoxication générale. *1° Congrès français de Stomatologie*.

CHAPITRE XIX

LES RÉPERCUSSIONS DES IRRITATIONS GINGIVO-DENTAIRES

I. — HISTORIQUE

Il est aujourd'hui démontré, par l'ensemble des travaux de *L. Jacquet*, médecin de l'hôpital Saint-Antoine, que toute irritation inflammatoire vive, quelle qu'elle soit, ne reste pas localisée : elle retentit, par l'intermédiaire du système nerveux, sur le côté du corps où elle siège et parfois même sur l'organisme entier, en modifiant plus ou moins profondément les diverses propriétés fonctionnelles des tissus. Enoncée sous cette forme générale, cette proposition s'oppose à la manière de voir habituelle des praticiens et des spécialistes en particulier qui, subordonnant volontiers tout à la lésion locale, la considèrent seulement en elle-même, sans s'occuper des connexions qu'elle peut affecter avec le reste de l'organisme. Aussi ne faut-il pas s'étonner que la notion précise du rôle dynamogène des excitations sur l'ensemble des propriétés des tissus ne se soit affirmée que tout récemment.

Cependant, dans le cours du XIXᵉ siècle, des observations intéressantes avaient été publiées touchant les altérations de la sensibilité superficielle ou profonde sous l'influence d'excitations organiques diverses. Sans parler des troubles de la sensibilité par défaut (anesthésie, hémi-anesthésie) qui étaient de notion courante en ce qui concerne l'hystérie, *Briquet* (1) *Pi-*

___

(1) BRIQUET. *Traité de l'hystérie,* page 273.

tres (1), *Gilles de la Tourette* (2), mentionnaient successivement l'existence de troubles par *excès* et commençaient l'étude des hyperesthésies systématisés chez les hystériques ; *Leven* (3) et son élève *Rueff* (4) étudiaient les hyperesthésies systématisées au côté gauche dans les diverses maladies de l'estomac ; *Weill* (5) décrivait les hyperesthésies profondes osseuses et musculaires des tuberculeux et l'hémi-hyperesthésie profonde portant sur les muscles, les os et les articulations de tout un côté du corps. Tandis que *Leven* rapportait ces phénomènes à une irritation reflexe des centres nerveux dont le point de départ (en ce qui concerne l'estomac) était l'excitation des filets du plexus solaire, *Weill* admettait leur nature hystérique et (en ce qui concerne le poumon) les attribuait à l'excitation des filets nerveux pulmonaires.

C'est alors que *L. Jacquet* (6), dans une série de travaux, dont les premiers datent de 1897, entreprit l'étude des hyperesthésies sysmatisées qu'il rattacha d'abord à l'hystérie. Mais sa conviction primitive se modifia au fur et à mesure qu'il avançait dans cette étude pour faire place à une conception nouvelle qui s'accordait harmonieusement avec les célèbres expériences de *Brown-Séquard* (7) qu'il tira de l'injuste oubli

---

(1) Pitres. *Leçons cliniques sur l'hystérie et l'hypnotisme*, page 182, tome I.

(2) Gilles de la Tourette. *Traité clinique et thérapeutique de l'hystérie*, page 228.

(3) Leven. *Comptes rendus de la Société de Biologie*, 1880, page 338.

(4) Rueff. *Thèse de Paris*, 1881.

(5) Weill. Des troubles nerveux chez les tuberculeux, 1893. *Revue de Médecine.*

(6) L. Jacquet. Hémi-hyperesthésie névro-musculaire avec hémi-parésie et hémi-anesthésie sensitivo-sensorielle du même côté gauche. *Bull. soc. méd. des hôpitaux*, 1897, page 70.

L. Jacquet. Hémi-hyperesthésie névro-musculaire chez un arthroblennorrhagique. *Soc. méd. des hôpitaux*, 1898, page 590.

L. Jacquet. Hémi-hyperesthésie névro-musculaire avec tranfert. *Soc. méd. des hôpitaux*, 1899, page 452.

L. Jacquet et Lacesse. Hyperesthésie cutanée, sensorielle et névro-musculaire du côté gauche, chez un convalescent de fièvre typhoïde. *Soc. méd. des hôpitaux*, 1900, page 519.

L. Jacquet. Contribution à l'étude pathogénique de l'herpès vulgaire. *In Festchrift de Kaposi*. Vienne, 1900.

L. Jacquet. Article : « Troubles de la sensibilité. » *Pratique dermatologique*, tome IV, page 330.

(7) Brow-Séquard. Recherches expérimentales sur l'inhibition et la dynamo-

où elles étaient tombées en les mettant à la base de sa doctrine.

L'essentiel de la théorie des répercussions tient dans les lignes suivantes empruntées à *L. Jacquet* lui-même : « Un grand nombre de phénomènes pathologiques très divers ont pour cause une incitation banale qui peut être identique pour des troubles différents, ou différente pour des troubles identiques ; il faut, dans ce cas, transférer la notion de spécificité, de l'incitation pathogène qui est banale, aux tissus et organes qu'elle actionne, et *qui eux, sont différenciés* (2) ». Élargissant le champ des résultats acquis par *Leven* et *Weill*, *L. Jacquet* décrivit et rattacha aux troubles de la sensibilité, toute une série de phénomènes *moteurs, vaso-moteurs, thermiques, pupillaires, trophiques*, prouvant ainsi qu'une irritation était non seulement capable de déterminer une exaltation de la sensibilité, mais que l'exaltation de la sensibilité entraînait l'exaltation de *tous les modes de la vie organique*.

Dans la thèse de *E. Lebar* (3), élève de *L. Jacquet,* que nous avons largement mise à contribution dans la première partie de cet historique, on trouve 73 observations d'hyperesthésie et de troubles connexes systématisés et en rapport avec des excitations diverses, parties du cerveau, du poumon, de la bouche, de l'estomac, de l'intestin, de l'appendice, du péritoine, etc. De toutes ces sources d'excitations, les irritations gingivo-dentaires, constituent celles dont l'étude fut pour *L. Jacquet* la plus féconde en résultats. La variété et la richesse des excitations physio-pathologiques gingivo-dentaires, la facilité

génie, *Gazette hebdom. de médec. et de chirurgie*, 1882, nᵒˢ 3, 4, 5, 6, dont voici les conclusions générales :

1º « Une irritation quelconque du système nerveux exalte la sensibilité du même côté, l'abaisse de l'autre ; une irritation ultérieure, tire à elle l'hyperesthésie.

2º Il n'est guère possible d'irriter une partie sensible de l'organisme sans modifier plus ou moins complètement l'équilibre dynamique de la presque totalité du système nerveux. »

(2) L. JACQUET. Angine, pelade, névralgie occipitale. *Soc. méd. des hôpitaux,* 25 avril 1904.

(3) LEBAR. Hyperesthésies systématisées et troubles connexes. Thèse, Paris, 1906.

avec laquelle on peut, en général, les reconnaître et les obser-
ver et surtout la possibilité de faire de chaque cas rencontré,
par la suppression aisément réalisable de l'irritation causale,
une rigoureuse expérience physiologique, toutes ces conditions étaient, en effet, éminemment favorables à l'étude des
répercussions. De là, en premier lieu, ces admirables, multi·
tiples et fécondes recherches sur la nature de la pelade (1) qui
portèrent le coup de grâce à la *théorie parasitaire* et lui subs-
tituèrent la *théorie dystrophique* désormais établie sur d'iné-
branlables fondements.

Chemin faisant, *L. Jacquet* découvrait l'*angine reflexe d'o-
rigine dentaire* (2) et montrait l'influence des lésions dentaires sur la production ou la marche d'affections diverses comme
le *lupus tuberculeux* (3), *l'eczéma régional de l'adulte*, *l'herpès vulgaire, le zona* (4), les *syphilides muqueuses ou cutanées*, etc. Ainsi par les réactions multiples qu'elles suscitaient
apparut toute l'importance des excitations gingivo-dentaires.
Ainsi fut éveillée la curiosité des médecins et des dentistes en

(1) L. Jacquet. Nature et traitement de la pelade. *Ann. de Dermat. et de
Syph.*, numéros de mai-juin et août-septembre 1900. — Pelade et lésions dentaires. *Soc. de Dermat. et Syph.*, 8 novembre 1900 ; et Les rapports de la pelade
avec les lésions dentaires. *Presse médicale*, n° 93, 10 novembre 1900. — Relations
entre la pelade, l'agénésie pilaire, la calvitie, les lésions dentaires. Urologie de
la pelade. *Soc. de Dermat. et Syph.*, 7 février 1901. — Troubles du chimisme
sanguin et urinaire dans la pelade (en collaboration avec Portes). *Ann. de Dermat.*, mars 1901. — Pathogénie de la pelade. *Soc. de Dermat. et Syph.*, 2 mai
1901. — Pelade à point de départ gingival. *Soc. franç. de Dermat. et Syph.*, 6 février 1902. — Des sommations peladogènes. *Soc. méd. des hôp.*, 7 mars 1902.
Nature et traitement de la pelade. La pelade d'origine dentaire. — *Annales de
dermat. et syph.*, février-mars 1902. La pelade d'origine dentaire. *Revue de stomatologie*, mai 1902. — Pelade, sa pathogénie. *Soc. franç. de Dermat. et Syph.*,
5 juin 1902. — Angine pré-péladique ; éruption de la dent de sagesse inférieure
gauche ; syndrome néo-dentaire gauche et pelade auriculaire gauche. *Soc. méd.
des hôp.*, 11 juillet 1902. — Syndrome néo dentaire avec pelade (angine néo-den-
tsire). *Revue de stomatologie*, novembre 1902. — Echec de cent tentatives d'ino-
culation péladique. *Acad. de Méd.*, 8 décembre 1903. — Angine, pelade et névralgie occipitale. *Bull. Soc. méd. des hôp.*, 29 avril 1904. — Rapport sur la
« petite épidémie peladique » de MM. Gaucher et Lacapère. *Soc. de Dermat.*,
3 novembre 1904. — Pelade par projectile intracrânien, *Soc. de Dermat.*,
1er mars 1906. — Jacquet et Cramer. Essais sur les réactions organiques d'origine gingivo-dentaire (1er Congrès de stomatologie, 1907).
(2) L. Jacquet. Sur l'angine d'origine dentaire, in *Bull. Soc. Int.*, page 110,
1905.
(3) L. Jacquet. De l'importance des soins accessoires dans la cure lupique.
Bull. de la Soc. de Dermat. et de Syph., 1905, page 149.
(4) L. Jacquet et Cramer. Zona ophtalmique d'origine dentaire. *Odontologie*,
30 septembre 1905,

particulier, dont quelques-uns, comme *Gaumerais* (1), *H. Em. Cramer* (2), *Mlle Bachelet* (3), *Rousseau-Decelle* (4) et nous-même (5) se groupèrent autour de *L. Jacquet* et firent de la Clinique dermatogique de l'hôpital Saint-Antoine l'école de cette nouvelle et originale doctrine.

II. — DIVISION

Les irritations gingivo-dentaires peuvent se répercuter :
A) la *peau* dans toute son étendue.
B) Au niveau d'*organes voisins* ou *éloignés*.

A) A la *peau* :	1° En *modifiant* ses fonctions physiologiques, sans produire de lésions définies :	Troubles sensitifs, » thermiques, » vaso-moteurs, » secrétoires, » trophiques.	
	2° En *déterminant* des lésions cutanées définies :	Herpès, Eczéma, Zona, Pelade, etc.	
	3° En *irritant* des lésions cutanées existantes :	Lupus, Syphilides, etc.	

---

(1) Gaumerais. Communication au *Congrès de Lisbonne*, 1906.

(2) H.-Em. Cramer. Etude sur les relations entre l'irritation gingivo-dentaire et l'eczéma régional de l'adulte. *Congrès de Clermont-Ferrand*, 1908, et *Rev. Gén. de l'Art Dent.*, janvier 1909.

H.-Em. Cramer et Jacquet. Essais sur les réactions organiques d'origine gingivo-dentaire. 1er *Congrès français de Stomatologie*, 1907.

(3) Mlle Bachelet. 1° Essai sur la thermométrie buccale.

2° Etude sur la thermométrie buccale. *Rev. Gén. de l'Art Dent.*, janvier 1909.

(4) Rousseau-Decelle. 1° Sur la pelade d'origine dentaire. *Soc. méd. des hôp.*, 15 janvier 1909.

2° Répercussions cutanées au cours d'une évolution tardive des canines supérieures. *Rev. de Stomatologie*, janvier 1909.

(5) A. Barden. 1° Douleurs articulaires unilatérales des membres déterminées par l'éruption d'une dent de sagesse inférieure. *Rev. de Chirurgie Dentaire*, novembre 1905.

2° Répercussions cutanées des irritations gingivo-dentaires. *Congrès de Genève*, août 1906, et *Rev. Gén. de l'Art Dentaire*.

3° Importance de la cure dentaire dans le traitement du lupus tuberculeux de la face. *Rev. Gén. de l'Art Dentaire*, mai 1908.

4° L'angine d'origine dentaire. *Congrès de Clermont-Ferrand*, août 1908, et *Rev. Gén. de l'Art Dentaire*, février 1909.

B) Aux *organes voi-* | Œil,
sins ou *éloignés :* | Oreille,
| Pharynx,
| Articulations, etc.

III. — RÉPERCUSSIONS CUTANÉES.

A) *Modifications dans les fonctions physiologiques.*
La répercusion des irritations gingivo-dentaires peut s'effectuer à la peau selon 5 modes réactionnels différents :

1° Mode sensitif,
2° Mode thermique,
3° Mode vaso-moteur,
4° Mode secrétoire,
5° Mode trophique.

1° **Modalité sensitive.**

La modalité sensitive comporte des troubles *subjectifs* et des troubles *objectifs*.

1° *Troubles subjectifs.* — Comme leur nom l'indique, les troubles subjectifs sont des troubles perçus par le malade lui-même. Ils consistent en douleurs spontanées qui appartiennent à deux types différents : la névralgie et le prurit.

a) Névralgie faciale. — La névralgie faciale est très anciennement et assez bien connue. Cependant elle n'avait pas encore récemment sa place exacte dans le cadre nosologique. Beaucoup d'auteurs ne lui voyaient perdre qu'à regret sa qualité d'entité pathologique. A la suite d'autres observateurs, *L. Jacquet* contribua à lui assigner la place qu'elle mérite en montrant que la névralgie faciale n'était qu'une répercussion d'excitations diverses selon le mode sensitif. Nous avons journellement l'occasion de rencontrer cette névralgie causée par diverses irritations parties de la région gingivo-dentaire comme la pupilte aiguë, l'arthrite alvéolo-dentaire, l'éruption vicieuse de la dent de sagesse, l'infection alvéolaire post-opératoire, névralgie à types divers allant de la névralgie localisée à un seul tronc nerveux au tic douloureux de la face, en passant par l'hémi-névralgie de la tête, de la face et du cou.

b) Prurit. — Si les douleurs névralgiques sont connues de longue date, il n'en est pas de même des prurits de la face et du cou. Ces prurits ont été incontestablement signalés pour la première fois par *L. Jacquet* et à sa consultation de l'hôpital Saint-Antoine, il nous a été donné de voir des prurits qui étaient manifestement d'origine dentaire. Nous avons d'ailleurs rapporté (1) l'observation d'un prurit de la pommette causé par une périodontite de la deuxième prémolaire supérieure droite, prurit qui guérit avec l'extraction de la dent.

2° *Troubes objectifs.* — A côté des troubles que les malades perçoivent facilement et qui les amènent à réclamer les secours de l'art, la modalité sensitive comporte des troubles objectifs qu'un examen attentif est seul capable de révéler. On peut ranger ces troubles objectifs sous deux chefs :

a) L'hyperesthésie cutanée sous forme de zones.

b) L'hyperesthésie latente des branches terminales du trijumeau à leurs points d'émergence.

a) L'hyperesthésie cutanée en rapport avec les affections des organes profonds du corps a été étudiée par *Head* (2). *Head* a divisé la tête en 15 zones : 8 zones dorsales, 8 zones latérales, 2 zones faciales, correspondant à divers organes de la tête, organes des sens comme la langue, l'oreille, l'œil et le nez, organes de la mastication comme les dents. En ce qui concerne les actions reflexes émanées des dents, *Head* a signalé les zones de répartitions variées qu'il leur assigne. Après *Dieck* (3), *Moritz* (4), *Jacquet* (5),

---

(1) A. BARDEN. Répercussions cutanées des irritations gingivo-dentaires, *Congrès de Genève*, 1906.

(2) H. HEAD. On disturbances of sensation with especial reference to the pain of visceral diseases. BRAIN, 1893-94-95,

Die Sensibilitätsstorungern der Haut bei viskeralerkrankungen (Ueberzetzt von SEIFFER), 1898

(3) DIECK. Die Sensibilitatsstorungen der Haut für viskeralerkrankungen nach HEAD und ihre Bezeihungen zur Zahnheilkunde. *Korrespondenzblatt für Zahnarzte.* Band XXXIII, page 326.

Uber den dentalen Ursprung der Prosopalgie ; DISS, Würzburg, 1897.

(4) MORITZ. Die Kraukheiten der peripheren nerven, der Rückenmarks und der Gehinrns. im *Lehrbbuch der ineren Medizin*, von Dr *von Mering*, p. 691.

(5) L. JACQUET. *Loco citato.*

Bettmann (1), *Kron* (2), *E. Feiler* (3), de Breslau, entreprit de vérifier, dans sa thèse inaugurale, les travaux de *Head*. Ses recherches ont porté sur 88 cas et concernent des malades « qui se plaignaient de douleurs s'irradiant spontanément ou par provocation ». 16 fois sur 88, soit à peu près dans 1/5 des cas, *Feiler* trouva que les affections dentaires provoquaient des troubles reflexes se traduisant *sous forme de zones d'hyperesthésie cutanée*. Les dents, origines de ces reflexes, étaient atteintes, pour la plupart, de pulpite aiguë (15 cas), une fois de pulpite gangreneuse. D'une manière générale, les constatations de *Feiler* confirment les recherches de *Head*. Tout récemment, en étudiant la pelade d'origine dentaire, *Rousseau-Decelle* (4) arrive à cette conclusion *qu'il y une corrélation* entre le siège de l'irritation dentaire et le siège de l'aire peladique initiale. C'est ainsi que dans les 16 *cas* de pelade par évolution de la dent de sagesse inférieure qu'il relève, il constate 14 *fois* l'existence de la pelade à la nuque. Sur 5 cas de pelade mentonnière, 5 fois les dents en cause étaient les *canines* ou *prémolaires inférieures* ; dans 5 cas d'irritation siégeant toutes au maxillaire supérieur, 4 fois la pelade apparaît dans les régions frontale et pariétale. Ces constations sont assez superposables à celles de *Head* et de *Feiler*. Mais ni les unes ni les autres ne permettent d'établir une topographie précise des lieux de répercussion des irritations gingivo-dentaires. Ces recherches sont en effet trop peu nombreuses pour permettre de délimiter exactement les zones de répercussion cervico-faciales des affections dentaires. Et comme le fait remarquer *Rousseau-Decelle*, il faut tenir compte encore de l'association des excitations dentaires avec d'autres excitations qui font nécessairement varier le

---

(1) Bettmann. Ubér Ætiologie der Alopecia areata *M. M. W.*, 1903.
Ueber Beziehungen der Alopecia areata zu dentalen Reizungen. *Archiv. für Dermatologie*, 1904, page 67.
(2) Kron. Die Bedeutungen der Headschen Lehre von den Sensibilitatstorungen für die Zahnheilkunden. *D. M. G. Z.*, 1905, page 16.
(3) E. Feiler. Uber die bei Erkrankungen der Zahne auftretenden Reflexzonen der Gesichts-u. Kopfhaut (nach Head) und ihre Beziehung zur Alopecia areata. Wien, 1905.
(4) Rousseau-Decelle. *Loco citato.*

lieu de répercussion. Quoiqu'il en soit, comme nous le disions en 1906, l'existence même de ces zones ne saurait être mise en doute et leur connaissance précise aurait plus qu'une importance théorique, elle aurait un intérêt pratique. La zone de répercussion constituerait en effet un excellent moyen de diagnostic différentiel. En présence d'un malade souffrant, par exemple, d'une pulpite et ayant *d'un même côté et à la même mâchoire* plusieurs dents à pulpes découvertes (une incisive, une canine, une prémolaire et une molaire, si l'on veut), il serait facile, en cas de signe positif, c'est-à-dire s'il y avait répercussion cutanée sensitive, de désigner la dent en activité pathologique. De même en présence d'un malade ayant *d'un même côté et aux deux mâchoires* deux dents à pulpes exposées, la découverte de la zone de répercussion indiquerait exactement la mâchoire et la dent en cause. Ainsi seraient évitées les manœuvres parfois si douloureuses du sondage des cavités cariées.

c) Hyperesthésie latente des troncs nerveux. — Bien plus fréquente que l'hyperesthésie cutanée est l'hyperesthésie latente des branches terminales du trijumeau à leurs points d'émergence qu'à découverte et étudiée *L. Jacquet*. On la constate par la recherche des points de *Valleix*. Cette hyperesthésie latente des troncs nerveux, qui n'est nullement perçue par le malade, survient soit comme épiphénomène d'une névralgie guérie, soit spontanément sans avoir été précédée de crises névralgiques. Pour la découvrir, il faut, après avoir repéré exactement les points d'émergence symétriques d'un tronc nerveux, « exercer une pression douce d'abord, puis graduelle et la répéter à plusieurs reprises alternativement, de manière aussi égale que possible de chaque côté ». Les points à rechercher, sont, en dehors des points classiques *sus-orbitaires, sous-orbitaires, mentonnier, auriculaire,* le point *sous-occipital* signalé par *L. Jacquet* et qui correspondrait, d'après lui, « au point où le tronc de nerf d'Arnold croise l'angle formé par le grand droit et le grand oblique de la nuque ».

Suivant les cas, un seul ou plusieurs points sont sensibles. Enfin cette névralgie latente est unilatérale ou bilatérale sui-

vant que l'affection qui la détermine est elle-même unilatérale
ou bilatérale (1).

2° **Modalité thermique.**

Les irritations gingivo-dentaires, qu'elles soient passagères
ou habituelles, en rapport avec des affections aiguës ou chroniques, augmentent ou abaissent la température locale de la
peau aux points de répercussion. On peut donc noter soit
l'*hyperthermie*, soit l'*hypothermie* cutanées.

L'*hyperthermie* est le mode le plus habituel de répercussion des irritations gingivo-dentaires. On peut dire, sans
crainte d'erreur, que l'hyperthermie existe presque toujours à
un degré quelconque si faible soit-il. Elle se constate grossièrement à l'aide du dos de la main et, d'une manière précise, avec
le thermomètre à température locale. Les points où il est le
plus facile de constater l'augmentation de la température, sont
la pommette et le lobule de l'oreille. Bien entendu tous les
points de la face et du cou peuvent présenter de l'hyperthermie
et l'on peut rencontrer d'un même côté plusieurs points hyper-
thermiques dont les températures peuvent être égales ou différentes. Le thermomètre à température locale permet d'apprécier exactement des différences de 5/10ᵐᵉ de degré, 1°, 2° et
exceptionnellement 3". *Mlle M. Bachelet* (2) qui, à la Policli-
nique dermatologique de l'hôpital Saint-Antoine, s'occupe des
questions de thermométrie en rapport avec les excitations
dentaires, a trouvé une élévation de température buccale et
malaire très appréciable dans les poussées éruptives de la
dent de six ans et de la dent de sagesse, dans les pulpites
aiguës, la périodontite, les gingivites, les stomatites, la
pyorrhée. C'est ainsi que dans un cas de périodontite subaiguë
d'incisive latérale *droite* ayant duré deux jours, *Mlle Bachelet*
a trouvé une différence de 2 degrés entre les températures ma-
laires droite (31°) et gauche (29").

---

(1) Voir à ce propos les observations IV, IX, XI, XIII, XV, XIX, XXII, XXIII,
XXVIII, XXXI, XXXII, XXV, XXXVI et XXXIII du mémoire de L. JACQUET
sur la pelade.

(2) Mlle M. BACHELET. Etude sur la thermométrie buccale. *Rev. Gén. de l'Art
Dent.*, page 355, 1908.

Dans la crise néo-dentaire d'une dent de sagesse inférieure droite, *Mlle Bachelet* a obtenu la série thermique suivante :

Le 30 août. *Temp. malaire :* $\begin{cases} D = 32° ; \\ G = 29°. \end{cases}$ — Différence 3°.

Après débridement au thermo-cautère :

Le 2 mai. *Temp. malaire :* $\begin{cases} D = 31,9 ; \\ G = 29. \end{cases}$ — Différence 2,9.

Huit jours après :

Le 11 mai. *Temp. malaire :* $\begin{cases} D = 31,9 ; \\ G = 29. \end{cases}$ — Différence 2,9.

Un mois après, tout était rentré dans l'ordre et on notait :

Le 15 juin. *Temp. malaire :* $\begin{cases} G = 29,2; \\ D = 29. \end{cases}$ — Diff. 2/10ᵉ de degré.

c) L'*hypothermie* est pour ainsi dire exceptionnelle. *L. Jacquet* en a cependant rapporté une observation. Il s'agissait d'un malade qui avait eu de violentes névralgies causées par la deuxième prémolaire supérieure gauche, dent qui avait antérieurement provoqué une fluxion. On ne notait aucune irradiation douloureuse, mais la joue gauche était très rouge et, malgré cette érythrose, elle était *notablement plus froide* que la droite (1).

Comme *L. Jacquet* l'a fait remarquer, ces constations cliniques n'ont rien qui doive nous surprendre. Elles confirment simplement les constatations expérimentales de *Claude Bernard* et de *Vulpian*. Les expériences de ces auteurs portant sur le grand sympathique du lapin ont montré, en effet, que la section du nerf déterminait toujours l'érythrose, associée, dans la majorité des cas, à l'hyperthermie, dans quelques cas rares à l'hypothermie.

3° **Modalité vaso-motrice.**

Ce mode de réaction des maladies internes est connu depuis les travaux de *Gubler*. *Gubler* avait en effet noté au cours de diverses affections aiguës du poumon, la rougeur de la pom-

____

(1) Obs VII du mémoire sur la pelade.

mette. *E. Lebar*, dans le travail que nous avons mentionné, l'a constatée, lui aussi, dans la pneumonie et la tuberculose. *L. Jacquet* avait signalé accessoirement, au cours de diverses observations, des érythroses faciales qui étaient pour lui nettement liées aux irritations gingivo-dentaires, et sa conviction intime était que l'érythrose devait être une conséquence fréquente des affections dentaires. La justesse de ces prévisions basées sur des observations précises se trouve vérifiée cliniquement dans un travail présenté par *Frey* au Congrès de Lyon (1). Dans l'observation qui fait le fond de ce travail, il s'agit d'une dame qui présentait à la joue une plaque erythématheuse, plaque qu'aucune médication n'avait pu faire rétrocéder. *Frey* soigne la deuxième grosse molaire supérieure et la plaque qui se trouvait du même côté disparaît. Plus tard cette malade vit apparaître sur le nez une autre plaque erythémateuse. *Frey* traita la canine supérieure et obtint encore la disparition de l'érythème.

. 4° **Modalité sécrétoire.**

Plusieurs fois, au cours de la pelade, *L. Jacquet* a noté l'augmentation des sécrétions normales sudoripares et sébacées. En examinant attentivement les disques peladiques, il remarqua d'abord que la peau glabre était, d'une manière générale, plus lubrifiée, plus humide, plus suintante que le reste du cuir chevelu. Ensuite il vit à la périphérie de certaines aires peladiques s'établir une hypersécrétion sudoripare manifeste. Ces constatations amenèrent *L. Jacquet* à penser que l'exagération des sécrétions devait être une conséquence banale des lésions gingivo-dentaires. Nous même avons publié (2) un cas d'éphidrose d'origine dentaire typique. Il s'agissait d'une dame, âgée de 25 ans, nerveuse à l'excès, mais très robuste et n'ayant jamais été malade. Elle venait consulter pour des névralgies violentes que lui causait la troisième grosse molaire supérieure droite. Elle me raconta que, comme je pourrais le noter,

---

(1) A. F. A. S., août 1906.
(2) A. BARDEN. — Répercussions cutanées des irritations gingivo-dentaires. *Congrès de Genève,* 1906.

sa bouche était très négligée parce qu'il lui était impossible de supporter le contact d'un instrument sur les dents et qu'il fallait qu'elle souffrît énormément pour réclamer mes soins. Les névralgies faciales, qui enlevaient toute tranquilité à cette malade, étaient diurnes, les accès survenant deux à trois fois par jour. *Il lui était*, ajouta-t-elle, *très facile de les prévoir, 5 ou 10 minutes avant leur apparition, elle ressentait une sorte de picotement dans la joue droite qui se couvrait ensuite d'une sueur abondante.* L'accès survenait alors, durant de quelques minutes à trois quarts d'heure et tout rentrait dans l'ordre, y compris l'hypersécrétion sudoripare qui se tarissait. En dehors de l'affirmation très nette de cette malade, suffisante pour nous convaincre du rapport existant entre cette hypersécrétion et l'irritation dentaire, il nous fut donné de voir d'une manière absolue, expérimentale, la relation de cause à effet existant entre ces deux phénomènes. Comme la patiente me l'avait signalé, elle avait presque toutes les dents profondément cariées et, à droite, au maxillaire supérieur, de la canine à la dent de sagesse, il y avait six caries pénétrantes. Pour soulager cette malade, il fallait en premier lieu reconnaître la dent en activité pathologique. Dans ce but, je sondai successivement les dents supérieures *droites*, en commençant par la canine. Quand la pointe de l'instrument pénétra dans la cavité cariée de la troisième grosse molaire *droite*, la patiente poussa un cri et je remarquai immédiatement qu'au lobe inférieur *droit* du nez perlaient 4 ou 5 gouttes de sueur, grosses comme la tête en verre d'une épingle. Puis toute la joue et le front du côté droit se couvrirent de sueur et je dus, par trois fois, essuyer la figure de ma patiente, tant la sécrétion était abondante. Dans la suite, j'enlevai la dent de sagesse, ce qui amena la disparition des troubles sécrétoires.

5° **Modalité trophique.**

Sous ce titre, il faut ranger les dépilations diffuses plus ou moins abondantes en connexion avec des irritations gingivo-dentaires et qui sont très fréquentes. MM. *Jacquet* et *Cra-*

mer (1) ont rapporté entre autres un cas de dépilation unilatérale d'origine dentaire particulièrement remarquable.

B. *Lésions cutanées définies.*

Les irritations gingivo-dentaires peuvent non seulement comme nous venons de le voir, modifier les fonctions physiologiques de la peau, elles sont susceptibles encore de déterminer des lésions cutanées définies, comme l'herpès, le zona, l'eczéma, la pelade.

1º **Herpès facial**

L'herpès facial est une conséquence fréquente de la carie dentaire. On rencontre souvent une sorte d'herpès récidivant, alternativement suintant et croûteux, causée par l'irritation entretenue par un appareil défectueux s'appuyant sur des racines infectées. Enlève-t-on les racines ? La guérison de l'herpès survient souvent même avant que la cicatrisation soit achevée. On voit parfois aussi apparaître un bouquet d'herpès au pourtour des lèvres, dans le sillon naso-génien, dans le sillon labio-mentonnier, à la suite d'une extraction difficile, en d'autres termes à la suite d'un violent traumatisme de la région alvéolo-dentaire. Nous en avons observé récemment un cas où, à la suite de l'extraction d'une dent de six ans inférieure droite, il survint une angine droite, puis un groupe d'herpès dans le sillon naso-génien droit (2).

2º **Zona**

Les irritations gingivo-dentaires jouent quelquefois un rôle important dans la production de certains zonas. *Jacquet* et *Cramer* (3), au Congrès de Cherbourg, *Rousseau-Decelle* (4), au 1ᵉʳ Congrès français de Stomatologie ont apporté deux observations de zona ophtalmique grave où l'influence étiologique de l'irritation dentaire est indubitable. Dans les deux cas, en effet :

---

(1) 1ᵉʳ Congrès français de Stomatologie.
(2) A. BARDEN. L'angine d'origine dentaire. Observ, VIII *bis*.
(3) L. JACQUET et H.-Em. CRAMER. Zona ophtalmique d'origine dentaire. *Congrès de Cherbourg*, août 1905.
(4) ROUSSEAU-DECELLE. Le zona d'origine dentaire, 1907.

1° Il existait du côté du zona des lésions dentaires très importantes et *en activité pathologique.*

2° Le zona avait été précédé pendant *plusieurs mois* d'une névralgie faciale très violente, du même côté et émanant des lésions dentaires.

3° Ces névralgies et tous les phénomènes du zona disparurent immédiatement et définitivement à la suite des interventions dentaires.

4° Les épines irritatives étant supprimées, il n'y eut pas chez ces malades, dont un âgé de 71 ans, cette longue névralgie postzonateuse qui est le reliquat a peu près constant du zona ophtalmique, chez le vieillard.

Dans ces cas de zona d'origine dentaire, le processus pathologique est le suivant : irritation ascendante vers le ganglion de Gasser, lésion irritative de ce ganglion, dégénérescence secondaire plus ou moins complète des nerfs qui en sont issus.

Il est naturel que les irritations gingivo-dentaires agissent surtout dans la production du zona ophtalmique, le ganglion de Gasser étant tout proche et recevant en ligne directe les excitations du trijumeau buccal. Mais elles peuvent aussi agir dans un rayon beaucoup plus étendu. Témoin l'observation rapportée par *L. Jacquet* (1), où il existe une évidente relation de cause à effet entre une poussée éruptive de la dent de sagesse inférieure droite et un zona thoracique droit. Dans ces cas il est infiniment probable que les irritations gingivo-dentaires viennent actionner des ganglions rachidiens préalablement irrités par d'autres excitations organiques (broncho-pulmonaires, gastro-intestinales, génito-urinaires, etc.).

L. Jacquet et *Rousseau-Decelle* ont publié plusieurs observations du zona où ce cumul des excitations est manifeste.

L'existence de ces zonas d'origine dentaire apporte une confirmation clinique à la théorie ganglionnaire de l'herpès zoster admise aujourd'hui presque universellement depuis les travaux de *Head* et *Campbell* (2) sur l'anatomie pathologique de cette affection.

---

(1) L. JACQUET. Zona dorsal droit avec hémi-hyperesthésie droite consécutif à une poussée éruptive de la dent de sagesse inférieure droite. *Société méd. des hôp.*, 1904.
(2) HEAD et CAMPBELL, in *Brain*, 1893-94-95-96.

3° **Eczéma**

Dans un travail de la Clinique dermatologique de l'hôpital Saint-Antoine, *H.-Em. Cramer*, a étudié les relations existant entre les irritations gingivo-dentaires et l'eczéma régional de l'adulte. Les eczémas observés sont des dermatoses aiguës ou subaiguës pruritiques, papulo-vésiculeuses, suintantes et parfois compliquées d'inflammation secondaire et même de lichenification chronique. Ces eczémas avaient les sièges les plus divers : la face, le cou, la nuque, l'avant-bras, le poignet, la main et ils étaient apparus du même côté que la ou les lésions dentaires. L'origine dentaire de ces eczémas est prouvée expérimentalement et thérapeutiquement.

Expérimentalement, comme le dit l'auteur, par la recrudescence des réactions observées au niveau des plaques eczématiques comme suite immédiate d'une intervention portant sur le système maxillo-dentaire et par l'abaissement durable du taux des phénomènes réactionels qui succède rapidement à la courte recrudescence notée immédiatement après l'intervention.

Thérapeutiquement, il y a des eczémas traités par les méthodes ordinaires (pansements simples, pommades) et qui ne sont nullement améliorés par ces traitements quelque longtemps qu'on les poursuive. Si, au contraire, après suppression des irritations dentaires, on reprend le traitement local qui avait échoué antérieurement, il agit rapidement et sûrement.

4° **Pelade**

Rousseau-Decelle a récemment résumé en ces termes la doctrine de *L. Jacquet*, touchant la pelade : « La pelade fait corps avec un ensemble symptomatique provoqué par les mêmes irritations et qui lui constitue :

1° Une atmosphère locale *directe* (troubles par excès, puis par défaut dans les diverses fonctions cutanées).

2° Une atmosphère locale *indirecte* (troubles par excès, puis par défaut, dans divers autres appareils ou organes actionnés aussi par les mêmes irritations).

Ce syndrôme est suscité par certaines excitations organiques, uni ou bilalérales, émanées de quelques appareils plus particulièrement dynamogènes ; centres nerveux ; appareils gastro intestinal, broncho-pulmonaire, génital ; oreille ; rhino-pharynx ; surtout appareil *gingivo-dentaire* qui, par ses connexions anatomo-physiologiques et ses conditions propres de fonctionnement et de maladie (éruptions et lésions gingivo-dentaires) est particulièrement apte à transmettre au cuir chevelu des excitations, à la fois *répétées, combinées, brusques* et enfin *systématisées* à certains points d'élection.

Ces excitations, isolées ou associées, auront d'autant plus chance d'être pathogènes et peladogènes qu'elles agiront sur un organisme et sur un cuir chevelu prédisposés par une série de conditions *générales* : croissance, surmenage, hérédité, viciation hémo-urinaire, nervosisme, chocs nerveux, grandes infections, etc... ; *locales endo-cutanées* : (folliculite, abcès, furoncles, cicatrices, mue pilaire) ; ou *locales exo-cutanées* : (traumatismes, compressions diverses).

La convergence et la rencontre d'une excitation *intérieure* et d'une excitation *extérieure* sont à ce point de vue particulièrement efficientes.

La pelade, ainsi comprise, est une dépilation plus ou moins brusque et massive, mais nullement *spécifique*, et apparentée aux dépilations diffuses, avec qui, si l'on envisage la série des cas particuliers, elle se confond insensiblement » (1).

C'est aussi une affection dont les causes sont aussi variées que sont multiples les excitations susceptibles de se répercuter aux différents niveaux qu'elle peut occuper. C'est ce qu'à toujours soutenu *L. Jacquet*. Au contraire, ce sont ses commentateurs ou les adversaires de sa théorie qui, la déformant involontairement ou volontairement, lui ont fait prétendre que la *pelade était toujours d'origine dentaire*. Ils avaient alors beau jeu pour montrer des cas de pelade coexistant avec l'intégralité du système dentaire.

Il n'en est pas moins vrai que de toutes les excitations peladogènes, les excitations gingivo-dentaires sont de beaucoup

---

(1) Rousseau-Decelle. Sur la pelade d'origine dentaire.

les plus importantes. C'est aussi la connaissance parfaite de ces excitations et de leurs répercussions diverses qui a permis à *L. Jacquet* d'édifier solidement sa théorie dystophique de la pelade.

L'origine dentaire de certaines pelades peut être légitimée, selon *L. Jacquet*, au moyen de sept arguments ou critériums : le critérium chronologique, le critérium topographique, le critérium sympathique, le critérium étiologique, le critérium expérimental, le critérium anatomique et le critérium thérapeutique.

Le *critérium chronologique* nous montre la pelade survenant à la suite de la crise dentaire dans un temps relativement court, variant de quelques jours à quelques semaines. Sur 18 cas observés par *Rousseau-Decelle*, la pelade est apparue 17 fois dans le mois qui a suivi la crise trigéminale:

. Le *critérium topographique* enseigne que la pelade apparaît toujours du même côté que la lésion dentaire. Cette homologie a été notée 27 fois sur 27 cas par *L. Jacquet*, 18 fois sur 18 par *Rousseau-Decelle*.

La pelade n'est pas un phénomène isolé, elle fait corps au contraire avec l'ensemble des réactions cutanées que nous avons décrites, elle apparaît comme un des éléments conditionnels du syndrôme de répercussion sur lequel s'étaye la *preuve sympathique*.

Le *critérium étiologique* montre que ce ne sont pas les lésions brêves et aiguës, comme la pulpite, qui sont très irritatives, très peladogènes, mais au contraire les lésions qui agissent à la longue et d'une façon « latente et prolongée ». C'est le cas des éruptions dentaires et de la périodontite chronique.

Sous le vocable de *critérium expérimental L. Jacquet* a rapporté une observation qui constitue une véritable expérience. C'est le cas d'une jeune fillle qu'il présenta à la Société de dermatologie pour un syndrôme *néo-dentaire* complexe en annonçant, — ce qui arriva, — que le débridement au galvanocautère ferait tomber les phénomènes réactionnels et disparaître la pelade.

Typique aussi l'observation de *Rousseau-Decelle*. Il s'agit d'un homme de 47 ans porteur d'une pelade occipio-nuchale *droite* depuis quatre ans, pelade survenue au cours d'une arthrite chronique de la dent de six ans supérieure *droite* accompagnée de privations, de surmenage et de chagrins. Au cours du traitement qu'on lui faisait subir, il se plaignit un jour de la molaire homologue *gauche*, mobile et sensible depuis dix mois. Cette dent était atteinte de pyorrhée alvéolaire ; une application alvéolaire d'acide sulfurique de Nordhausen, amène une bruyante réaction gingivo-alvéolaire consécutive. Chez ce malade, dont la pelade était restée localisée à *droite* pendant *quatre ans*, cinq jours après cette bruyante réaction alvéolaire *gauche*, il survenait une pelade pariétale *gauche*.

Extraction immédiate. Deux mois après l'*aire gauche était en repousse* ; l'aire droite en *statu quo*.

Le *critérium anotomique* est constitué par la connaissance des voies de conduction nerveuse qui relient l'irritation partie d'une des terminaisons trigemellaire au territoire cutané où se produit la répercussion. « Ces voies, selon *L. Jacquet*, sont fort directes : des plexus dentaires supérieur ou inférieur, l'incitation peladogène passe au ganglion de Gasser, puis un noyau bulbaire. Elle descend alors en suivant la longue racine inférieure du trijumeau jusqu'à la hauteur de la première paire cervicale où elle se fond avec la colonne grise origine des racines sensitives. (1) »

Enfin le *critérium thérapeutique* montre que la pelade disparaît par le traitement dentaire quand son origine est réellement dentaire.

Ainsi se trouve établie sur des bases solides cette *théorie dystrophique* de la pelade que le temps ne saurait manquer de consacrer.

C] *Répercussion des irritations gingivo-dentaires au niveau des lésions cutanées.*

On le conçoit facilement, si les irritations gingivo-dentaires se répercutent à la peau saine, elles sont susceptibles de se ré-

______

(1) Page 60 du Mémoire sur la pelade, 1902.

percuter aussi au niveau des diverses lésions cutanées auxquelles elles peuvent donner alors une allure spéciale. En d'autres termes, *les irritations gingivo-dentaires modifient les propriétés des tissus pathologiques, comme elles modifient les propriétés des tissus normaux.*

Toutes les lésions cutanées sont plus ou moins influencées par ces irritations quand elles existent. C'est ainsi que sous leur action s'enflamment parfois les syphilides de la face et du cuir chevelu. Influencées par les irritations locales, ces syphylides résistent au traitement mercuriel et à l'iodure de potassium. Elles guérissent au contraire quand on a tari les sources d'irritation qui donnaient à ces lésions leur caractère d'incurabilité apparente.

Mais l'influence de ces irritations a été surtout étudiée en ce qui concerne le lupus tuberculeux de la face. Sur les conseils de *L. Jacquet*, qui avait relaté antérieurement dans le *Bulletin de la Société de Dermatologie* une observation capitale, nous nous sommes attaché à la Clinique dermatologique de l'hôpital Saint-Antoine, à l'étude et au traitement du lupus de la face. Nous avons pu suivre divers malades porteurs de lupus dont la guérison n'était pas survenue malgré la diversité des moyens thérapeutiques employés. En examinant attentivement ces malades, chaque fois qu'il y avait eu échec des traitements ordinaires, nous avons trouvé des excitations locales *non supprimées* qui venaient par leur répercussion au niveau des lésions lupiques contrebalancer les effets de la thérapeuthique appliquée. Ces excitations banales avaient leur point de départ en différents points de l'organisme plus ou moins éloignés, comme le pharynx, le nez, la bouche, l'estomac, l'appareil génital. C'était tantôt une hypertrophie des cornets ou une rhinite atrophique ; tantôt des lésions *bucco-dentaires variées* ; parfois une tachyphagie ancienne ou une métrite négligée, le plus souvent enfin l'action combinée de deux ou trois de ces facteurs se répercutant en faisceau sur le foyer lupique et d'autant plus irritants qu'ils étaient dans l'ensemble plus nombreux et séparément plus violents.

Vient-on à supprimer ces irritations banales, on voit ces

lupus précédemment rebelles au traitement, non pas disparaître par le simple fait de la suppression des excitations, mais passer en quelque sorte d'un état de *défense* thérapeutique à un état de *passivité* qui permet, par l'emploi des moyens ordinaires, des guérisons *rapides* et *durables*.

Parmi les irritations banales susceptibles de conditionner un lupus, les plus fréquentes étaient naturellement les irritations gingivo-dentaires dont nous avons rapporté sept observations, dont six inédites.

IV. — REPERCUSSIONS SENSORIELLES ET AUTRES

1° *Troubles auriculaires*

Les irritations gingivo-dentaires ne se répercutent pas seulement à la peau, elles peuvent influencer d'autres tissus ou d'autres organes, les organes des sens en particulier.

Les relations qui existent par exemple entre la névralgie auriculaire et certaines affections dentaires comme la pulpite ou la périodontite des molaires sont connues depuis longtemps. En dehors des névralgies auriculaires, si fréquentes, on a signalé des cas de bourdonnement d'oreille, d'affaiblissement de l'ouïe, de surdité même coïncidant avec diverses affections du système dentaire et disparaissant avec la guérison de celles-ci.

2° *Troubles oculaires*

De même, on connaît la fréquence des névralgies oculaires dans les maladies des dents supérieures. *H. Em. Cramer* en rapportait récemment encore avec un luxe de détails intéressants une évidente observation. La névralgie oculaire mise à part, les oculistes considèrent comme classique, depuis les travaux de *Galezowky* et de ses élèves, la notion de l'origine dentaire possible de certaines affections oculaires comme le larmoiement, la paralysie de l'accommodation, le strabisme, la mydriase.

Le *larmoiement simple* sans inflammation ni suppuration du canal nasal ou du sac lacrymal est souvent d'origine dentaire. *A. Beauvois* (1) rapporte entre autres, le cas d'une jeune fille qui vit apparaître des névralgies périorbitaires, de la fatigue à la lecture et du larmoiement à la suite de l'obturation intempestive de molaires supérieures. Les dents désobturées et traitées les troubles oculaires disparurent.

L'origine reflexe du larmoiement s'explique aisément d'une manière générale en raison des anastomoses multiples qui unissent le nerf maxillaire supérieur et la branche ophtalmique de Willis et plus particulièrement par l'anastomose qui s'établit entre le rameau orbitaire du maxillaire supérieur et le lacrymal de l'ophtalmique par l'intermédiaire du filet lacrymopalpébral.

Le larmoiement est d'ailleurs susceptible d'amener à la longue d'autres accidents comme la conjonctivite, la blépharite, l'ulcération de la cornée, la keratite.

La *paralysie temporaire de l'accommodation* reconnaît souvent une origine reflexe et dentaire. Il en est de même du *strabisme* convergent de l'enfance qui est souvent lui-même sous la dépendance de la paralysie de l'accommodation. Il faut noter aussi des troubles possibles de la motricité, comme le *blépharospasme*, la *contracture avec spasmes des muscles du globe.*

Enfin, un trouble fréquent et fréquemment d'origine dentaire accompagnant la paralysie de l'accommodation, est la *mydriase unilatérale*, sans altération du fond de l'œil. C'est dans ce cas le rameau anastamotique du maxillaire supérieur qui transmet l'irritation au muscle ciliaire et à l'iris.

3° *Troubles pharyngiens*

A côté des répercussions sensorielles des irritations gingivodentaires, il y en a d'autres moins connues, malgré leur grande fréquence. Nous voulons parler des répercussions pharyngées en particulier de *l'angine reflexe d'origine dentaire* signalée pour la première fois par *L. Jacquet* (2) en 1905, puis dans di-

---

(1) A. Beauvois. Note sur quelques troubles oculaires reflexes d'origine den taire. *Rev. Gén. de l'Art Dentaire*, août 1907, page 227.

(2) L. Jacquet. Sur l'angine dentaire, in *Bull. de la Soc. de Dermat.*, page 110 1905.

verses publications et étudiée par nous (1) en 1908. Cette va-
riétée d'angine n'est autre chose que la répercussion au pharynx d'une irritation partie de la région gingivo-dentaire. Au
point de vue symptomatique, elle ne diffère en rien des autres
angines érythématheuses. C'est-à-dire qu'elle peut ne provoquer simplement que de la rougeur, angine *érypthémateuse*
proprement dite, ou s'accompagner d'un exsudat grandulaire,
angine *catarrhale*, ou même déterminer de la desquamma-
tion épithéliale, angine *pultacée*. Cependant il est un point
qui, dans l'étude de l'angine dentaire, et bien qu'il ne soit pas
particulier à cette variété d'angine, mérite de retenir l'attention, d'une part, parce qu'il est extrêmement important et,
d'autre part, parce qu'il est généralement ignoré. Si l'on parcourt, en effet, une étude moderne quelconque sur l'angine, on
peut y lire que toutes les angines, quel que doit être leur type
définitif, *débutent* par une phase congestive de la muqueuse
du pharynx à laquelle peut succéder la paralysie des muscles
sous-jacents. Cette proposition qui semble inattaquable au
premier abord, parce qu'elle vérifie ia loi de *Stokes*, est loin
d'être rigoureusement exacte. *L. Jacquet* (2) a en effet montré
nettement que dans l'angine *banale* la phase de congestion de
la muqueuse *n'était pas la première*, mais qu'elle était au contraire précédée par une phase caractérisant l'atteinte du plan
musculo-fibreux. En d'autres termes, l'angine est *primitivement* un phénomène *musculeux*, profond, et *secondairement*
un phénomène *muqueux*, superficiel, caractérisé par la rougeur, l'œdème, l'exsudat. Dans le premier stade de la maladie,
alors que seul est atteint le plan musculaire profond, *la douleur seule* attire l'attention. L'examen de l'arrière-gorge *ne montre absolument rien* : pas de rougeur, la muqueuse conserve
sa teinte rosée habituelle et les amygdales ne sont pas aug-
mentées de volume. Cette phase dure vingt-quatre heures à
quatre jours (3). Elle peut constituer à elle seule *toute l'angine,*

---

(1) A. BARDEN. L'angine d'origine dentaire. *Rev. Gén. de l'Art Dentaire,*
février 1909.

(2) L. JACQUET. Rhumatisme musculaire blennorrhagique; angine musculaire
rhumatismale, in *Bull. Soc. méd. hóp.*, page 739, 1897.

(3) E. LEBAR. Hémi-angine droite, avec hémi-hyperesthésie systématisée droite
en rapport avec l'éruption de la dent de sagesse droite.

c'est-à-dire n'être pas suivie d'inflammation de la muqueuse. C'est même ce qui explique que la phase primitive de l'angine soit passée inaperçue aux yeux de la plupart des obervateurs, qui n'attachaient aucune importance à la dysphagie que signalaient les malades, parce qu'ils n'en trouvaient pas dans le pharynx la raison objective, tangible. *Or, c'est précisément à cette phase initiale que se réduit souvent l'angine dentaire.* Et l'on comprend qu'il en soit ainsi si l'on songe au caractère aigu des attaques dentaires : poussées d'éruption, crises de pulpite, crises d'arthrite alvéolo-dentaire, atteintes très aiguës mais brèves auxquelles ne sauraient logiquement correspondre que des réactions brèves elles aussi. C'est seulement quand les irritations dentaires persistent que l'angine primitivement musculeuse et visible a le temps d'atteindre la muqueuse et de révéler ainsi son existence objectivement.

L'observation de ces cas où la dysphagie apparaît sans lésion de la muqueuse, — constituant à elle seule toute la maladie ou suivie à plus ou moins rapide échéance d'infection de la muqueuse, — montre qu'il s'agit là « d'un trouble fonctionnel frappant par l'intermédiaire du système nerveux, les plans musculaires de l'isthme et de l'amygdale (1) » et sont bien faits pour faire naître l'idée d'une origine reflexe de l'angine.

Mais d'autres raisons plaident en faveur de l'existence de l'angine reflexe, en particulier de l'angine dentaire. Ce sont, on le conçoit, les mêmes que nous avons vu plaider en faveur de l'origine dentaire de certaines pelades : *preuves chronologiques*, nous montrant l'angine précédant ou suivant de vingt-quatre ou de quarante-huit heures la crise dentaire ; *preuves topographiques* indiquant que chaque fois qu'il est possible de rapporter une angine à une cause dentaire bien évidente, l'angine se produit du même côté que la lésion dentaire, ou des deux côtés à la la fois si la lésion dentaire est bilatérale : *preuves sympathiques* qu'on trouve dans le cortège riche et varié de réactions vaso-motrices, thermiques, fluxionnaires, trophi-

____

(1) L. JACQUET. Angine, pelade et névralgie occipitale.

ques et sensitives, véritable *syndrôme réactionnel* qui accompagne si souvent les irritations gingivo-dentaires ; *preuves étiologiques* montrant que ce sont les affections dentaires les plus irritatives comme l'évolution dentaire, la périodontite ou la pulpite aiguës qui conditionnent les phénomènes pharyngés observés ; *preuves expérimentales* résidant dans l'apparition brusque d'une angine comme suite d'une intervention dentaire laborieuse et compliquée, c'est-à-dire irritative au premier chef ; *preuves thérapeutiques* consistant dans la guérison de tous les phénomènes pharyngés observés, par la suppression de leur substratum, l'irritation dentaire ; *preuves anato-physiologiques* enfin montrent que les voies de conduction nerveuse relient nettement l'irritation dentaire à l'aboutissant pharyngé.

4° *Troubles articulaires*

Mais les irritations gingivo-dentaires peuvent retentir en des points très éloignés de l'irritation elle-même. De ce nombre sont les répercussions *articulaires* dont nous avons rapporté l'intéressante observation suivante :

Il s'agissait d'un homme âgé de 29 ans et de bonne santé habituelle. Le malade de passage à Paris venait nous consulter pour une fluxion déterminée par l'éruption de la dent de sagesse inférieure.

Le patient racontait qu'il avait eu, deux mois auparavant, une première poussée éruptive caractérisée par un œdème fluxionnaire avec fièvre légère et insomnie. Au bout de quatre jours, les accidents étaient disparus sans intervention. Un mois après, nouvelle poussée, mais cette fois plus marquée que la première, l'œdème est plus volumineux, le vestibule du côté intéressé s'empâte, un trismus apparaît ; fièvre et insomnie. *A mesure que la fluxion se développe, le malade constate que les articulations du poignet et du genou du côté gauche deviennent douloureuses dès qu'elles entrent en fonction.* Si le malade marche, le genou devient sensible, le port de la canne éveille la douleur dans le poignet. En présence de ces symptômes, le patient qui habite Grenoble, se décide à consulter un dentiste. Celui-ci, sans doute, dans l'impossibilité d'opérer immédiatement, ordonne des gargarismes antiseptiques, recommandant au malade de venir le trouver dès que l'œdème aura disparu.

Un mois après la seconde poussée, le malade qui n'a pas suivi le conseil du dentiste, présente une nouvelle poussée éruptive. Se trouvant à Paris, le hasard me l'amène. Il présente une fluxion bien localisée en arrière et au-dessous de la branche montante du maxillaire inférieur. Pas de ganglions dans la région sous-angulo-maxillaire. Un trismus léger permet une ouverture suffisante pour un bon examen buccal. Le doigt insinué dans le vestibule et glissant sur la gencive d'avant en arrière éveille la douleur au niveau de la première prémolaire, douleur dont l'acuité augmente à mesure qu'on se rapproche de la dent de sagesse. Un gonflement œdémateux intéressant d'arrière en avant, la luette, le pilier antérieur, la muqueuse pré-maxillaire comble toute la région située en avant de la branche montante. Cet œdème enserre ensuite complètement la dent de sagesse, — qu'il est bien entendu impossible d'apercevoir, — et vient même recouvrir le tiers distal de la dent de douze ans, de sorte qu'au premier abord cette dent ne semble pas avoir achevé son éruption. Avec une sonde cannelée très fine, légèrement coudée à angle obtus à son extrémité et introduite entre le bourrelet muqueux et la dent de douze ans, je suis la surface coronaire de celle-ci, glisse sur son bord distal, rencontre le bord médial de la dent de sagesse et reconnais au bout de l'instrument toute la surface coronaire qui me paraît de dimensions normales et inclinée légèrement de dedans en dehors vers la joue. Cette manœuvre exploratrice a d'ailleurs fait sourdre quelques gouttes de pus.

L'état général est mauvais. Les douleurs qu'éveille la mastication empêchent le malade de s'alimenter, la fièvre et la céphalée le tiennent éveillé sans aucun repos. *Cette troisième poussée évolutive, en s'établissant, a ramené le cortège de douleurs articulaires qui avait accompagné la seconde poussée. Mais cette fois ce ne sont plus seulement des douleurs provoquées par le travail articulaire, les articulations sont spontanément douloureuses, même quand le membre est au repos absolu. De plus, les articulations du genou et du poignet ne sont pas seules atteintes, mais toutes celles du côté gauche.*

En présence d'accidents aussi sérieux, je commençai par évacuer le pus à l'aide d'une incision vestibulaire large. Par cette ouverture s'échappa environ trois ou quatre dés de pus. Après avoir irrigué la poche à l'aide d'une solution de permanganate de potasse, je formulai un gargarisme antiseptique en recommandant au malade de venir me voir le lendemain.

J'avais l'intention de faire une profonde incision verticale dans le bourrelet d'œdème, en avant de la branche montante, et d'essayer, par l'ouverture ainsi déterminée d'extraire la dent de sagesse. En cas d'échec, j'étais décidé à sacrifier la dent de douze ans, d'ailleurs saine.

Le lendemain le malade allait mieux, ayant mangé et un peu dormi. *Les douleurs articulaires provoquées avaient diminué d'intensité et les articulations n'étaient pour ainsi dire plus spontanément douloureuses, une sensation de gêne ayant fait place à la douleur.* Le malade se croyant déjà guéri, ne voulut pas consentir, malgré mes objurgations à la petite opération proposée et il retourna en province où ses affaires l'appelaient.

Tel est, rapidement parcouru, le vaste champ des répercussions déterminées par des lésions dentaires. La brièveté de ce chapitre nous a cependant permis de montrer qu'en traitant les lésions dentaires on faisait disparaître les répercussions qu'elles suscitaient. Ainsi par sa thérapeutique locale le dentiste est susceptible de faire rétrocéder une série d'accidents locaux ou généraux ; par là il contribue pour une part relativement considérable à maintenir la santé générale de ses patients. Par là surtout, il apprend à envisager toute l'importance et toute l'étendue de son art et comprend la nécessité d'étudier à fond ces manœuvres minutieuses et ces procédé délicats qui demandent beaucoup d'adresse et de patience et constituent le fond obligé d'une bonne thérapeutique dentaire.

Chapitre XX

PROPHYLAXIE DE LA CARIE DENTAIRE

La plupart des praticiens se bornent à soigner les lésions acquises des dents. Très peu s'inquiètent de les prévenir. Il en résulte que si les dentistes ont acquis dans l'art d'enrayer la marche de la carie une maîtrise qui fait de l'ondontologie la spécialité qui « guérit » le plus souvent, la carie n'en continue pas moins à sévir de façon inquiétante, se comportant comme un véritable fléau social.

Les statistiques scolaires montrent qu'il n'y a pas 5 o/o de bouches indemnes. Triste constatation si l'on songe qu'une mauvaise denture est souvent l'indice d'une santé générale défectueuse ! Le praticien doit donc s'efforcer, par tous les moyens possibles, de prévenir l'apparition de la carie dentaire. C'est là, en quelque sorte, sa mission sociale. Mais pour que le traitement prophylactique de la carie dentaire porte ses fruits, il faut qu'il soit poursuivi durant toute l'existence, de la vie fœtale à l'âge mûr. Il sera donc nécessaire de s'occuper successivement de l'hygiène de la mère pendant la grossesse et l'allaitement et pareillement de l'hygiène du nourrisson, de l'hygiène de la denture temporaire et de l'hygiène de la denture permanente.

1. — HYGIÈNE DE LA MÈRE PENDANT LA GROSSESSE ET L'ALLAITEMENT

La manière la plus efficace de résister à la carie dentaire, c'est d'avoir des dents très minéralisées. Or la calcification des dents commence de bonne heure chez le fœtus. Il est donc nécessaire d'assurer une bonne calcification fœtale en combattant les pertes en chaux de la femme enceinte, en particulier quand existent des signes évidents de décalcification. La décalcification chez la femme enceinte doit être combattue énergiquement. Pour notre part nous n'hésitons pas, dans ce cas, à prescrire dans son intégralité le régime et la thérapeutique spéciale préconisés par *P. Ferrier* (1) dans le traitement de la tuberculose.

Ce traitement peut se résumer ainsi : empêcher l'introduction et la formation d'acides dans l'organisme de façon à permettre à celui-ci de garder la chaux qui lui est fournie par les aliments et par la thérapeutique. On proscrira donc les liqueurs alcooliques, les liquides sucrés ou acides, le beurre et les sauces. On prescrira un usage modéré du pain, 300 à 350 grammes par jour, et, en fait de boisson, une eau bicarbonatée calcique (Saint-Galmier, Evian, etc.). Trois repas par jour seulement, repas pris à intervalles réguliers, précédés de l'absorption, une heure avant, d'un verre d'eau de Saint-Galmier. A cette diététique on ajoutera, à chaque repas, un cachet selon la formule suivante :

Carbonate de chaux.	o gr. 50
Phosphate tribasique de chaux.	o » 20
Chlorure de sodium	o » 15
Magnésie calcinée	o » 05

La calcification du nourrisson sera assurée par l'intermédiaire de la mère ou de la nourrice chargée de son allaitement. Si l'enfant est nourri au biberon, on lui fera prendre dans un peu d'eau légérement sucrée, en trois fois par exemple, 20 centigrammes du mélange :

Carbonate de chaux.
Phosphate tribasique de chaux.

« A partir de la première année, on donne à l'enfant 30 centigrammes de phosphate de chaux, et autant de fois 5 centigrames que d'années en plus (2) ».

---

(1) P. FERRIER. *La Guérison de la Tuberculose basée sur l'étude des cas de guérison spontanée.*
(2) P. FERRIER, loco-cit., p. 162.

II. — HYGIÈNE DE LA DENTURE DE LAIT

Parallèlement à l'administration de carbonate et de phosphate de chaux qui pourra être utilement poursuivie jusqu'à la sortie des dents permanentes, il faudra que l'enfant soit initié de bonne heure aux règles de l'hygiène buccale, que nous exposons plus loin, ceci afin de conserver en parfait état les dents temporaires en attendant la sortie des dents permanentes. Nombre de caries des dents permanentes, des dents de six ans en particulier, ne sont que des caries de contact dues à la contamination par les dents temporaires.

Indépendamment des pratiques générales de l'hygiène buccale, il sera bon, dans certains cas, de recourir ainsi que le recommande *Amoëdo* (1), après *Miller*, à des applications de nitrate d'argent. *Amoëdo* préconise la solution aqueuse à 10 0/0 et l'emploie chez les enfants, à partir de quatre ans, sous forme de badigeonnages de toutes les surfaces des dents. Ces applications sont répétées deux ou trois fois de suite à quelques jours d'intervalle et, le cas échéant, renouvelées six mois plus tard. « En cas de carie on élargit les bords, surtout dans les caries intersticielles, et l'on sature bien la dentine cariée. Cette dentine devient dure, noire, et la carie s'arrête » (2).

III. — DENTURE PERMANENTE

Pour prévenir la carie des dents permanentes, il est nécessaire de surveiller leur éruption et de veiller à leur arrangement dans l'arcade ; il faut combler de bonne heure les sillons et les puits de l'émail ; il faut enfin instituer une hygiène buccale préventive.

1° *Eruption et arrangement des dents.* — L'éruption anormale des dents, des grosses molaires en particulier, peut être un facteur de carie dentaire.

Nous connaissons le mécanisme des accidents de dentition

---

(1) O. Amoedo. *De l'Emploi de l'azotate d'argent ou thérapeutique buccale.*
(2) O. Amoedo, loco-cit.

qui peuvent tous, en définitive, se ramener à une infection locale. Or les infections buccales déterminent des viciations du chimisme salivaire. A l'alcalinité protectrice du milieu buccal fait place l'acidité. En favorisant le développement des fermentations, en exaltant la virulence des microbes buccaux, l'acidité devient ainsi un facteur important dans l'apparition de la carie dentaire. Il est donc nécessaire, au point de vue qui nous occupe, de combattre cette acidité du milieu en en supprimant la cause, en traitant les accidents eux-mêmes, comme nous l'avons indiqué dans un précédent chapitre (1).

Mais les troubles de l'éruption sont des phénomènes passagers, ce sont des facteurs *momentanés* de la carie dentaire. En ce sens ils sont moins graves que les troubles dus au mauvais arrangement des dents qui constituent, eux, des facteurs *permanents* de la carie dentaire.

Les espaces en retrait qui résultent du chevauchement des dents, les contacts anormaux qui en sont la conséquence, constituent autant de foyers locaux d'acidité salivaire en raison de la facilité avec laquelle les aliments séjournent dans ces espaces et fermentent hors des atteintes de la brosse et à l'abri du nettoyage mécanique naturel (lèvres, langue). Ainsi la correction de toutes les malpositions dentaires s'impose non seulement pour des raisons d'esthétique, en quelque sorte secondaires, mais encore pour des raisons prophylactiques primordiales.

2° *Fissures et puits de l'émail.* — S'il convient d'apporter une grande attention à l'éruption des dents et à leur placement sur les maxillaires, il importe plus encore d'examiner les dents sous le rapport de leur constitution. Il est, en effet, rare que ces organes, les prémolaires et les molaires en particulier, soient parfaitement constitués. Souvent la coalescence des différentes pièces constitutives est imparfaite. Il en résulte une série de défauts qui se présentent, sous deux formes différentes, la fissure et le puits.

Les puits (fig. 97), sont particulièrement fréquents au niveau des prémolaires. Les prémolaires inférieures présentent souvent

____

(1) Voir le chapitre XV.

deux puits coronaires systématiquement disposés de chaque côté de la crête d'émail qui unit les cuspides vestibulaire et buccale. On a ainsi un puits mésial et un puits distal. On trouve aussi fréquemment un puits à la partie terminale du sillon qui parcourt la face vestibulaire des molaires inférieures.

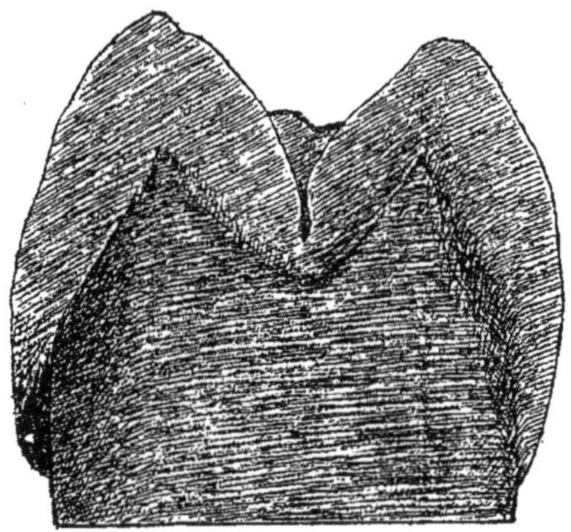

Fig. 97
Puits de l'émail

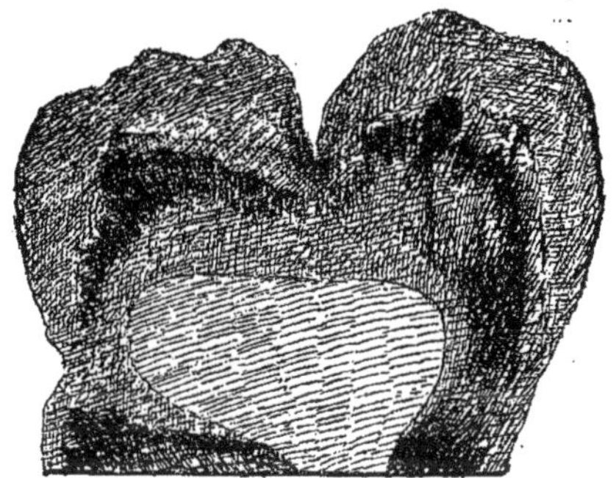

Fig. 98
Fissures de l'émail

Quant aux fissures (fig. 98), elles siègent surtout au niveau des molaires.

Sur les dents de six ans en particulier on trouve, dans un très grand nombre de cas, au fond des sillons coronaires, des fissures plus ou moins profondes, allant parfois jusqu'à l'ivoire, et très étendues en longueur.

Ces fissures et ces puits, qui ne sont autre chose que des anomalies de développement se constatent, normalement sur des dents dont l'éruption n'est pas encore achevée, et ne doivent donc pas être confondues avec des caries à leur premier stade. En revanche, ces diverticules, par leur forme même, constituent des points de prédilection pour l'apparition de la carie. Ces receptacles, à l'abri de tout nettoyage mécanique, se remplissent rapidement de parcelles alimentaires en fermentation et de micro-organismes qui provoquent sans tarder l'éclosion de la carie. Ainsi s'explique la fréquence de la carie des dents de six ans.

Comment éviter l'apparition de la carie au niveau des puits et des fissures ? Il faut, comme l'a judicieusement proposé *O. Solbrig* (1), combler ces cavités naturelles dès que la dent a achevé son éruption. Le traitement, selon cet auteur, se résume en trois indications : « En premier lieu, il faut, à l'aide d'un stylet, débarrasser minutieusement les fissures de tous les débris alimentaires. Puis on sèche à l'aide d'alcool et d'air tiède. Enfin, on choisit un ciment à prise hydraulique qui, bien liquide, est introduit avec le plus grand soin avec un instrument très fin, afin d'assurer une obturation absolue. La préférence doit être donnée au ciment à l'oxyphosphate de cuivre, malgré sa couleur noire, en raison de ses qualités antiseptiques incontestables ; les autres ciments semblent, d'ailleurs, donner le même résultat, aucune usure mécanique n'étant à redouter si l'on songe à l'extrême tenuité de ces cavités » (2).

3° Hygiène buccale préventive. — Les pratiques raisonnées de l'hygiène buccale sont des adjuvants précieux dans la lutte contre la carie dentaire. Bien entendu la pratique en incombe aux patients, mais encore est-il du rôle du dentiste de les diriger.

Pour notre part, nous comprenons cette hygiène de la façon suivante : Lavages bi-quotidiens des dents et des gencives à

---

(1) O. SOLBRIG. *Traitement prophylactique des fisssures et des puits de l'émail*, R. G. ; de l'*Art Dentaire*, 1910, p. 484.
(2) O. SOLBRIG, loco-cit., p. 491.

l'aide du savon et de la brosse, rinçage à l'aide d'un élixir et brossage intermittent à l'aide d'une poudre dentifrice.

Il faut d'abord faire connaître au patient les qualités que doit présenter une bonne brosse. Elles ont été excellemment indiquées par *L. Quintin* (1) : « Le manche léger doit être en os ou en caoutchouc, avec angles parfaitement arrondis. La tête, chargée de soies, doit contenir trois ou quatre rangs, suivant la grandeur de la bouche et la hauteur des dents ; la longueur de la touffe ne dépassera pas quatre centimètres, trois à trois centimètres et demi suffisant amplement. Autant que possible, le bord libre des crins sera taillé elliptiquement dans le sens de la longueur, afin de s'adapter parfaitement à l'arcade dentaire. Les soies seront d'inégales longueurs afin de permettre aux plus longues de s'insinuer entre les dents pendant que les plus courtes exerceront leur action sur la surface. Le mode d'insertion des soies sera des plus soignés, afin qu'il ne s'en détache pas ; on évitera ainsi leur introduction dans les voies respiratoires, le tube digestif, voire même les canaux salivaires.

Pour se servir efficacement de la brosse à dents, il faut frictionner méthodiquement dans tous les sens, c'est-à-dire d'avant en arrière et d'arrière en avant ; de dehors en dedans et de dedans en dehors sur la partie triturante ; de haut en bas et de bas en haut sur les faces vestibulaires et buccales ».

Quant au savon il importe de le choisir aussi pur que possible. Les savons parfumés et médicaux sont absolument à rejeter. Seul le savon de Marseille de bonne qualité doit être employé. Pour en faire usage, on trempe la brosse dans l'eau tiède et on la promène sur le pain de savon jusqu'à ce qu'elle se soit chargée de mousse, puis on exécute les différents mouvements indiqués plus haut. On rince ensuite la bouche, d'abord à l'aide d'eau chaude pour dissoudre les particules de savon qui auraient pu rester agglutinées dans les espaces interdentaires, puis à l'aide d'eau tiède contenant quelques gouttes d'un élixir dentifrice quelconque.

---

(1) L. QUINTIN. Les dentifrices, *Progrès Méd. Belge*, n° 16, 1901.

A quel élixir donner la préférence ? Les préparations de ce genre sont nombreuses. L'eau de Botot, d'usage si fréquent, peut parfaitement être recommandée. Mais, en règle générale, il ne faut prescrire un dentifrice qu'après examen de la réaction salivaire.

Si la réaction salivaire est normale on prescrira une eau dentifrice neutre, si elle est exagérément alcaline on ordonnera un dentifrice acide, si elle est acide on recommandera un élixir alcalin.

Voici trois formules types indiquées par *G. Viau* :

Elixir neutre :

Alcool à 90°	1.000 gr.
Essence de menthe.	10 »
— de badiane	5 »
— d'anis	2 »
Teinture de benjoin	
— de cochenille . . .	â â 5 gr.

Elixir acide :

Alcool à 90°	1.000 gr.
Acide benzoïque	
Acide salicylique	â â 5 »
Essence de menthe.	
Teinture de benjoin	â â 10 »
Cochenille q. s. pour colorer.	

Elixir alcalin :

Alcool à 90°	900 gr.
Essence de menthe.	
— d'anis	â â 5 »
Lessive de soude diluée au 10ᵉ	30 centim. cubes
Phtaléine du phénol	q. s. pour colorer

Cette toilette bi-quotidienne sera faite au lever et avant le coucher. En outre il sera bon, après chaque repas, de débarrasser les interstices dentaires des particules alimentaires qui auront pu s'y insinuer et cela non à l'aide des cure-dents, dangereux pour les parties molles, mais à l'aide de soie floche ou de fil de caoutchouc très mince, manœuvre qu'on fera suivre d'un rinçage à l'eau tiède.

Quant aux poudres, elles ne devront être employées qu'exceptionnellement *et pas plus d'une fois ou deux par semaine.* Les poudres ont, en effet, le gros inconvénient d'user à la longue le revêtement d'émail. Même précaution à prendre que pour les élixirs dentifrices : avant la prescription d'une poudre s'assurer de la qualité de la réaction salivaire.

Voici trois formules types empruntées à *L. Quintin* (1) :

Poudre neutre :

Chlorate de potasse	20 gr.
Poudre d'amidon	30 »
Laque carminée.	4 »
Saccharine dissoute dans l'alcool	o 10
Vanilline	o 05

Poudre acide :

Acide borique	10 gr.
Poudre d'amidon , ...	50 »
Chlorhydrate de quinine. . .	1 »
Saccharine	o 10
Ocre jaune	1
Vanilline dissoute dans l'alcool . . . , ... ,	o 05

Poudre alcaline :

Carbonate de chaux précipité léger.	6o gr.
Sulfate de quinine pulvérisé .	2 »
Saponine	o 20
Saccharine	o 10
Carmin	q. s.
Essence de menthe.	20 gouttes

---

(1) L. Quintin, loco-cit.

A côté de cette hygiène buccale qui est celle de l'individu à l'état de santé, il sera parfois nécessaire d'instituer une hygiène plus sévère, à l'état de maladie. Ce sera le cas au cours des fièvres éruptives, de la fièvre typhoïde, des intoxications. Enfin aux lymphatiques, aux tuberculeux qui se démineralisent constamment, il faudra prescrire le traitement recalcificateur dans toute sa sévérité.

Grâce à **ces** différents moyens thérapeutiques séparés ou associés suivant les cas, on arrivera à assurer la constitution de dents à coefficient de résistance élevé, à combattre les causes de démineralisation d'origine interne ou externe, à éviter en fin de compte l'apparition de la carie dentaire et ses conséquences funestes.

A *consulter* : P. FERRIER *(a)*. Relation de nutrition entre le squelette et les dents. Odontocie. Ostéocie. Thèse, Paris, 1900,
(b) La guérison de la tuberculose basée sur l'étude des cas de guérison spontanée, Paris, 1906.

TABLE ALPHABÉTIQUE
DES AUTEURS CITÉS

BIBLIOTHÈQUE NATIONALE — R F — IMPRIMÉS

TABLE DES MATIÈRES

PREMIÈRE PARTIE

Thérapeutique de la carie dentaire et de ses complications immédiates

DEUXIÈME PARTIE

Thérapeutique des Affections gingivo-dentaires communes

TROISIÈME PARTIE

TRAITEMENT DES INFECTIONS ET DES RÉPERCUSSIONS D'ORIGINE DENTAIRE
PROPHYLAXIE DE LA CARIE

Laval. — Imprimerie Moderne, 10, rue du Viaduc.

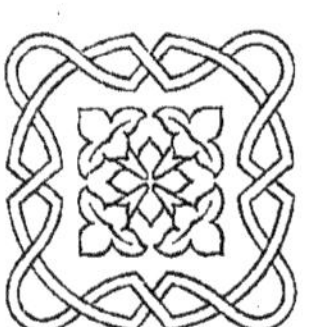

www.ingramcontent.com/pod-product-compliance
Ingram Content Group UK Ltd.
Pitfield, Milton Keynes, MK11 3LW, UK
UKHW021059220726
13924UKWH00005B/2149